汉竹●健康爱家系列

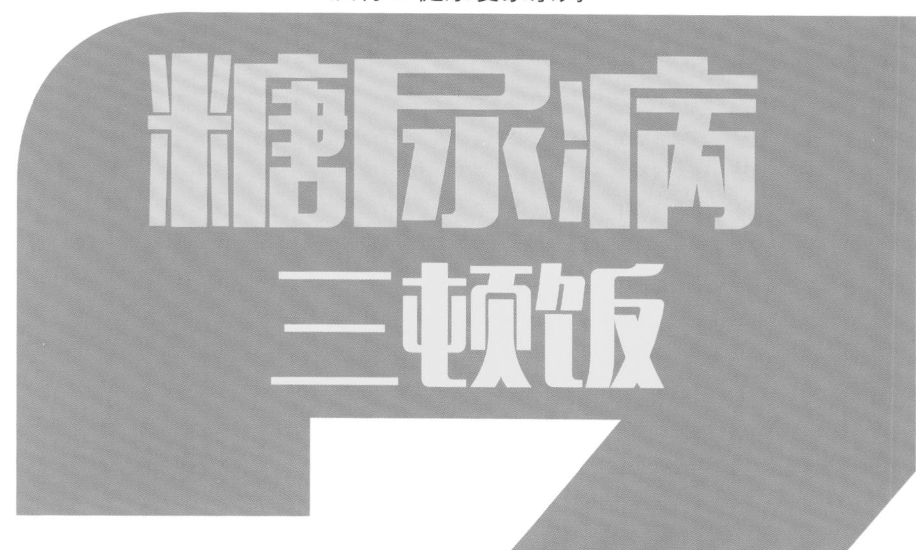

糖尿病三顿饭

王雷军 主编
汉 竹 编著

汉竹图书微博
http://weibo.com/**hanzhutushu**

读者热线
400-010-8811

江苏凤凰科学技术出版社
全国百佳图书出版单位

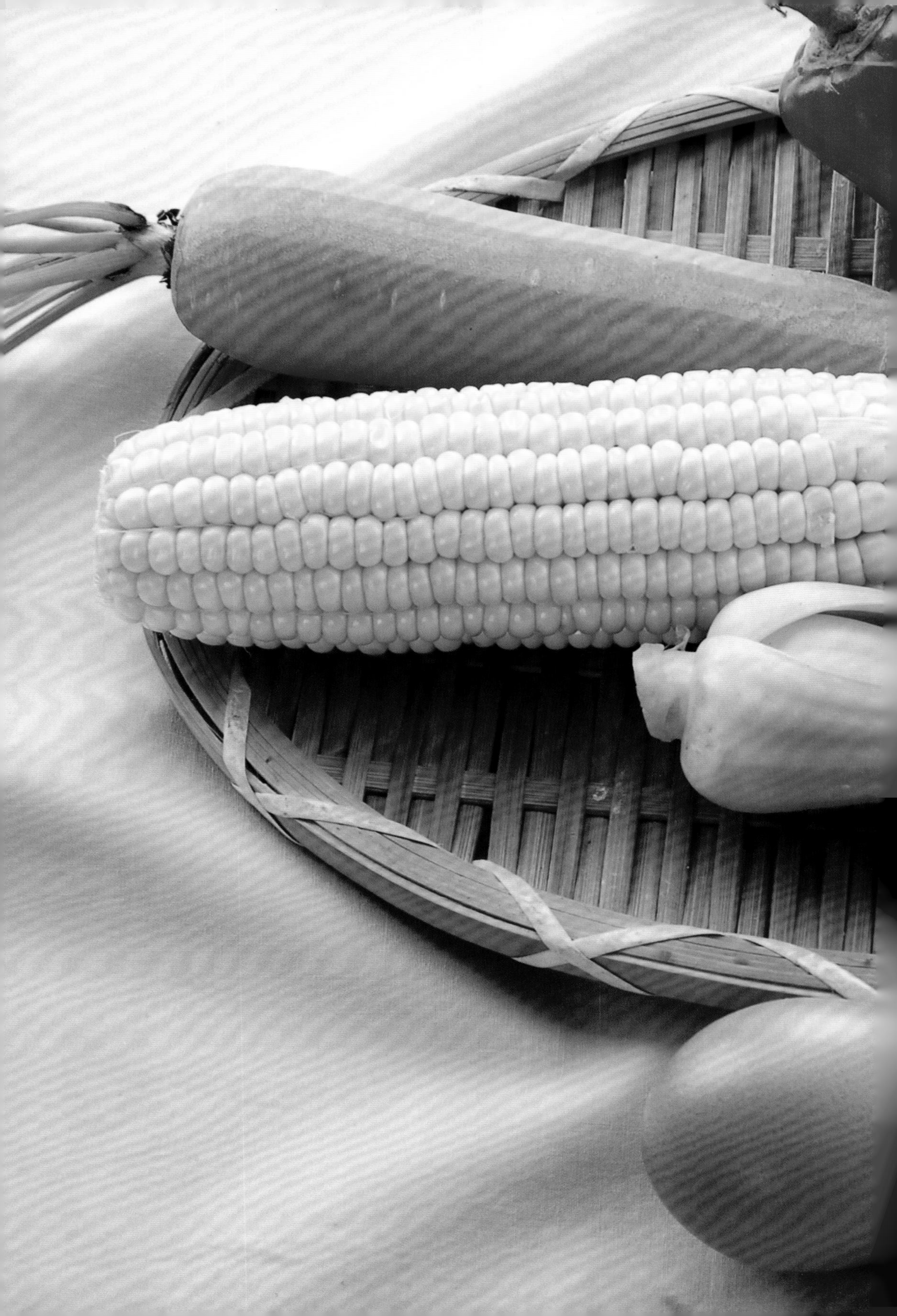

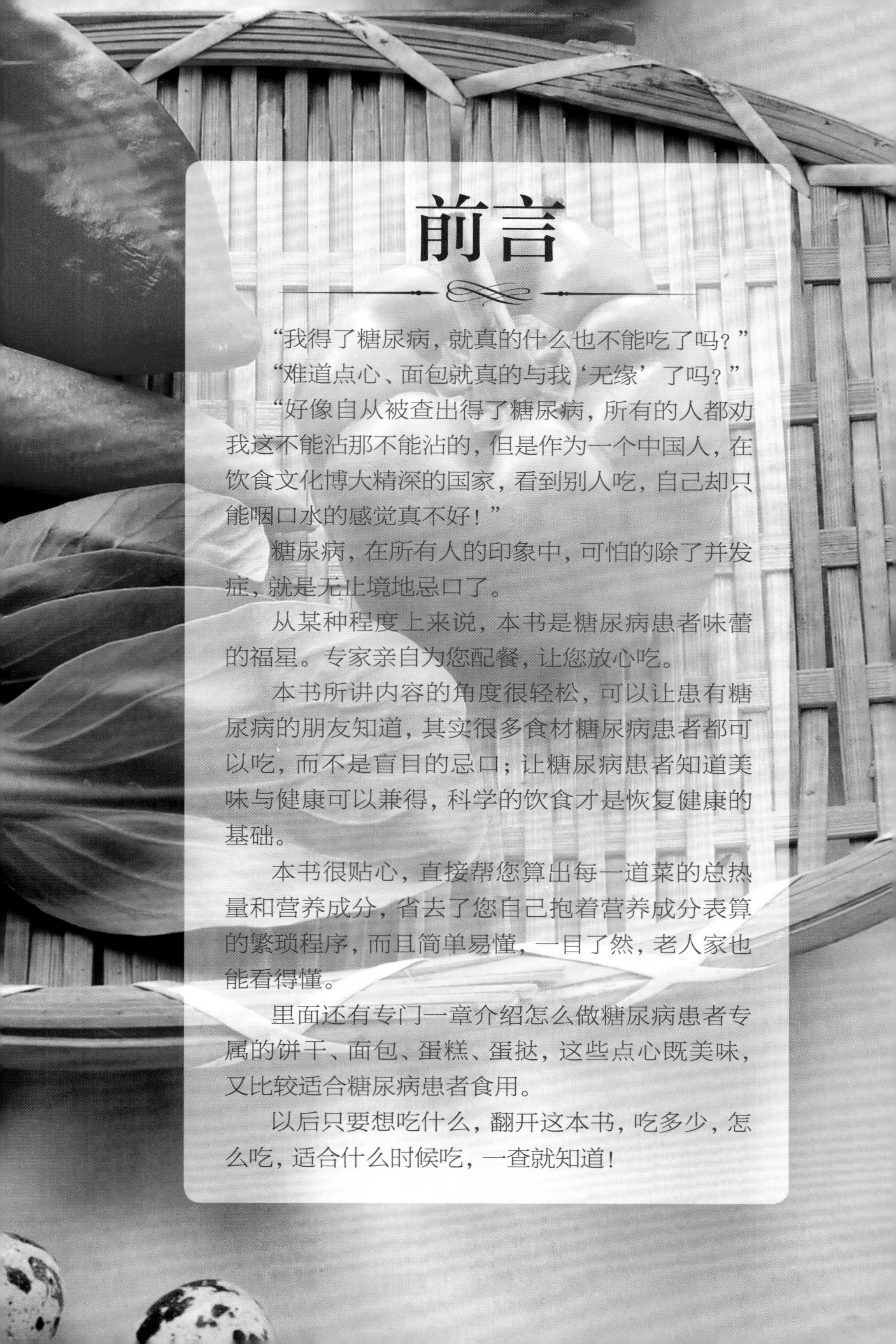

前言

“我得了糖尿病，就真的什么也不能吃了吗？”

“难道点心、面包就真的与我‘无缘’了吗？”

“好像自从被查出得了糖尿病，所有的人都劝我这不能沾那不能沾的，但是作为一个中国人，在饮食文化博大精深的国家，看到别人吃，自己却只能咽口水的感觉真不好！”

糖尿病，在所有人的印象中，可怕的除了并发症，就是无止境地忌口了。

从某种程度上来说，本书是糖尿病患者味蕾的福星。专家亲自为您配餐，让您放心吃。

本书所讲内容的角度很轻松，可以让患有糖尿病的朋友知道，其实很多食材糖尿病患者都可以吃，而不是盲目的忌口；让糖尿病患者知道美味与健康可以兼得，科学的饮食才是恢复健康的基础。

本书很贴心，直接帮您算出每一道菜的总热量和营养成分，省去了您自己抱着营养成分表算的繁琐程序，而且简单易懂，一目了然，老人家也能看得懂。

里面还有专门一章介绍怎么做糖尿病患者专属的饼干、面包、蛋糕、蛋挞，这些点心既美味，又比较适合糖尿病患者食用。

以后只要想吃什么，翻开这本书，吃多少，怎么吃，适合什么时候吃，一查就知道！

目录
Contents

第三章
蔬菜，尤其能缓解 2 型糖尿病／41

第四章

肉、蛋、奶、水产类，要选优质蛋白／87

第五章
汤、粥，好吸收是关键／ 113

第六章
饮品 DIY，解渴不升糖／ 133

十大降糖明星食材

生菜 61 千焦[1]

生菜富含钾、钙、铁等矿物质，可以降血糖、减缓餐后血糖升高。生菜中含有甘露醇等有效成分，有利尿、促进血液循环、清肝利胆及养胃的功效。

菜花 110 千焦

铬在提升糖尿病患者的糖耐量能力方面有很好的作用，菜花中含有铬，糖尿病患者长期适量食用，可以补充缺乏的铬，提升糖耐量能力。

芦笋 93 千焦

芦笋所含的香豆素有降低血糖的作用。芦笋中的铬含量高，这种微量元素可以调节血液中脂肪与糖分的浓度。

芹菜 71 千焦

芹菜富含膳食纤维，能延缓消化道对糖的吸收，有降血糖作用。芹菜中的黄酮类物质，可改善微循环。

荷兰豆 123 千焦

荷兰豆含有易于消化吸收的蛋白质，还含有多种维生素和微量元素等，所含磷脂可促进胰岛素分泌，是糖尿病患者的理想食品。

注①：千焦、千卡都是热量单位，国内的食物营养成分表一般以千焦作为热量单位，1 千焦（kJ）= 0.239 千卡（kcal
所列单种食材的热量均为每 100 克可食部分含有的热量。

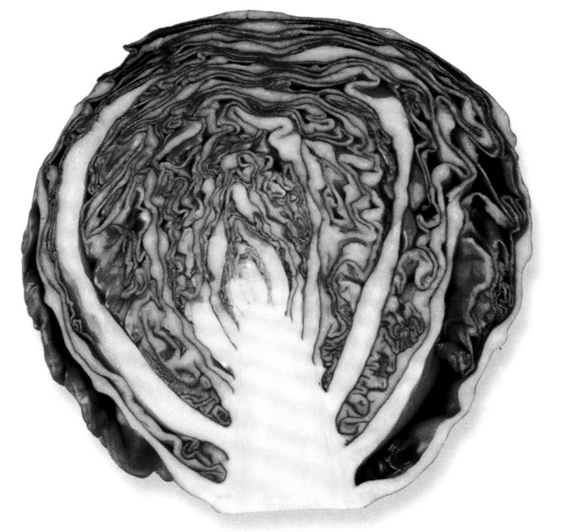

紫甘蓝 101 千焦

紫甘蓝中的花青素可以帮助抑制血糖上升，预防糖尿病。紫甘蓝含有铬，可以提高胰岛素活性，具有补骨髓、利关节、润脏腑和清热痛等功效。

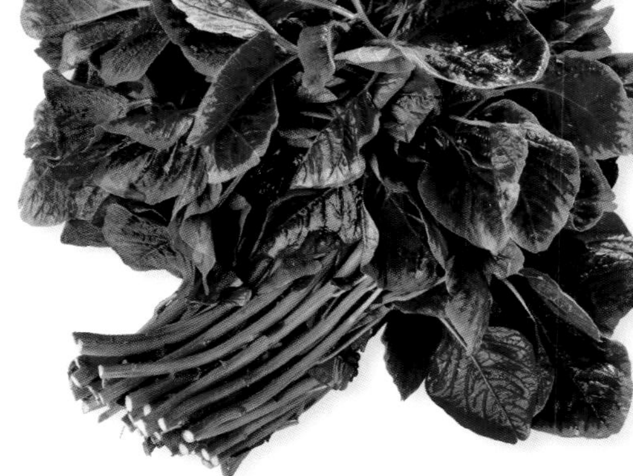

苋菜 146 千焦

镁元素是人体不可或缺的矿物质，对维持血糖稳定起着重要作用，补镁可提升人体糖耐量能力，减少人体对胰岛素的需求量。苋菜含有的镁，能够帮助控制血糖。

青椒 103 千焦

青椒中含有的硒，能防止胰岛 β 细胞被氧化破坏，促进糖分代谢，降低人体血糖和尿糖浓度，改善糖尿病患者的症状，可以起到辅助调节血糖的作用。

白萝卜 94 千焦

白萝卜所含热量较少，含水分多，糖尿病患者食后易产生饱腹感，从而控制食物的过多摄入，保持合理体重。

苦瓜 91 千焦

苦瓜含一种类胰岛素物质，能使血液中的葡萄糖转换为热量，降低血糖，故苦瓜被称为“植物胰岛素”。长期食用苦瓜，可以减轻人体胰岛器官的负担。

十大降糖禁忌食材

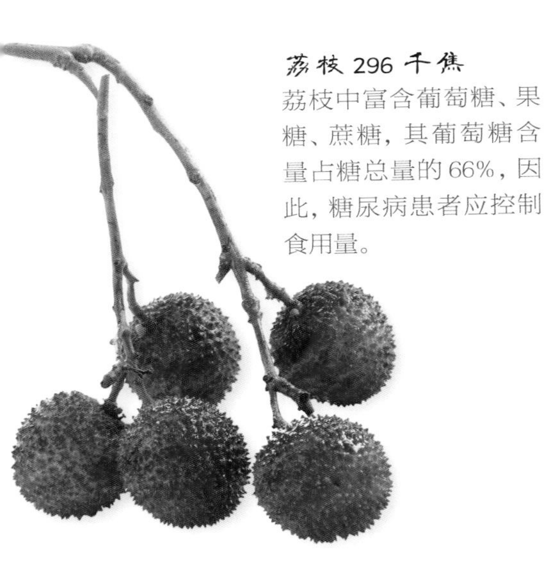

荔枝 296 千焦

荔枝中富含葡萄糖、果糖、蔗糖，其葡萄糖含量占糖总量的66%，因此，糖尿病患者应控制食用量。

方便面 1979 千焦

方便面是典型的高热量、高脂肪、低维生素食物，糖尿病患者食用后极易升糖，并容易诱发心血管疾病。

甘蔗 273 千焦

甘蔗含糖量较高，其中蔗糖、葡萄糖及果糖的含量高达 18%，食用后易使血糖迅速升高，故糖尿病患者在病期最好不吃。

月饼 1775 千焦

月饼属于高热量、高糖、高淀粉食品，一块中等大小的月饼，所含热量超过 2 碗米饭的热量，脂肪含量相当于 6 杯全脂牛奶。

松花蛋 715 千焦

松花蛋中胆固醇含量很高，糖尿病患者食用后会使血中胆固醇含量上升，加重脂质代谢紊乱，容易诱发高血压、冠心病等并发症。

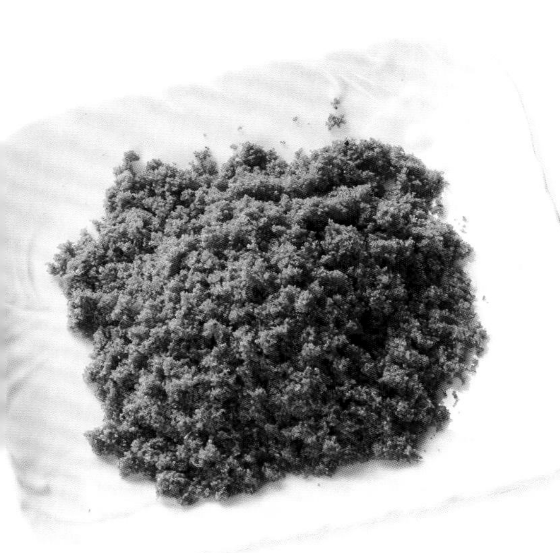

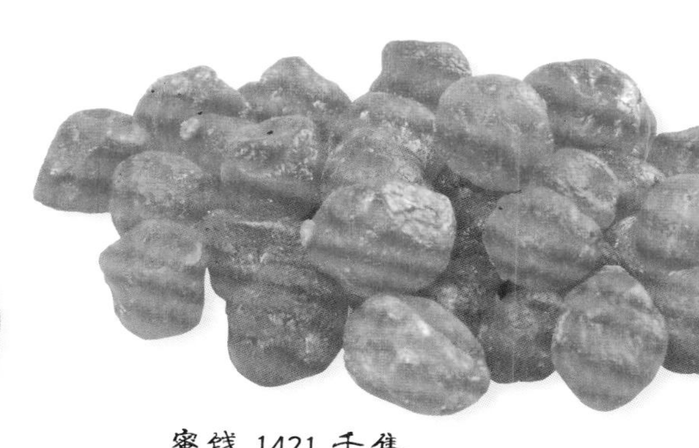

蜜饯 1421 千焦

蜜饯因为在加工中少不了糖渍这一步骤，所以通常含糖量都很高，而且其所含的都属于升糖快且高的单糖，故不适宜糖尿病患者食用。

鱼子 1054 千焦

鱼子含胆固醇较高，过多摄入会加重糖尿病患者的脂类代谢紊乱，促进脂肪转化为血糖，从而使血糖升高，所以，糖尿病患者不宜吃鱼子。

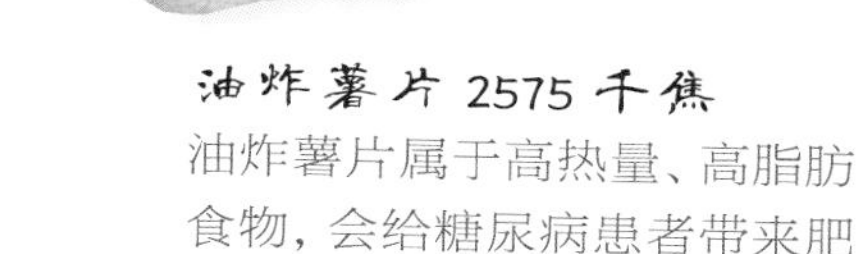

油炸薯片 2575 千焦

油炸薯片属于高热量、高脂肪食物，会给糖尿病患者带来肥胖、心血管疾病等不良影响，故应忌食。

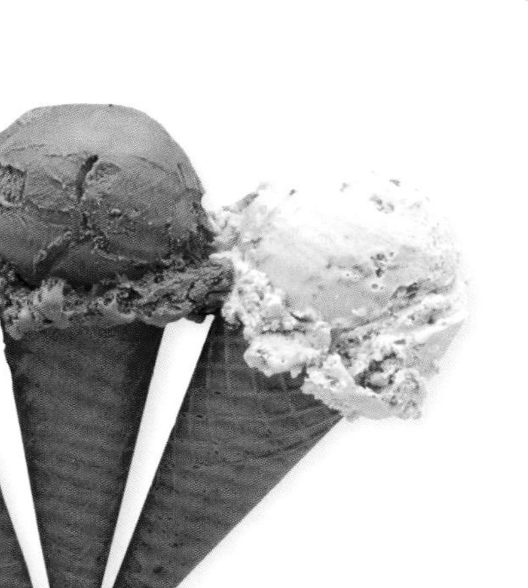

冰激凌 529 千焦

冰激凌的添加物中一般含有植物奶油，大部分的植物奶油含有大量反式脂肪酸，会升高人体低密度脂蛋白胆固醇含量，降低高密度脂蛋白胆固醇含量。

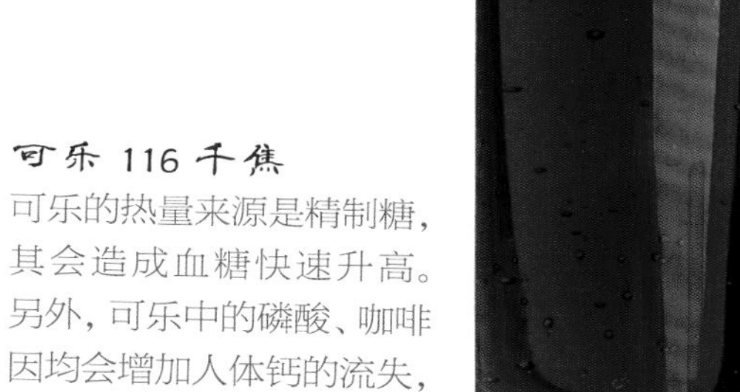

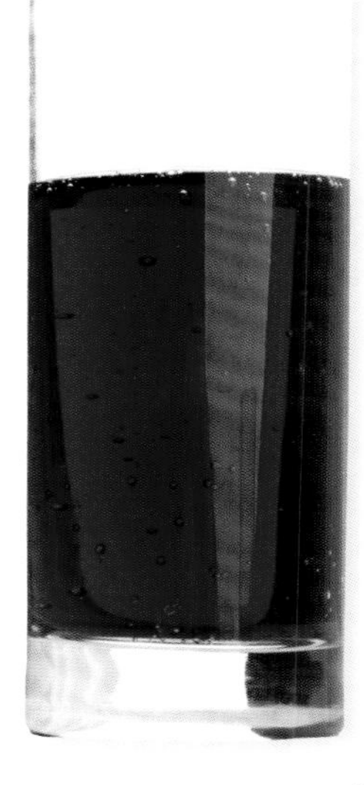

可乐 116 千焦

可乐的热量来源是精制糖，其会造成血糖快速升高。另外，可乐中的磷酸、咖啡因均会增加人体钙的流失，威胁着糖尿病患者的骨骼健康。

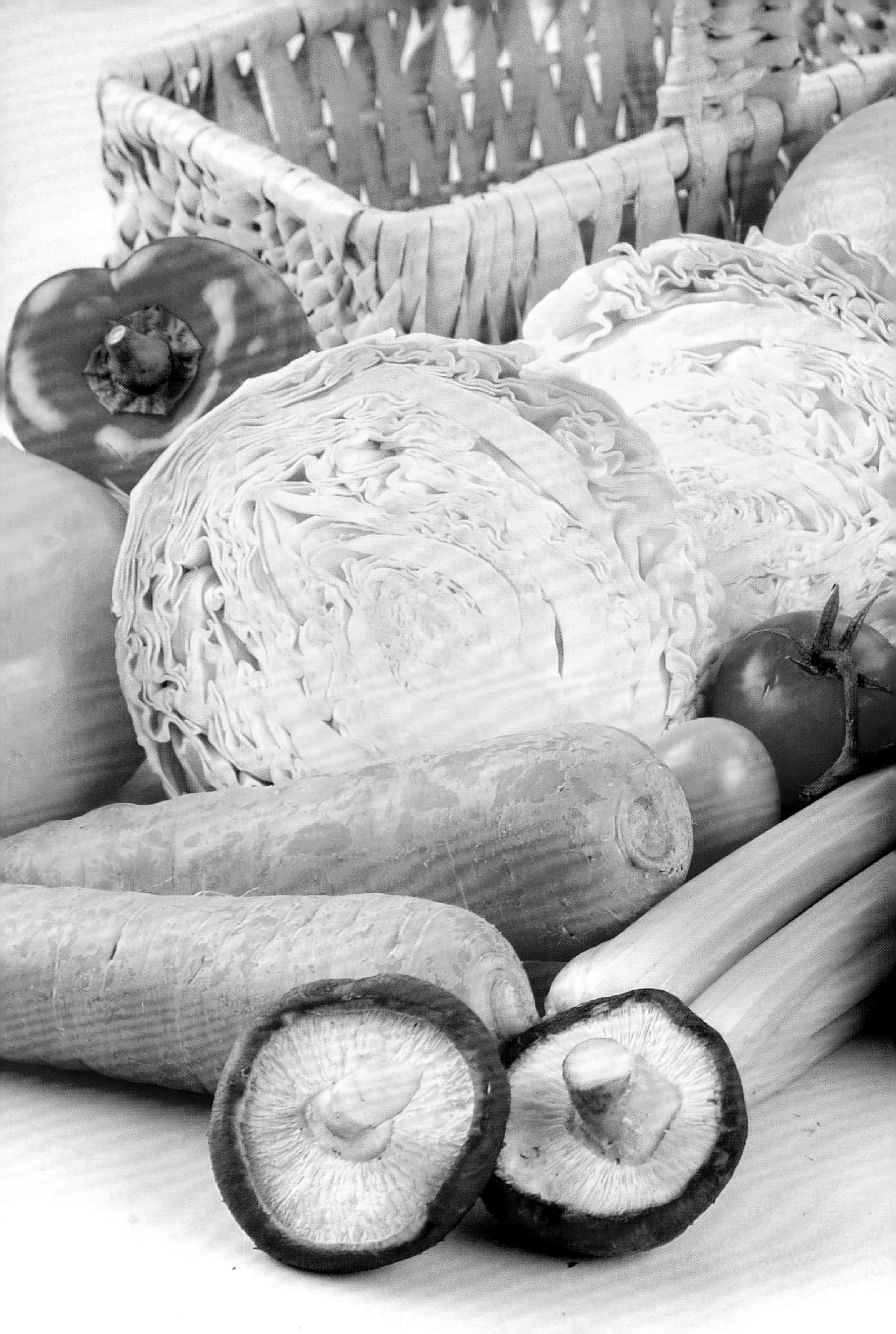

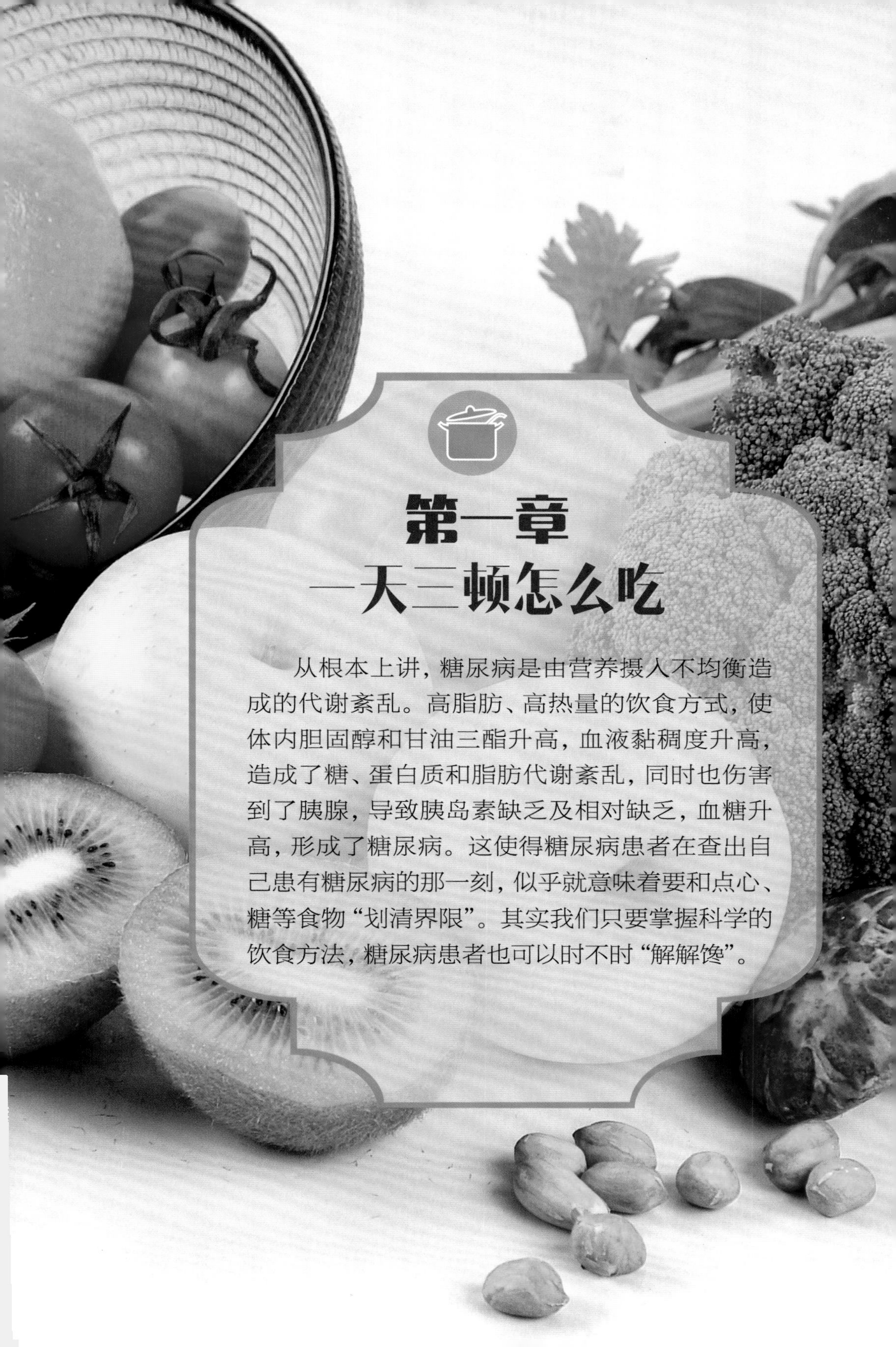

第一章
一天三顿怎么吃

从根本上讲，糖尿病是由营养摄入不均衡造成的代谢紊乱。高脂肪、高热量的饮食方式，使体内胆固醇和甘油三酯升高，血液黏稠度升高，造成了糖、蛋白质和脂肪代谢紊乱，同时也伤害到了胰腺，导致胰岛素缺乏及相对缺乏，血糖升高，形成了糖尿病。这使得糖尿病患者在查出自己患有糖尿病的那一刻，似乎就意味着要和点心、糖等食物“划清界限”。其实我们只要掌握科学的饮食方法，糖尿病患者也可以时不时“解解馋”。

控制血糖一定要知道的膳食原则

控制总热量是根本

什么是热量

营养学上所说的热量，又叫热能，是指食物中可提供热能的营养素，经过消化道进入体内代谢释放，成为机体活动所需要的能量。食物中的糖类、脂肪、蛋白质在体内代谢后产生的热能，是人体热能的主要来源。

糖尿病患者的热量提供是否合理非常重要。热量过多，就会加重病情；热量过少，又会导致营养素摄入不足。总之，过多或过少都不利于病情的控制，所以糖尿病患者要科学安排主食和副食的摄入量。

怎么控制总热量

1. 吃早餐。早餐不仅要吃，还要高质量地吃，即减少传统高碳水化合物食物，而增加富含优质蛋白的食物，这样不仅能使人整个上午都精力充沛，而且因为早上吃得很满足，中午也不会因为过于饥饿而难以控制食量，晚餐也能得到相应的控制，这样一天的总能量摄入就不容易超标了。

2. 学会细嚼慢咽。每一口食物都要充分咀嚼后再下咽，从而放慢吃饭速度，这样我们可以在吃的东西还不算多的时候就产生饱腹感，从而减少糖尿病患者的食量。

3. 在正餐中多吃蔬菜。在同等重量的前提下，蔬菜热量低，膳食纤维含量高，升糖指数也普遍很低，多吃蔬菜也可以增加饱腹感，从而控制主食的摄入。

4. 估算，计划总量。在每顿饭前估算出这一餐预计摄入的热量，从而计划好每道菜可以吃的量，做到心里有底，这样就可以在一定程度上避免每餐热量不均、血糖不稳定的情况发生了。

5. 适量吃粗粮。吃粗粮对糖尿病的好处颇多，粗粮可以增加食物在胃里的停留时间，延迟饭后葡萄糖吸收的速度，降低糖尿病、高血压和心脑血管疾病的风险。加之同等重量的粗粮的热量相对细粮的要低，糖尿病患者在吃粗粮时摄入的热量也会相对较低。但是如果粗粮吃得太多，就会影响消化，过多的纤维可能导致肠道阻塞、脱水等急性症状。

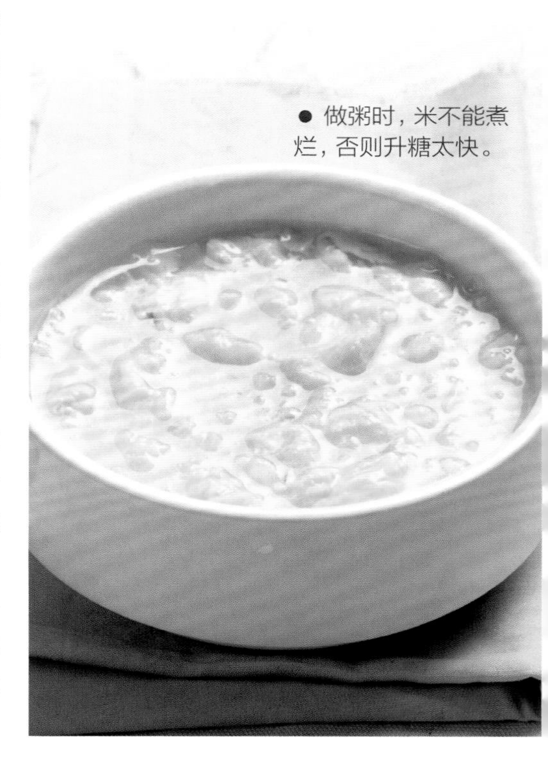

● 做粥时，米不能煮烂，否则升糖太快。

保持食物多样性

有人早上吃了一个白面馒头，下午就不吃馒头了，而是吃了一碗面条；中午吃了肉丝，晚上就吃排骨好了。但白面馒头、面条其实只能算作是“食物多样性”当中的一种，而不能算作是两种，因为它们的原材料都是小麦；肉丝、排骨亦然。

我国营养学会发布的膳食指南当中，第一条就强调了“食物多样性”。这个“多样”是食物原料的多样，以及食物类别的多样。每天需摄入的食物的原料应当在 20 种以上，而且不包括调味品。如果做不到，也尽量在 15 种以上。营养平衡的膳食是多种类别的食品组成，不是某一类食物的多样化，比如你只吃20 种水果，或者只吃20 种杂粮，照样是一种偏食。

按照合理比例，广泛摄入各类食物，包括谷类、动物性食物、蔬菜和水果、豆类制品、奶类制品和油脂，才能达到营养均衡，满足人体各种营养需求。

谷类是每日饮食的基础，提倡食用部分粗粮和杂粮。在控制总热量的前提下，碳水化合物应占总热量的 50%~55%。在日常饮食中，糖尿病患者宜多选用含有复合碳水化合物的食物，尤其是富含高纤维的谷物等。

每日进食 50 克瘦肉，每周进食 2~3 次海鱼，这些食物都含有丰富的优质蛋白。研究发现，如果想控制好血糖，重视蛋白质的摄取很重要。

奶类被称为“全营养食物”，能提供我们人体所需的大多数营养素，其最大的营养贡献是补钙。大豆或豆制品也应经常吃，豆制品和肉类可以一起食用，以提高蛋白质的利用率。

每日进食 300 克蔬菜和 2 个水果，多选用红、黄、绿等深色蔬菜、水果。尽量选择含水量大的水果（含水量少的水果升糖指数较高）、未熟透的新鲜水果（成熟的水果或放置时间较长的水果可能会糖化，从而升糖指数升高），这样更容易降低食物的血糖生成指数。

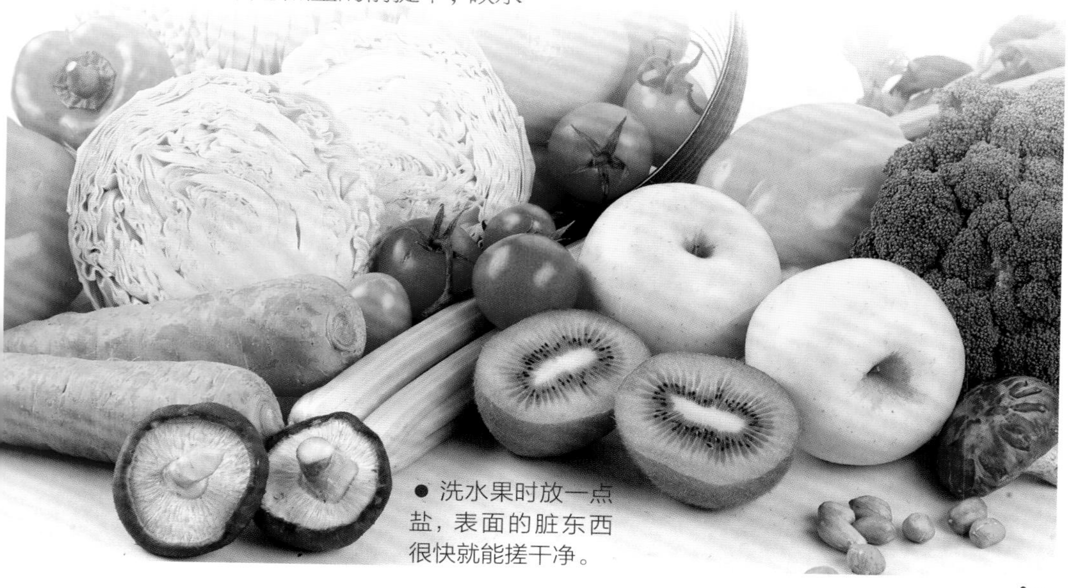

● 洗水果时放一点盐，表面的脏东西很快就能搓干净。

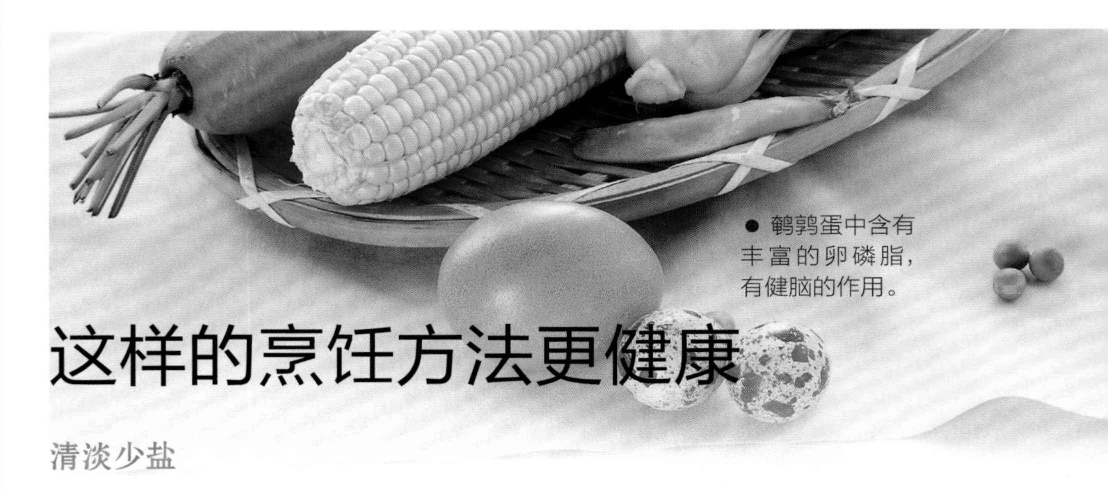
● 鹌鹑蛋中含有丰富的卵磷脂，有健脑的作用。

这样的烹饪方法更健康

清淡少盐

对糖尿病患者而言，低脂少油、少盐，有利于对体重、血糖的控制，所以糖尿病患者应选少油少盐的清淡食品，利用食材的原味搭配出美味。

世界卫生组织（WHO）建议：糖尿病非高血压患者一天食盐量应不超过5克，糖尿病高血压患者不超过2克；盐的量要将酱油、咸菜中的盐量也考虑进来；适量主食，增加副食，适时加餐。不少糖尿病患者为了达到控制血糖的目的，采取少吃主食甚至不吃主食、多吃副食的办法来控制热量的摄入，殊不知，这种做法由于摄入了更多的盐、油，不仅达不到控制血糖的目的，甚至还可能加重病情。

而摄入油过多，也会对糖尿病患者的健康产生不利影响，所以菜肴烹调可多用蒸、煮、凉拌、涮、炖、卤等方式。平时应选择食用植物油，并经常更换植物油的种类。尽量减少赴宴，在赴宴时也要尽量按照平时在家吃饭时的量和食物间的搭配来选择饭菜。

本书所有食谱的热量均未包含植物油的热量，食用时可根据以下参考酌情使用。

品种	热量（千焦）	碳水化合物（克）	蛋白质（克）	脂肪（克）
猪油	3753	0.2	0	99.6
菜子油	3761	0	0	99.9
茶油	3761	0	0	99.9
花生油	3761	0	0	99.9
葵花子油	3796	0	0	99.9
橄榄油	3796	0	0	99.9
香油	3757	0.2	0	99.7

做饭时“偷点懒”

在烹饪食物的时候不妨“懒”一点，如包菜、菜花等蔬菜不要切，直接用手掰小；土豆、冬瓜等蔬菜则切大一些；豆类整粒煮，不要磨成粉或去皮；大火、急火煮菜、少放水等，这样可以较大程度保证食物的营养不流失。

进餐顺序有讲究

糖尿病患者非常在意一日三餐的质和量，却往往忽视进餐顺序。同时，一些老理儿又在悄悄规范着人们的进餐顺序：鱼肉 + 酒品→蔬菜→主食→汤→甜点或水果。殊不知，这种用餐顺序很容易造成摄入食物过多、影响营养吸收以及餐后血糖增高等不良影响。不管人们进食的食物有多复杂，人体每次消化食物的时候，都会先集中在胃里，经过一段时间形成食糜。

其实，只要稍微调整一下平日的进食顺序：汤→清淡的蔬菜→主食→肉类，就可以让我们的饮食既有质和量，又远离疾病的烦恼。

先喝汤

国人一般习惯饭后喝汤，糖尿病患者不妨先喝一小碗开胃汤，并采用热量较低的去油清汤。吃饭前喝一小碗汤比较符合生理要求，因为适量的汤不但可以在饭前滋润消化道，而且不至于过分增加胃容量，同时可以促进消化液有规律地分泌。

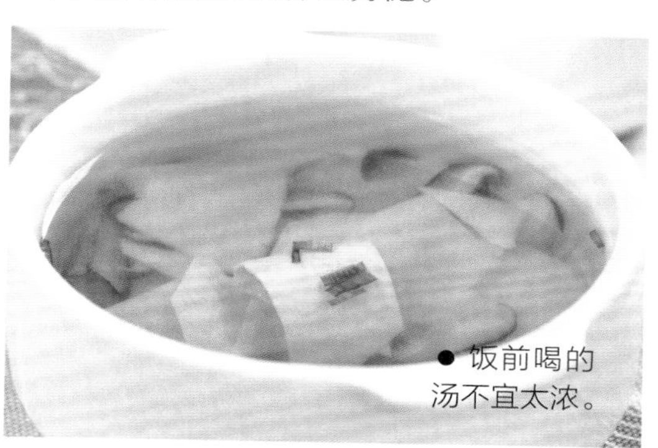

● 饭前喝的汤不宜太浓。

吃清淡的蔬菜

喝汤后先吃清淡的蔬菜，如叶菜、瓜类等低热量的蔬菜，如果能凉拌或水煮，减少用油量更佳。

● 凉拌的蔬菜美味又健康。

吃主食与肉类

最后才吃主食与肉类，一小口一小口慢慢吃，你会发现即便比往常吃得少，但已经吃饱了，这样的进餐顺序既可以让人合理利用食物的营养，又能够减少胃肠负担，从而达到健康饮食的目的。

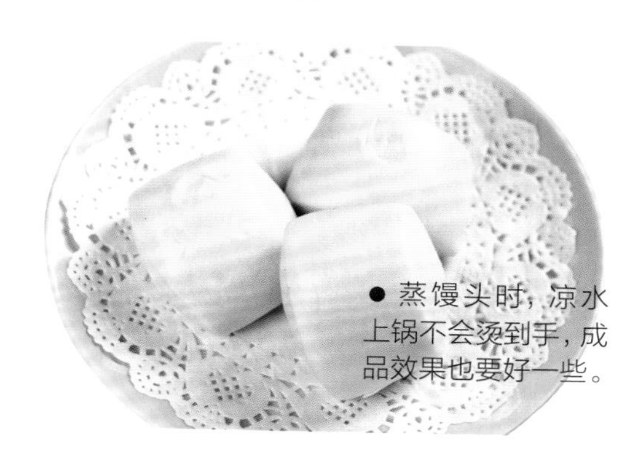

● 蒸馒头时，凉水上锅不会烫到手，成品效果也要好一些。

饭后不宜喝汤

吃饭后大量喝汤的最大缺陷在于过量的汤水会稀释消化液，从而削弱肠胃的消化能力，甚至会引起胃过度扩张，长此以往，就会导致胃动力不足。

一日三餐能量分配

如何确定自身能量需要

糖尿病患者在吃的方面，每天都要对热量"斤斤计较"。因为控制一天摄入的总热量，是控制饮食的一个重要方面。控制热量并不意味着热量摄入越少越好，热量摄入太少，不足以提供一天消耗的能量，会引起低血糖和糖尿病的一些并发症。我们要根据自己的体重和每天活动量，计算出每日需要的合理热量，把热量控制在这个范围内，就可以了。

第一步：测算体重

科学计算：

体质指数（BMI）= 体重（千克）/ 身高（米）^{2}

体质指数的正常范围是 18.5~23.9，等于或超过 24 为超重，等于或超过 28 为肥胖，低于 18.5 为体重偏轻。

简便计算：理想体重（千克）= 身高（厘米）−105

精细计算：理想体重（千克）=[身高（厘米）−100]×0.9

当实际体重在理想体重的 90%~110% 范围内时，体重属于正常；当实际体重超过理想体重的 110% 时，为超重；当实际体重超过理想体重的 120% 时，为肥胖；当实际体重少于理想体重的 80% 时，则为消瘦。

第二步：计算活动强度

不同活动消耗的热量不同，所以日常活动是计算热量摄入的一个重要依据。一般来说，办公室工作、下棋、打牌、看电视、买菜等活动属轻体力活动，周末大扫除、游泳、跳舞等活动属于中等体力活动，从事搬运工作、装卸工作、建筑工作和半个小时以上较激烈球类运动等属于重体力活动。

第三步：算出 1 日总热量

1 日需要的总热量 =1 日每千克体重所需热量[①] × 理想体重

举例：一位男士，身高 170 厘米，体重 70 千克，平时从事轻体力劳动，他一天需要摄入多少热量呢？

第一步：测算理想体重

170 − 105=65（千克）

这位男士实际体重为 70 千克，超过标准体重不到 10%，属于正常体重类型。

第二步：计算活动强度

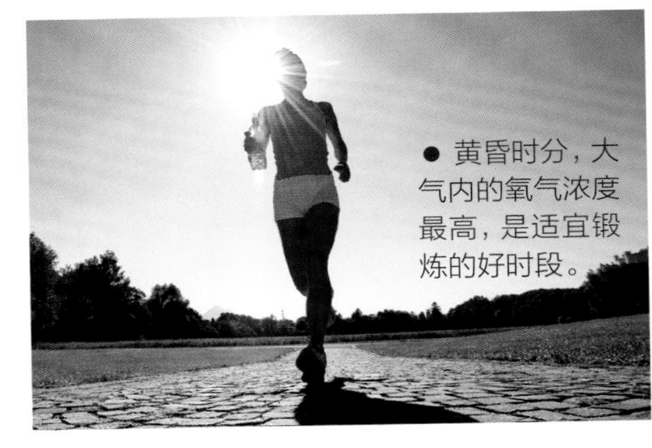

● 黄昏时分，大气内的氧气浓度最高，是适宜锻炼的好时段。

正常体重下从事轻体力活动，每日每千克体重需要 30 千卡（125.52 千焦）热量。

第三步：算出 1 日总热量

1 日总热量 =30 千卡（125.52 千焦）×65 千克 =1950 千卡（8158.8 千焦）

注①：休息者每日每千克体重需要热量 15~20 千卡（62.76~83.68 千焦），轻体力劳动者需要 30 千卡（125.52 千焦），中度体力劳动者需要 35 千卡（146.44 千焦），重度体力劳动者需要 40 千卡（167.36 千焦）。

重建饮食金字塔

人体必需的营养素多达40余种，这些营养素必须通过摄取食物来满足人体需要。食物各有其营养优势，没有好坏之分，关键在于如何选择食物的种类和数量来搭配膳食。糖尿病患者饮食的最大问题就是各类食物、各种营养素在饮食中的构成比例不够协调。一旦饮食出现问题，身体上的各种毛病就都显现出来了。

中国营养学会针对我国居民膳食结构中存在的问题，推出了“中国居民平衡膳食宝塔”，将五大类食物合理搭配，构成符合我国居民营养需要的平衡膳食模式。

膳食宝塔建议的各类食物的摄入量一般是指食物的生重，而各类食物的组成是根据全国营养调查中居民膳食的实际情况计算的，所以每一类食物的重量不是指某一种具体食物的重量。

每日摄入食用油不超过25克，盐不超过5克。

每日摄入奶制品300克，大豆30克，坚果10克以内。

每日摄入鱼虾50~100克，其他肉类50~75克，蛋类20~25克。

每日摄入蔬菜500克以上，水果200克左右。

根据自己每天需要的能量来合理安排每日的主食量。

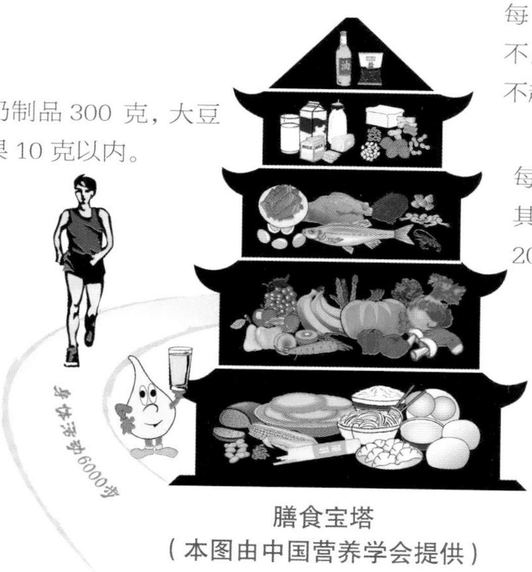

身体活动6000步

膳食宝塔
（本图由中国营养学会提供）

补充解释

每日膳食中应尽量包含“膳食宝塔”中的各类食物，但无须每日都严格照着“膳食宝塔”的推荐量。而在一段时间内，比如一周内，各类食物摄入量的平均值应当符合建议量。应用“膳食宝塔”可把营养与美味结合起来，按照同类互换、多种多样的原则调配一日三餐。同类互换就是以粮换粮、以豆换豆、以肉换肉。

我国成年人每日最好吃蔬菜300~500克，其中“深色蔬菜”约占一半。深色蔬菜指深绿色、黄色、红色、橘红色、紫红色蔬菜，它们富含胡萝卜素，是中国居民维生素A（胡萝卜素可转化为维生素A）的主要来源。蔬菜品种远多于水果，而且多数蔬菜的维生素、矿物质、膳食纤维和植物化学因子含量高于水果，故推荐“每餐有蔬菜，每日吃水果”。但切记，蔬菜水果不能相互替代。

糖尿病患者饮食结构，可根据每个人的实际病情、病程作相应调整。

三餐比例 3:4:3

注意进食规律，一日至少进食三餐，而且要定时、定量，两餐之间要间隔 4~5 小时。注射胰岛素的患者或易出现低血糖的患者还应在三次正餐之间加餐 2~3 次，或称为“三餐两点”制，可从三次正餐中拿出一部分食品留做加餐用，这是防止低血糖行之有效的措施。

早餐：要吃好

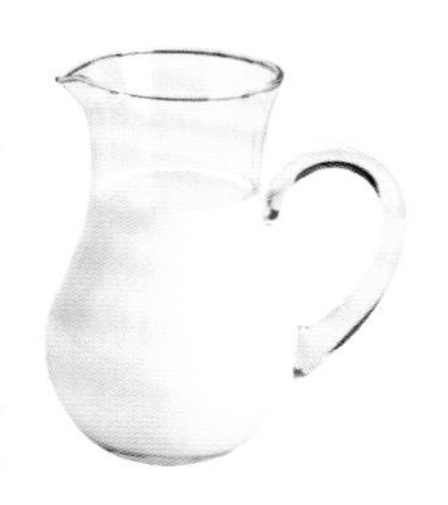

起床后活动 30 分钟，此时食欲最旺盛，是吃早餐的最佳时间。早餐所占的营养总量以占一日总量的 30% 为宜，即主食 100~150 克左右。建议搭配：白色（牛奶、水煮鸡蛋）、红色（果酱）、黄色（麦片）、绿色（蔬菜）、黄白相间（各种主食）。

上午加餐

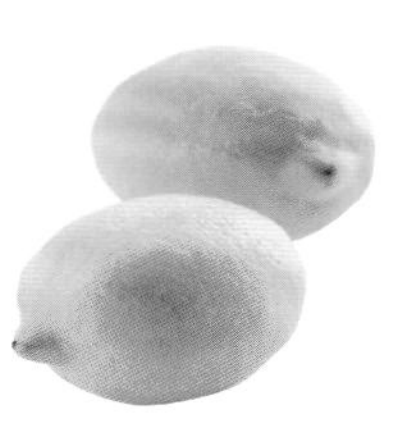

就餐时间宜为上午 10 点左右。上午加餐宜从三餐中“匀出”部分食物，如将早餐的水果（或渣汁不分离的全果汁）放在此时来吃，这样不至于早餐集中，糖过量，也保证了上午血糖不至于过低；或减少三餐热量的摄入，额外增加低能量食物。

午餐：要吃饱

午餐是承上启下的一餐。午餐的食物既要补充上午消耗的能量，又要为下午的工作和学习做好必要的准备。不同年龄、不同体力的人午餐热量应占他们每天所需总热量的 40%。主食宜在 150~200 克，可在米饭、馒头、面条、大饼、玉米面发糕等粗加工食材制作的食物中选择；副食宜搭配 50~100 克的肉禽蛋类，50 克豆制品，200~250 克蔬菜，总量在 240~360 克。

下午加餐

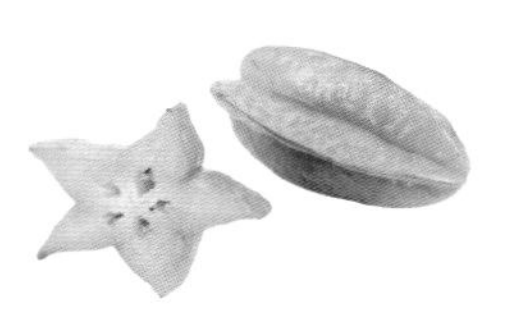

就餐时间最好在下午 3~4 点。可以在总热量一定的情况下，适量吃些水果、点心、酸奶。

晚餐：要吃少

晚餐比较接近睡眠时间，餐后的活动量也比白天大为减少，能量消耗也因之降低很多，因此，晚餐七八分饱即可。“清淡至上”更是晚餐必须遵循的原则。就餐时间最好在晚上 8 点以前。主食必不可少，还应多摄入一些新鲜蔬菜，按比例摄取蛋白质、脂肪类的食物；酸奶晚上也可以喝。

睡前加餐

睡前加餐是为了补充血中的葡萄糖，保证夜晚血糖不至于过低。因此，睡前是否加餐，取决于睡前糖尿病患者的血糖水平。如果血糖水平正常，即 10 毫摩尔 / 升左右，那么可以适当少量加餐，热量应相当于全天摄入总热量的 1/7。如果血糖水平高于正常水平，那么就没有必要加餐。如果血糖水平低于正常水平，则需要加餐，且应选择淀粉类和蛋白质含量较高的食物，如花生、牛奶、馒头等。因此，糖尿病患者睡前可自己进行血糖测试，然后决定是否加餐。

升糖指数是什么

升糖指数，英文全称 Glycemic Index，简称 GI，中文全称“血糖生成指数”。是指在标准定量下（一般为 50 克）某种食物中碳水化合物引起血糖上升所产生的血糖时间曲线下面积和标准物质（一般为葡萄糖）所产生的血糖时间下面积之比值再乘以 100，它反映了某种食物与葡萄糖相比升高血糖的速度和能力。是反映食物引起人体血糖升高程度的指标，是人体进食后机体血糖生成的应答状况。

升糖指数高的食物由于进入肠道后消化快、吸收好，葡萄糖能够迅速进入血液，如果过量，易转化为脂肪积蓄，从而易导致高血压、高血糖的产生。而升糖指数低的食物由于进入肠道后停留的时间长，释放缓慢，葡萄糖进入血液后峰值较低，引起餐后血糖反应较小，需要的胰岛素也相应减少，所以避免了血糖的剧烈波动，既可以防止高血糖也可以防止低血糖，有效地控制血糖的稳定。

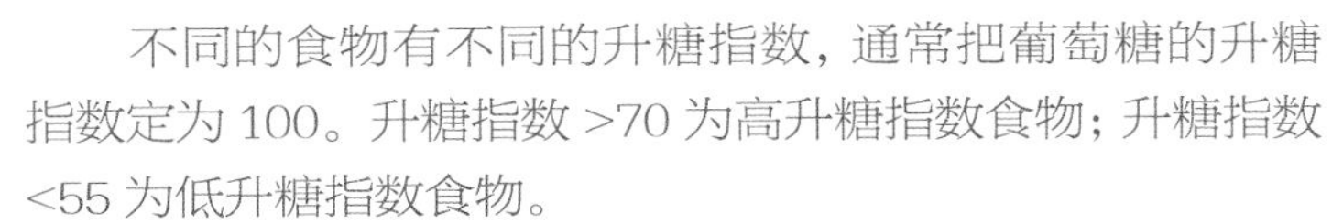

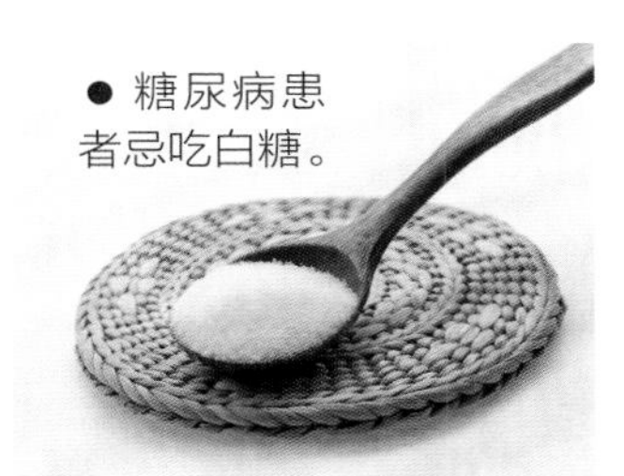

● 糖尿病患者忌吃白糖。

不同的食物有不同的升糖指数，通常把葡萄糖的升糖指数定为 100。升糖指数 >70 为高升糖指数食物；升糖指数 <55 为低升糖指数食物。

食物交换份

如何既保证热量摄入不过多，又保证摄取的营养足够和均衡呢？这就要靠“食物交换份”来帮忙了。

食物交换份：将食物分成谷类、水果类、蔬菜类、肉类、蛋类等不同种类，然后确定大约 90 千卡（377 千焦）为一个交换单位，再计算出一个交换单位的各类食物的大致数量，就可以按照每天自己应该摄入的总热量来自由交换各类食物。在总热量不变的情况下，同类食物换着吃。

以下是各食物大类之间的互换，在每一类食物中，因为每一种食品所含的营养存在差异，所以各类食品之中有更加详细的互换，比如 25 克的大米可以交换成 100 克土豆。

等值谷类食物交换表（1 个交换单位）			
食品	克数	食品	克数
各类米	25	各类面粉	25
各种挂面	25	饼干	25
馒头	35	凉粉	400
油炸面点	25	非油炸面点	35
魔芋	35	土豆	100
鲜玉米棒	200	湿粉皮	150

（续表）

等值水果类食物交换表			
食品	**克数**	**食品**	**克数**
西瓜	500	草莓	300
葡萄	200	李子、杏	200
猕猴桃	200	梨、桃、苹果	200
橘子、橙子、柚子（带皮）	200	柿子、香蕉、荔枝（带皮）	150
等值蔬菜类食物交换表			
食品	**克数**	**食品**	**克数**
各类叶菜	500	各类瓜菜	500
洋葱、蒜苗	250	丝瓜	300
绿豆芽、鲜蘑	500	胡萝卜	200
白萝卜、青椒	400	毛豆、鲜豌豆	70
南瓜、菜花	350	山药、藕	150
茭白、冬笋	400	百合、芋头	100
豇豆、扁豆	250		
等值肉、蛋类食物交换表			
食品	**克数**	**食品**	**克数**
兔肉	100	带鱼	100
鸡肉	50	鸭肉	50
鱼类	80	水发鱿鱼	100
瘦肉	50	肥肉	25
火腿、香肠	20	水发海参	350
鸡蛋	60（约1个）	鸭蛋	60（约1个）
鹌鹑蛋	60（约6个）	松花蛋	60（约1个）
鸡蛋清	150		
等值豆、奶类食物交换表			
食品	**克数**	**食品**	**克数**
大豆	25	腐竹	20
北豆腐	100	南豆腐	150
豆浆	400	豆腐丝、豆腐干	50
青豆、黑豆	25	芸豆、绿豆、赤小豆	40
牛奶	160	羊奶	160
奶粉	20	脱脂奶粉	25
无糖酸奶	130	奶酪	25
等值油脂、坚果类食物交换表			
食品	**克数**	**食品**	**克数**
各种植物油	10	核桃、杏仁、花生米	25
葵花子（带壳）	25	西瓜子（带壳）	40

嘴馋怎么办

为满足糖尿病患者爱吃甜食的需求，市场上出现了形形色色“糖”的替代品——各种甜味剂。它们对血糖没有影响或者影响很小，可以满足糖尿病患者味蕾的需要。下面我们介绍几种糖尿病患者可食用的甜味剂，可以在自己做点心的时候适量添加，让糖尿病患者解解馋。需要提醒的是，替代品本身不是食品，需符合国家添加剂标准，过多无益，过量可能有害。

含一定热量的甜味剂

木糖醇

木糖醇在代谢初期，可能不需要胰岛素参加，但在代谢后期，需要胰岛素的帮助，所以木糖醇不能替代蔗糖。但也有专家认为，木糖醇不会引起血糖升高，还对防止龋齿有一定的作用。

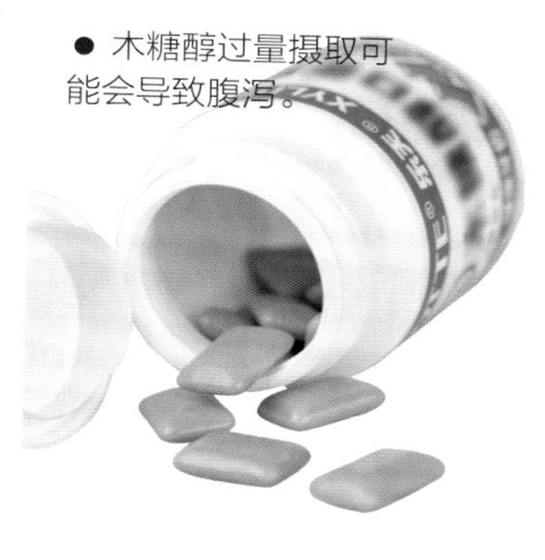

● 木糖醇过量摄取可能会导致腹泻。

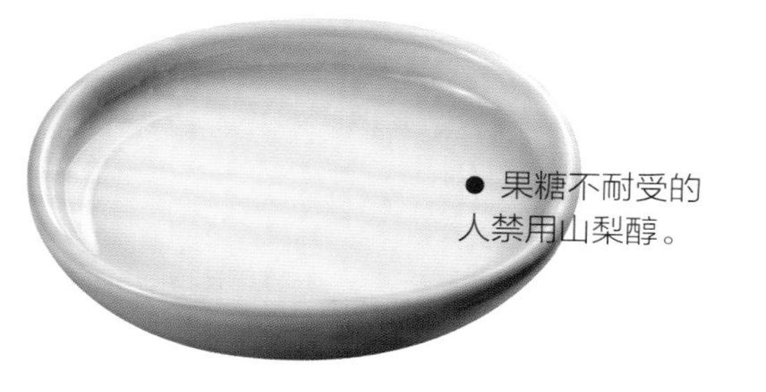

● 果糖不耐受的人禁用山梨醇。

山梨醇

山梨醇摄入后不会产生热能，不会引起血糖升高，也不会合成脂肪和刺激胆固醇的形成，是糖尿病患者较理想的甜味剂。

不含或仅含少许热量的甜味剂

阿斯巴甜

阿斯巴甜是目前占有极大市场的非糖果甜味剂。优点是安全性较高，可以显著降低热量而不会造成龋齿；由于它是蛋白质成分，所以还可以被人体自然吸收分解。阿斯巴甜的缺点是酸、热的稳定性较差，不适宜制作温度高于 150℃的面包、饼干、蛋糕等焙烤食品和酸性食品。但阿斯巴甜毕竟是食品添加剂，须少食。

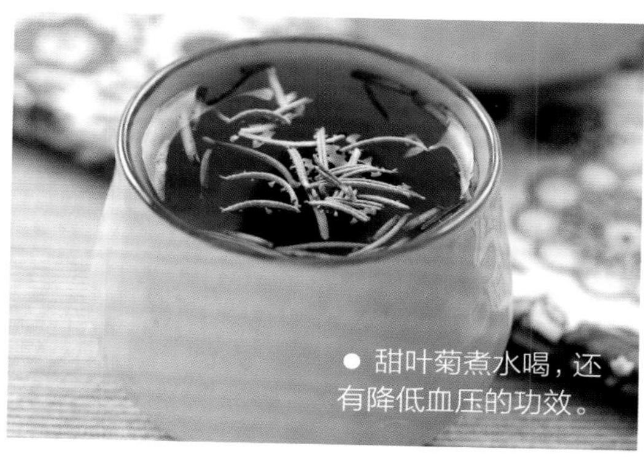

● 甜叶菊煮水喝，还有降低血压的功效。

甜叶菊苷

甜叶菊苷由于是从植物中提取的天然成分，所以比较安全。

但要注意的是，无糖点心是指没有加入蔗糖的食品，但并不代表是真的“无糖”，只是将蔗糖换成了糖的替代品。大多数无糖点心都是用粮食做成的，而粮食的主要成分就是碳水化合物，它在体内可以分解成葡萄糖。因此，糖尿病患者在食用无糖食品时还是需要节制。

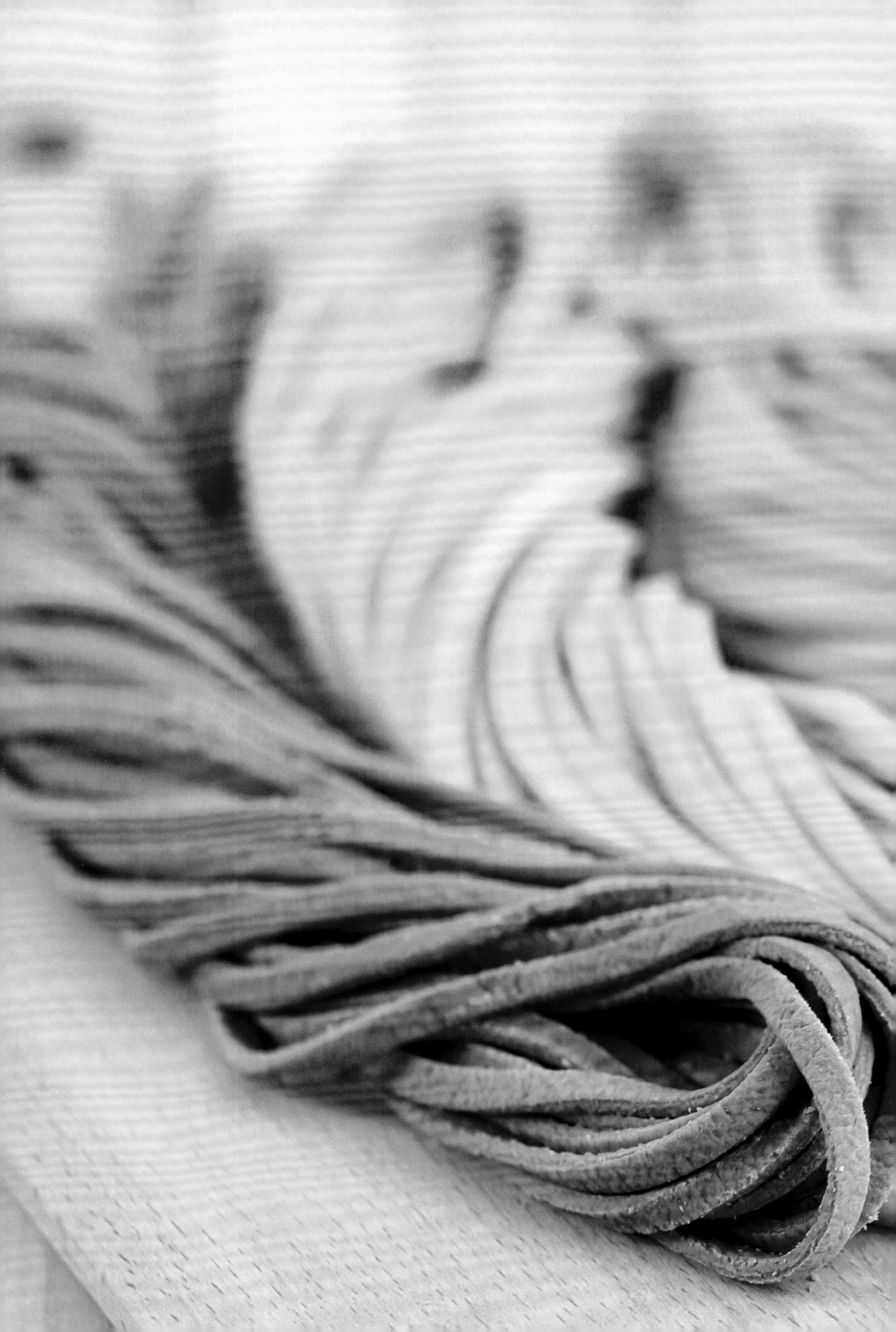

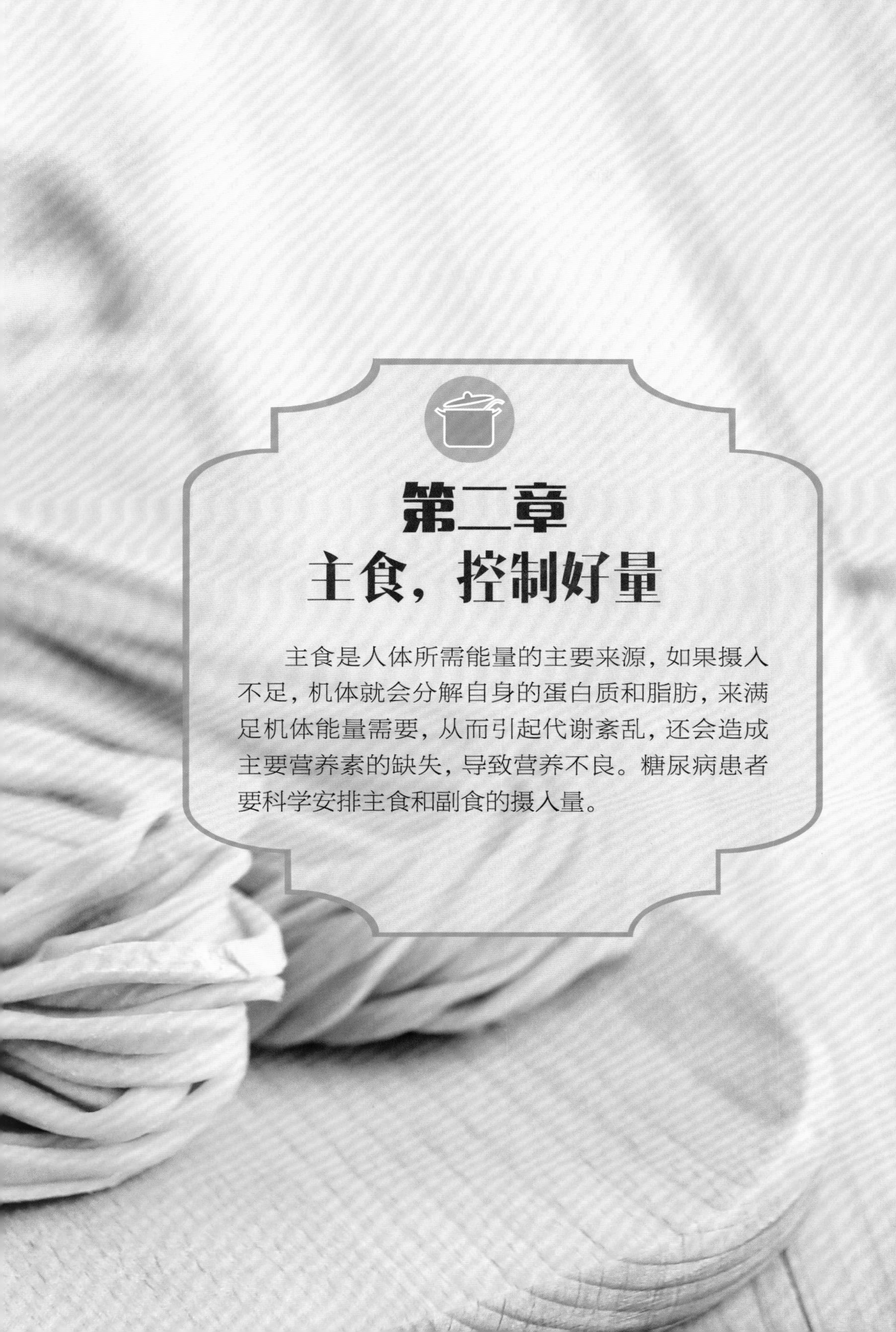

第二章 主食，控制好量

主食是人体所需能量的主要来源，如果摄入不足，机体就会分解自身的蛋白质和脂肪，来满足机体能量需要，从而引起代谢紊乱，还会造成主要营养素的缺失，导致营养不良。糖尿病患者要科学安排主食和副食的摄入量。

主食食材 TOP10！

谷类是每日饮食的基础，每日进食谷类食物所含的碳水化合物应占总热量的 55%~60%。在日常饮食中，我们提倡食用部分粗粮和杂粮，糖尿病患者也是如此，宜多选用含有复合碳水化合物的食物和粗粮，尤其是富含高膳食纤维的全谷类、豆类等。

玉米 469 千焦

玉米含有丰富的铬，铬对糖类的代谢起着重要作用，可增加胰岛素的效能，促进机体利用葡萄糖，是胰岛素的加强剂。玉米还含有较为丰富的膳食纤维，且升糖指数低，能够起到辅助控制血糖的功效。

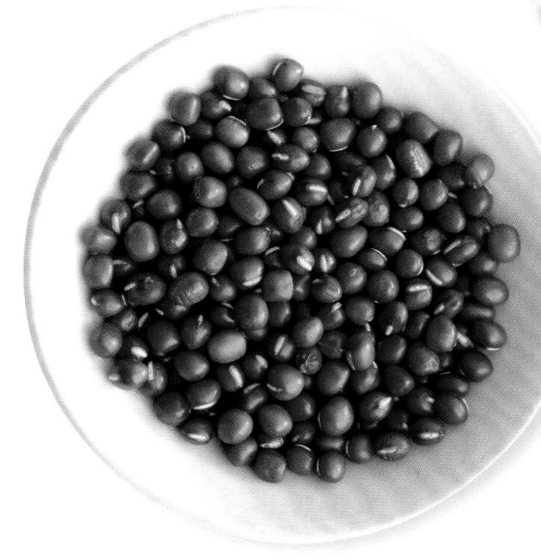

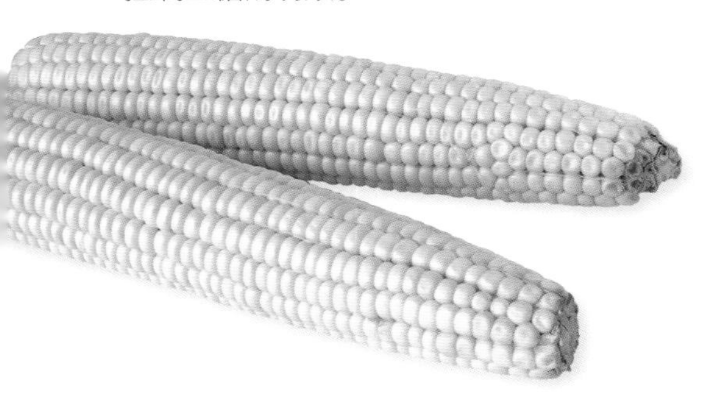

赤小豆 1357 千焦

赤小豆含有较多的膳食纤维，不仅能够润肠通便，还能起到辅助降血糖的作用。赤小豆还含有丰富的 B 族维生素和铁质、蛋白质、脂肪、糖类、钙、磷、烟酸等成分，可以清热利尿、祛湿排毒。

豇豆（紫）1375 千焦

豇豆中含有烟酸，这是对糖尿病患者很重要的维生素，是天然的血糖调节剂。

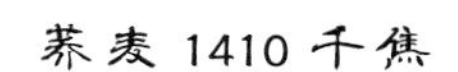

荞麦 1410 千焦

荞麦中的某些黄酮成分、锌、维生素 E 等，具有改善葡萄糖耐量的功效。荞麦的升糖指数低，用荞麦（特别是苦荞）代替主食，有利于控制血糖。

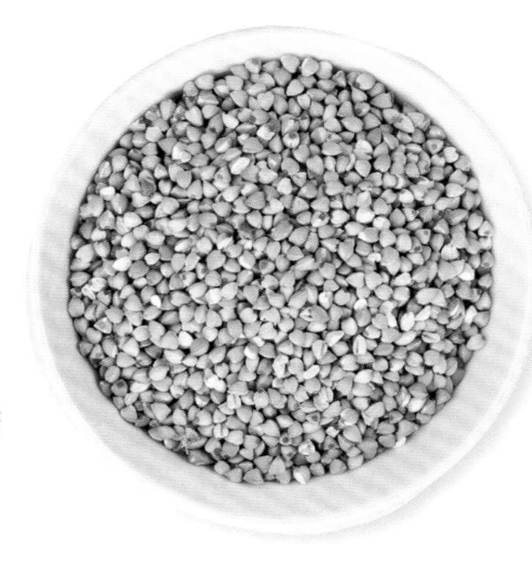

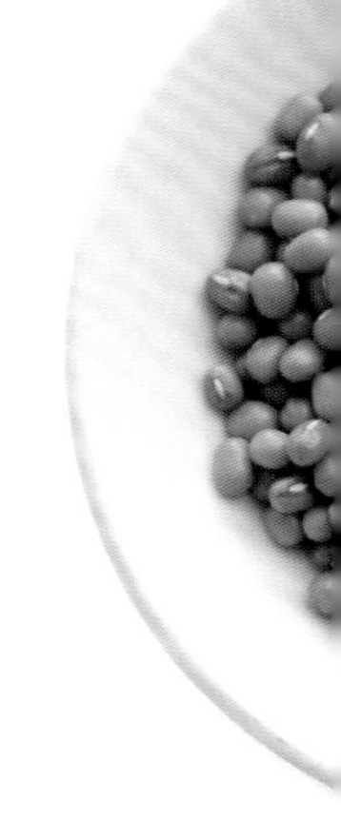

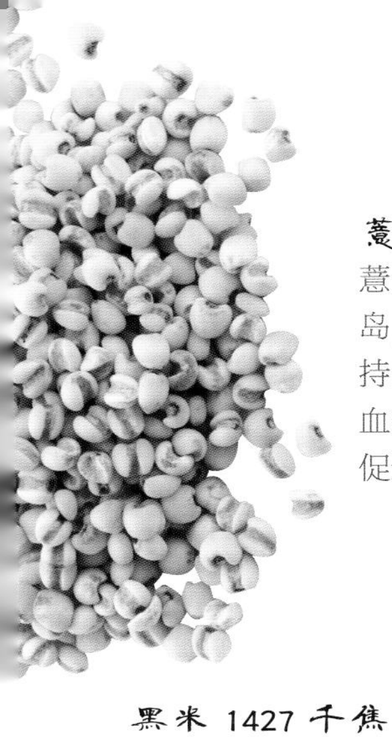

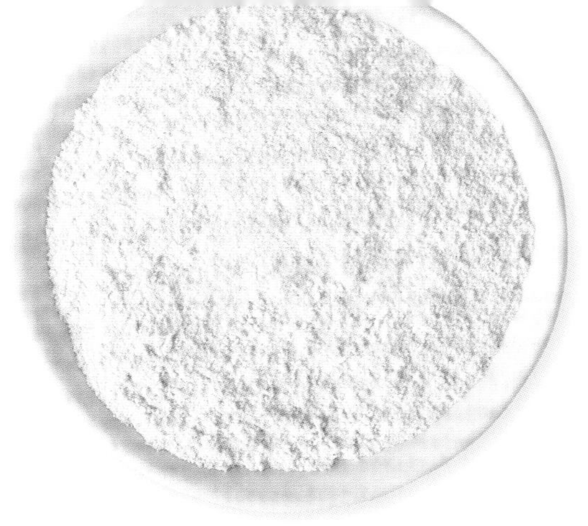

薏米 1512 千焦

薏米中的微量元素硒，可修复胰岛β细胞并保护其免受损害，维持正常的胰岛素分泌功能，调节血糖。薏米中的膳食纤维，可以促进排便，延缓餐后血糖上升。

莜麦 1572 千焦

莜麦是营养丰富的粮食作物，在禾谷类作物中蛋白质含量最高，含有人体必需的 8 种氨基酸，而且氨基酸的组成较平衡，赖氨酸含量高于大米和小麦面粉。莜麦是糖尿病患者较好的食品。

黑米 1427 千焦

黑米含膳食纤维较多，且淀粉消化速度比较慢，食用后不会造成血糖的剧烈波动，很适合作为糖尿病患者的主食。黑米味甘性温，特别适合脾胃虚弱、体虚乏力、小便频数等糖尿病患者食用。

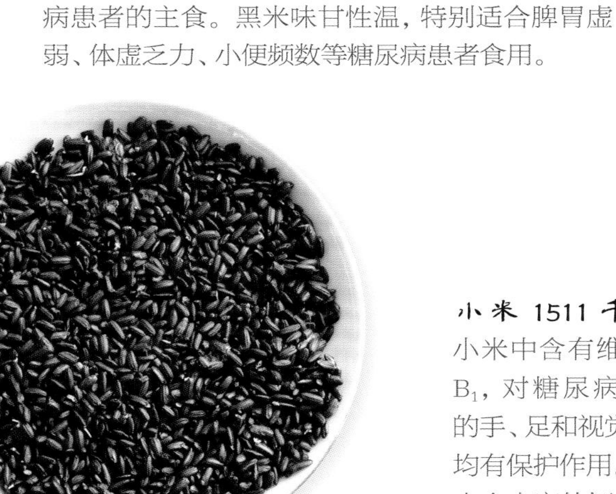

小米 1511 千焦

小米中含有维生素 B_1，对糖尿病患者的手、足和视觉神经均有保护作用。小米中含丰富的钙、磷、镁等元素，均有益于调节血糖水平。

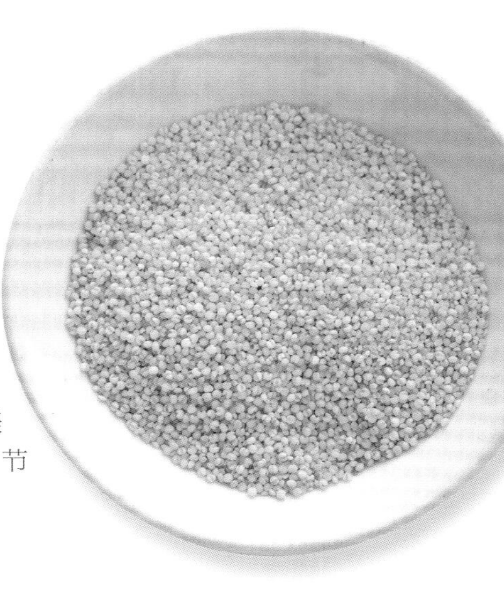

绿豆 1376 千焦

绿豆淀粉中含有相当数量的低聚糖，但这些低聚糖因人体胃肠道没有相应的水解酶系统而很难被消化吸收，所以绿豆提供的热量值比其他谷物稍低，适宜肥胖者和糖尿病患者食用。

大豆 1631 千焦

大豆富含膳食纤维，且升糖指数低，能延缓身体对糖的吸收，有助于降低血糖，是糖尿病患者的理想食品。

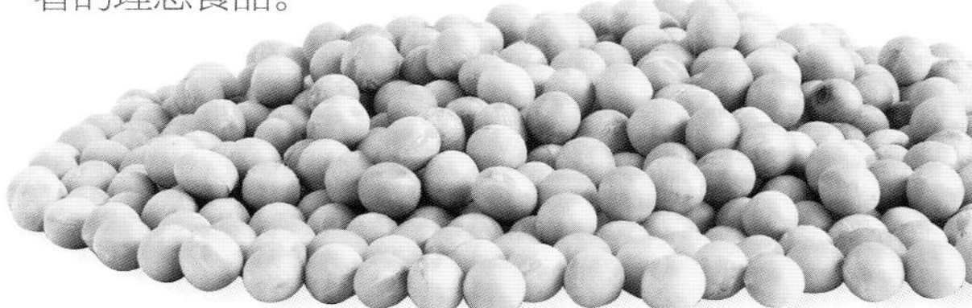

凉拌荞麦面

荞麦中的某些黄酮成分、锌、维生素E等，具有改善人体葡萄糖耐量的功效。荞麦的升糖指数低，用荞麦（特别是苦荞）代替主食，有利于控制血糖。荞麦还含有芦丁，可降低血脂和胆固醇，软化血管，预防脑血管出血，对糖尿病并发高脂血症、高胆固醇症的防治很有益处。

升糖风险

只要是主食，升糖风险都比较高，需要严格控制好量。

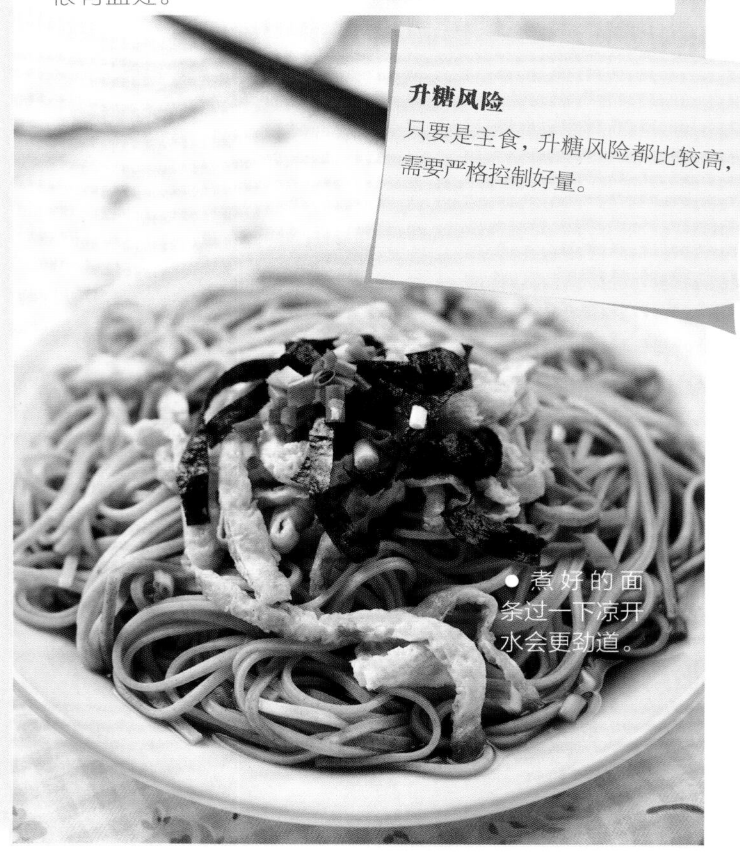

● 煮好的面条过一下凉开水会更劲道。

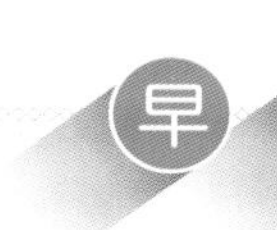

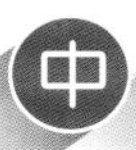

总热量 .... 1711 千焦
碳水化合物 ....74.4 克
蛋白质 ....15.95 克
脂肪....................6.7 克

材料

荞麦面条............100 克
鸡蛋........................1 个
豆瓣酱 ....适量
海苔.......................适量
葱 ....适量
盐 ....适量

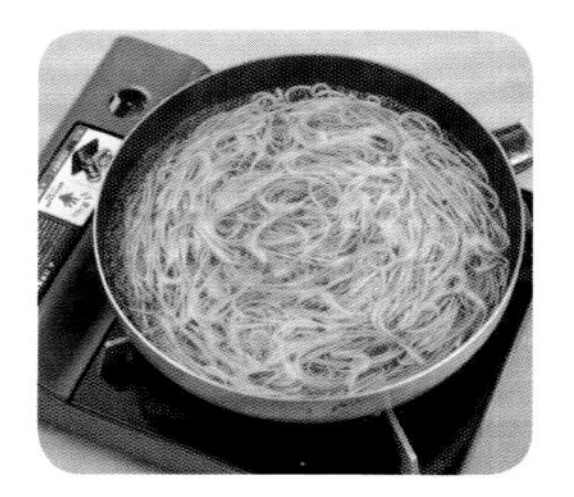

❶水烧开后，加入荞麦面条，煮5分钟，然后捞起沥干水分备用。

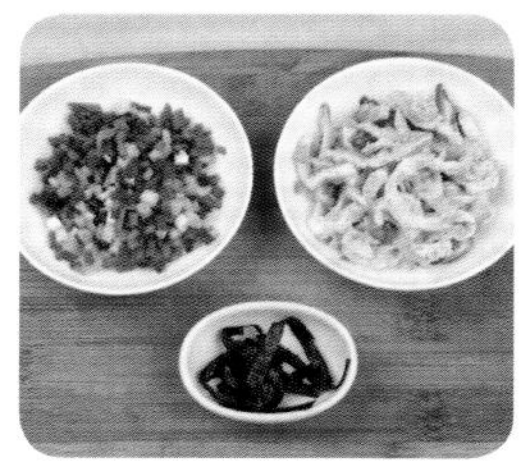

❷鸡蛋打散并煎成薄片，冷后切丝；海苔剪成细丝；葱切葱花。

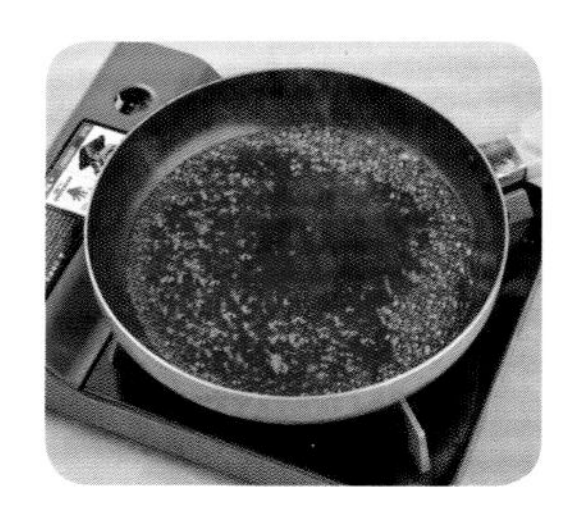

❸另起锅，加1勺豆瓣酱、适量盐、清水，在锅内烧开做成淋汁。

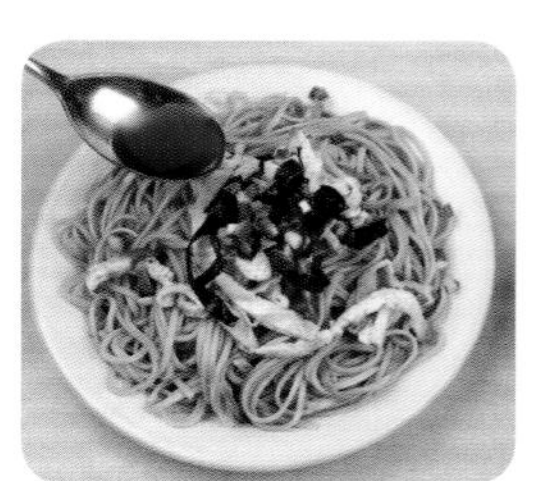

❹将荞麦面盛碟，加入蛋丝、海苔丝，撒上葱花，再淋上汁便可食用。

燕麦面条

燕麦的膳食纤维可以延缓糖的释放，防止餐后血糖急剧升高，这样机体尽管只有较少的胰岛素但也能维持代谢。燕麦还具有润肠通便，改善血液循环，预防骨质疏松的保健功效。

升糖风险

燕麦面虽然对糖尿病患者有好处，但由于其热量比较高，建议作为主食，严格控制食量。

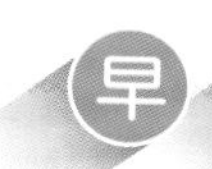

总热量……1587.9* 千焦
碳水化合物……68.59* 克
蛋白质……12.37* 克
脂肪……7.23* 克

材料

燕麦面……100 克
黄瓜丝……10 克
白萝卜丝……10 克
葱花……适量
盐……适量
醋……适量
香油……适量
蒜蓉……适量
酱油……适量

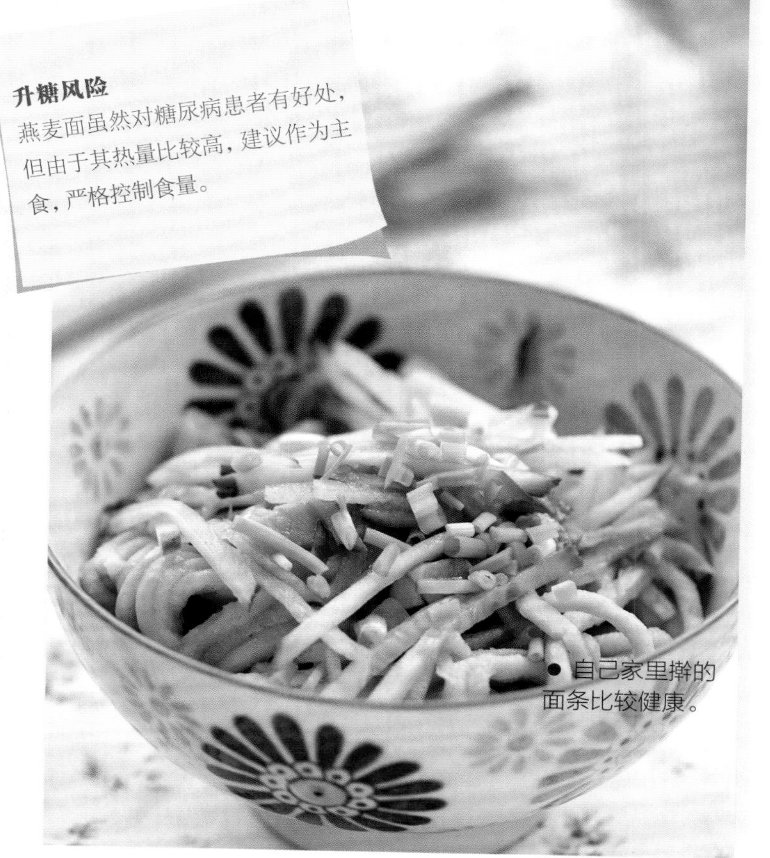

● 自己家里擀的面条比较健康。

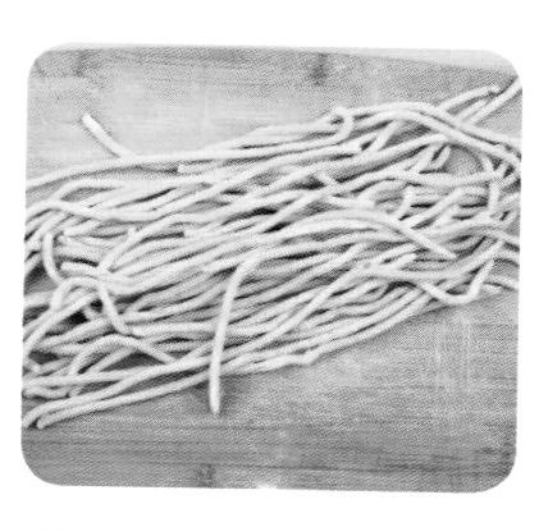

❶燕麦面倒进盆里，拿开水烫面，制成面团，揪小一点的剂子，搓成细条。

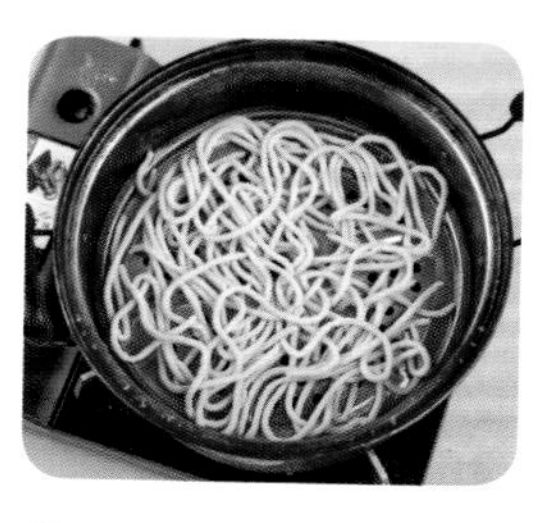

❷将制好的燕麦面条摆放在笼屉中，蒸熟。

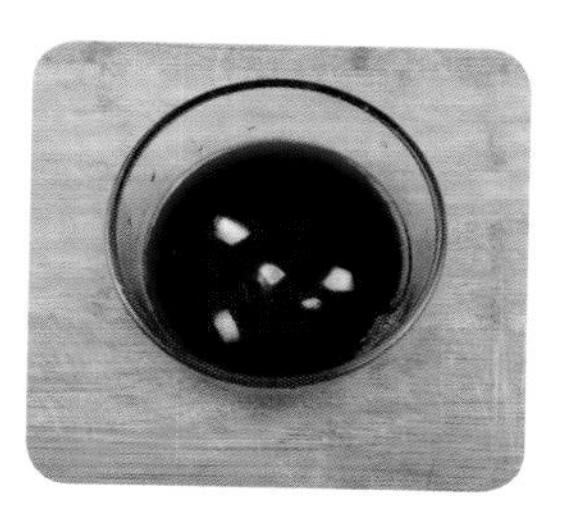

❸把蒜蓉、酱油、盐、醋、香油倒在小碗里，调成卤汁。

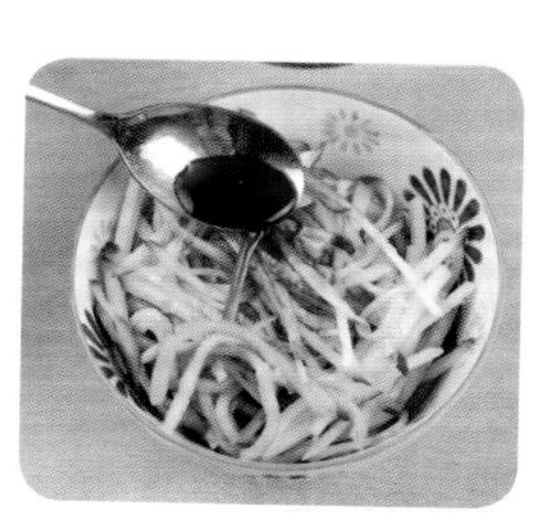

❹把面条取出，拌散，放在碗里，放黄瓜丝、葱花、白萝卜丝，淋上卤汁，拌匀。

柠檬鳕鱼意面

柠檬含糖量很低，且具有止痛、杀菌等功效。日本专家经研究认为，柠檬有预防脏器功能障碍和白内障等糖尿病并发症的作用。鳕鱼富含 EPA 和 DHA，能够降低血液中胆固醇、甘油三酯和低浓度脂蛋白的含量，从而降低糖尿病性脑血管疾病的发病率。

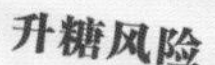

升糖风险

在烹饪意面等升糖指数较高的食物时，可以将 30~50 毫升的柠檬汁加入粥或面粉中。同时搭配深色蔬菜一起食用，但需要严格控制食量。

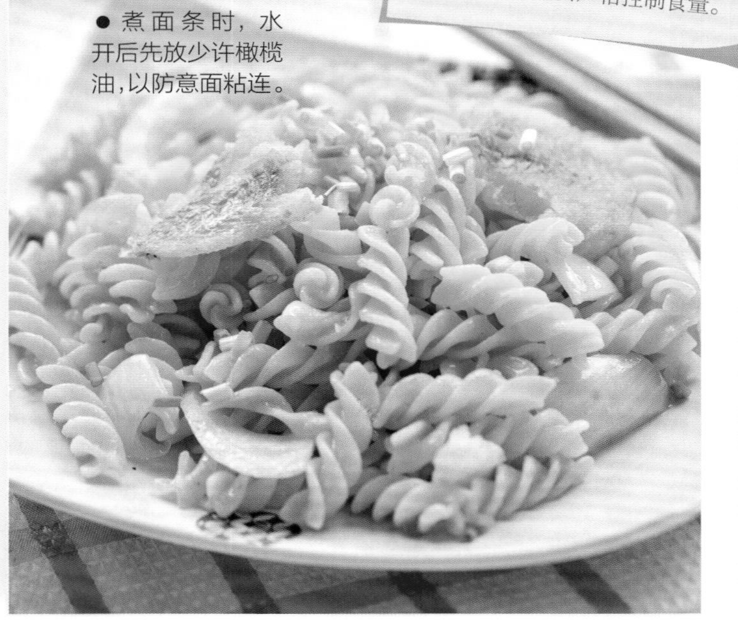

● 煮面条时，水开后先放少许橄榄油，以防意面粘连。

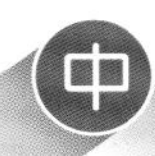

早 中 晚

总热量 ... 1537.3*[1] 千焦
碳水化合物 ..... 75.9* 克
蛋白质 .... 15.98* 克
脂肪 .... 0.2* 克

材料

意面	100 克
鳕鱼	20 克
柠檬汁	适量
洋葱	适量
盐	适量
橄榄油	适量
蒜	适量

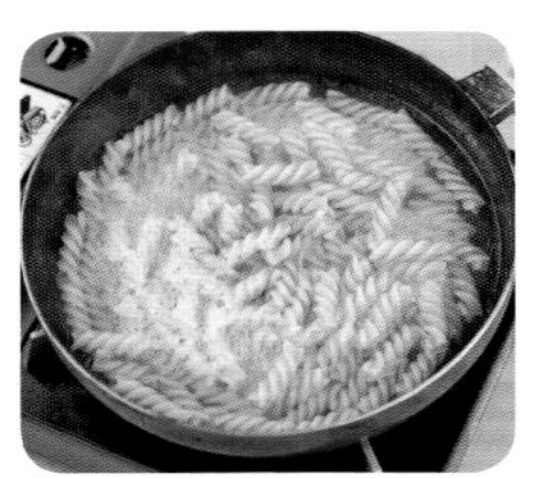

❶意面煮熟。

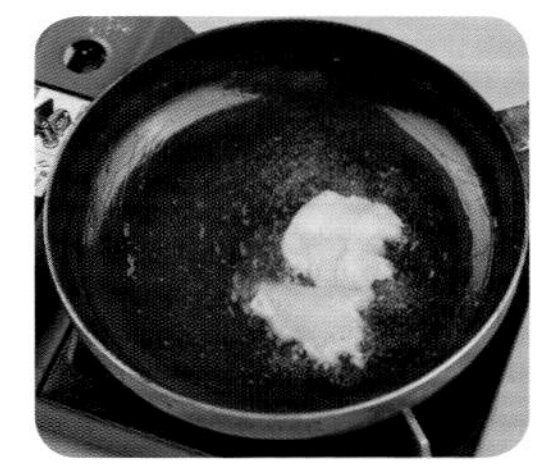

❷鳕鱼加盐、柠檬汁腌渍。将橄榄油烧热，放入鳕鱼煎熟，备用。

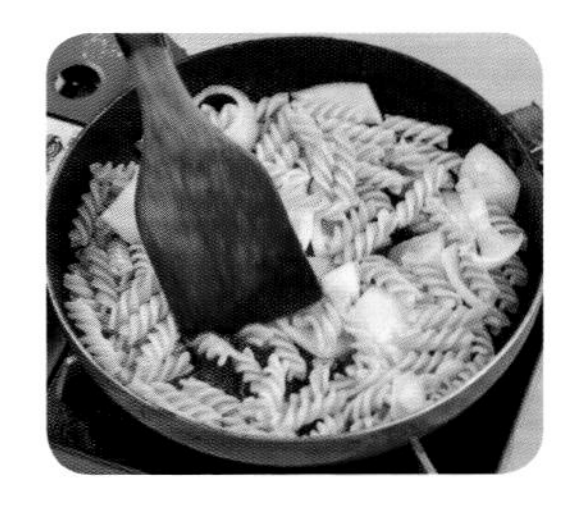

❸锅中放入橄榄油烧热，洋葱、蒜炒香，再加煮熟的意面翻炒，加少许盐，翻炒均匀。

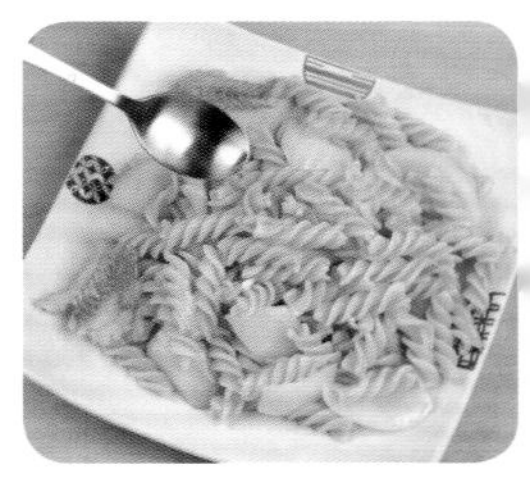

❹将煎好的鳕鱼、意面装盘，淋上柠檬汁即可。

注①：本文末带“*”数据来源为《中国食物成分表》（第 2 版），其余带“*”数据来源为网络。

大碗烩莜面

莜麦在禾谷类作物中蛋白质含量最高，含有人体必需的 8 种氨基酸，而且氨基酸的组成较平衡。莜麦是糖尿病患者较好的食品。莜面可降糖，常食可补充各种营养素。莜麦中含有较多的亚油酸，具有降低血液胆固醇的作用。

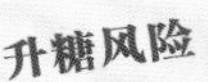

如果觉得烩面热量太高，可搭配新鲜深色蔬菜做配料，氨基酸含量高的莜面可避免血糖生成过快，常食也可补充各种营养素，但需要严格控制食量。

早 中 晚

总热量 ...... 1921.5 千焦
碳水化合物 .....68.45 克
蛋白质 ....21.85 克
脂肪..................11.9 克

材料

鸡肉.....................50 克
莜面...................100 克
鸡汤...................200 克
葱.........................适量
柿子椒..................适量
盐.........................适量
醋.........................适量
白胡椒粉...............适量
香油......................适量

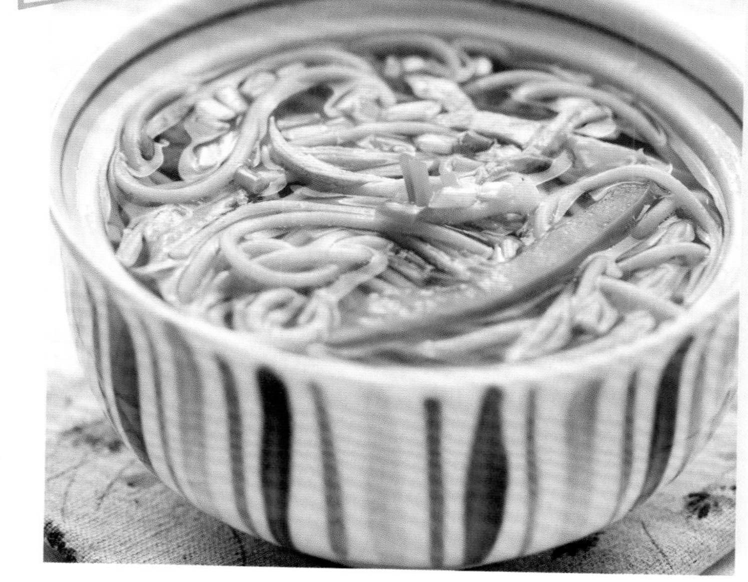

● 也可以不用鸡肉煮汤，直接用开水煮。

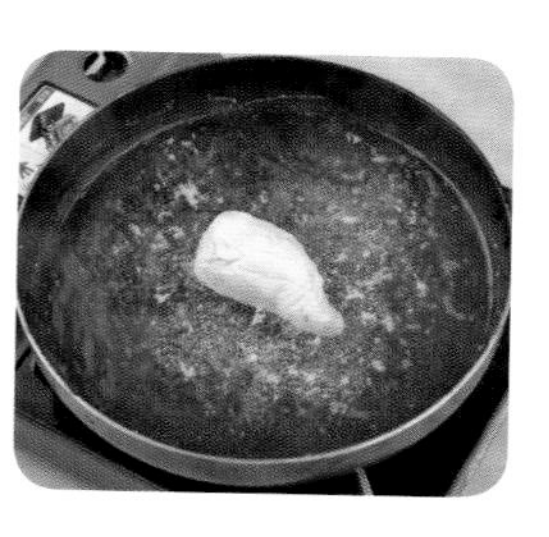

❶将鸡肉放入锅中煮熟，捞出，放凉。

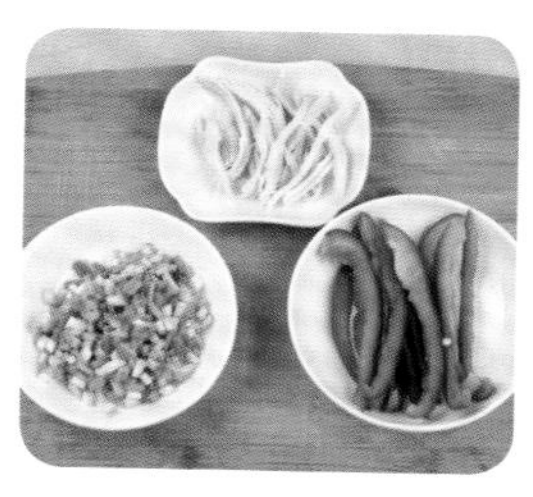

❷将鸡肉、柿子椒切丝，葱切末，备用。

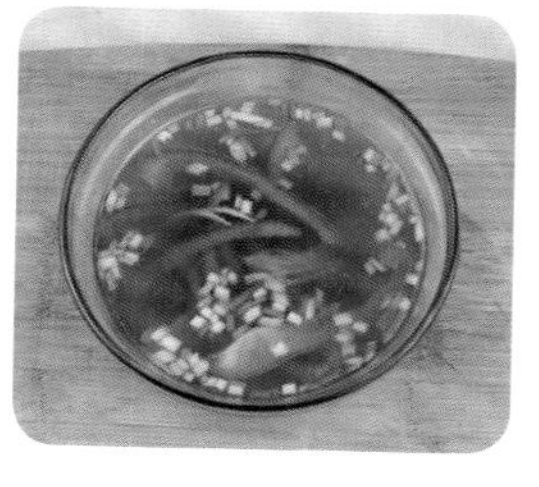

❸取大碗，放入鸡肉、葱、柿子椒、盐、醋、白胡椒粉、香油，浇入鸡汤，调匀。

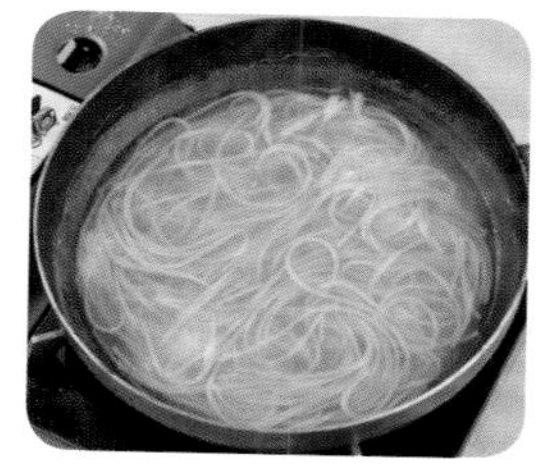

❹把莜面煮熟，捞入大碗中，拌匀即可。

黑米面馒头

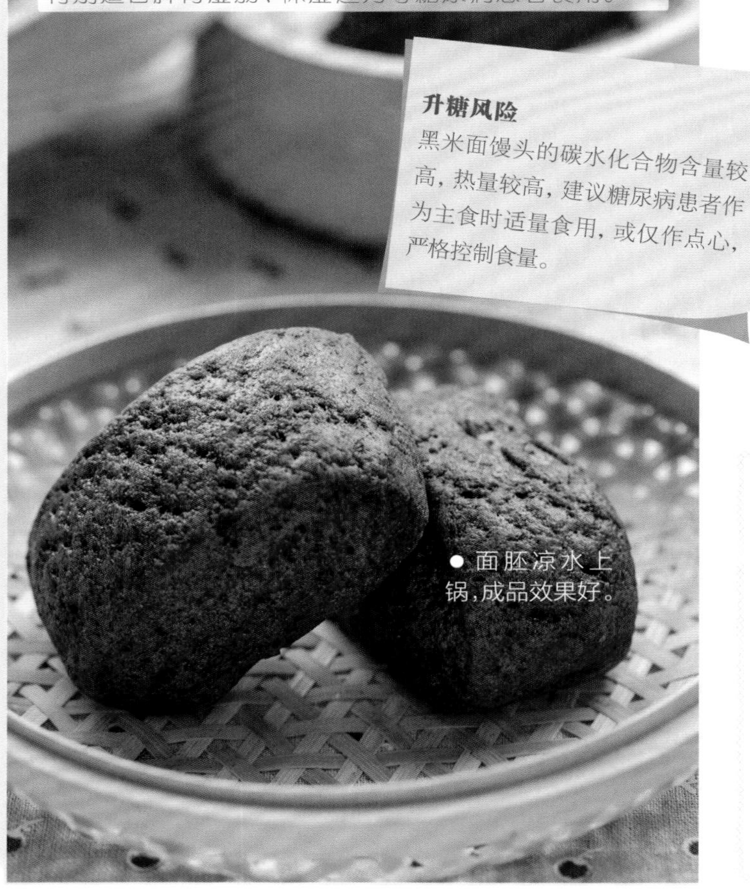

黑米含膳食纤维较多，且淀粉消化速度比较慢，食用后不会造成血糖的剧烈波动，很适合做糖尿病患者的主食。黑米中的硒可以调节体内糖类的正常代谢，减少动脉硬化等血管并发症的发病率。黑米味甘性温，特别适合脾胃虚弱、体虚乏力等糖尿病患者食用。

升糖风险

黑米面馒头的碳水化合物含量较高，热量较高，建议糖尿病患者作为主食时适量食用，或仅作点心，严格控制食量。

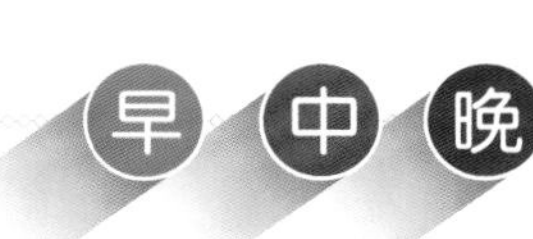

总热量 ...... 2171.5 千焦
碳水化合物 ..... 109.7 克
蛋白质 .... 15.9 克
脂肪 .... 2.75 克

材料

黑米面 .... 50 克
面粉 .... 100 克
酵母粉 .... 适量

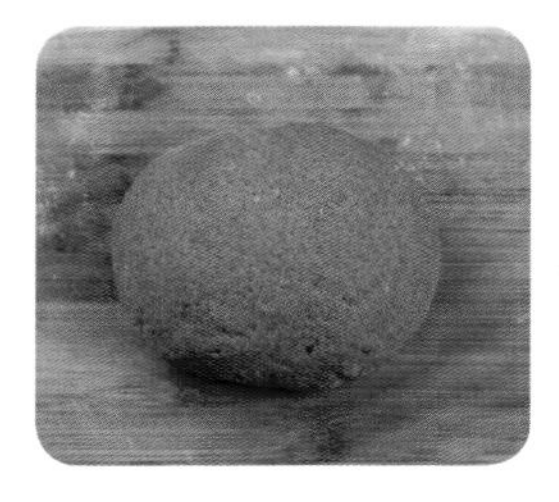

❶将面粉、黑米面和酵母粉混合，加入水，揉成光滑的面团，放在温暖处发酵。

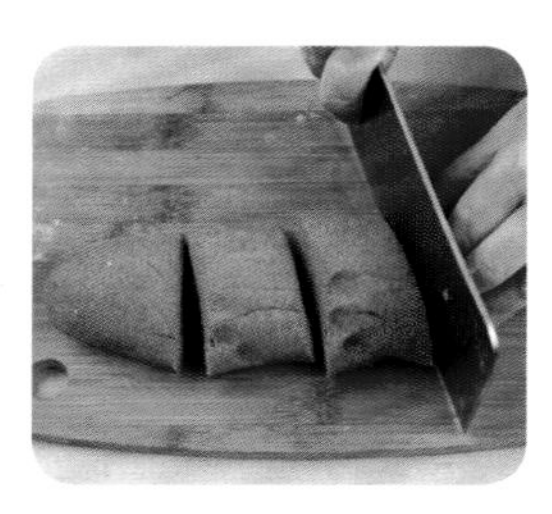

❷将发酵好的面团取出，用手反复揉 10 分钟后搓成长条，切成每个约 50 克的面块。

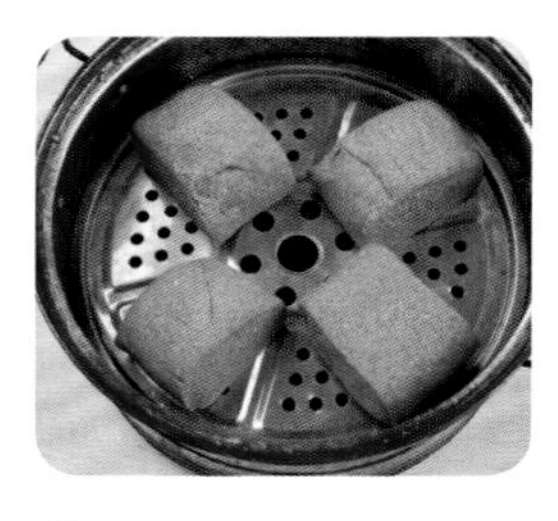

❸将蒸锅注水，将面胚摆入，盖上盖，醒发 20 分钟。

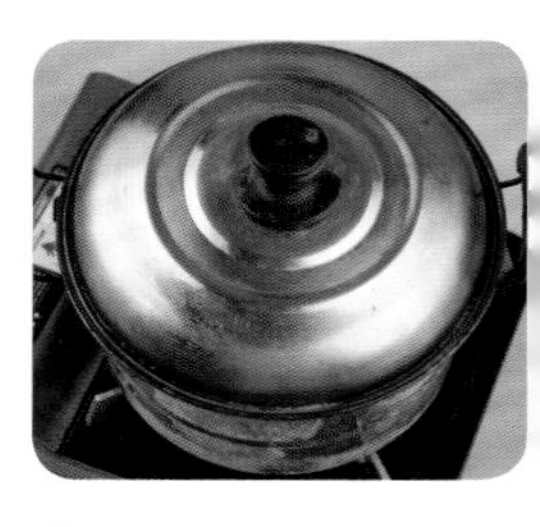

❹醒发后先开大火烧 15 分钟，再转中火烧开蒸 25 分钟，关火，再虚蒸 5 分钟后，即可。

菠菜三文鱼饺子

三文鱼是所有鱼类中含 Ω-3 不饱和脂肪酸最多的一种，可改善人体的胰岛功能，减少患 2 型糖尿病的可能性，尤其适合肥胖型糖尿病患者食用。菠菜中含有较多的类胡萝卜素及铬等微量元素，并含有膳食纤维，能稳定血糖。

升糖风险

把三文鱼做成饺子馅保存了三文鱼的营养，适合糖尿病患者食用。但是饺子皮热量较高，糖尿病患者要严格控制食用量。

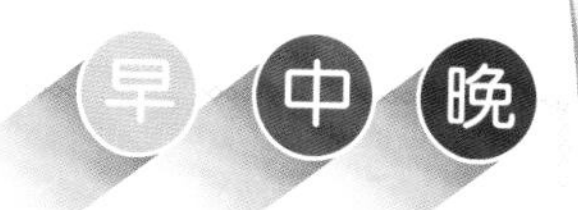

总热量 ……………4778 千焦
碳水化合物 ………151.7 克
蛋白质 ……………76.6 克
脂肪 ………………26.7 克

材料

三文鱼 ……………300 克
菠菜 ………………100 克
面粉 ………………200 克
盐 …………………适量
胡椒粉 ……………适量
姜末 ………………适量
淀粉 ………………适量

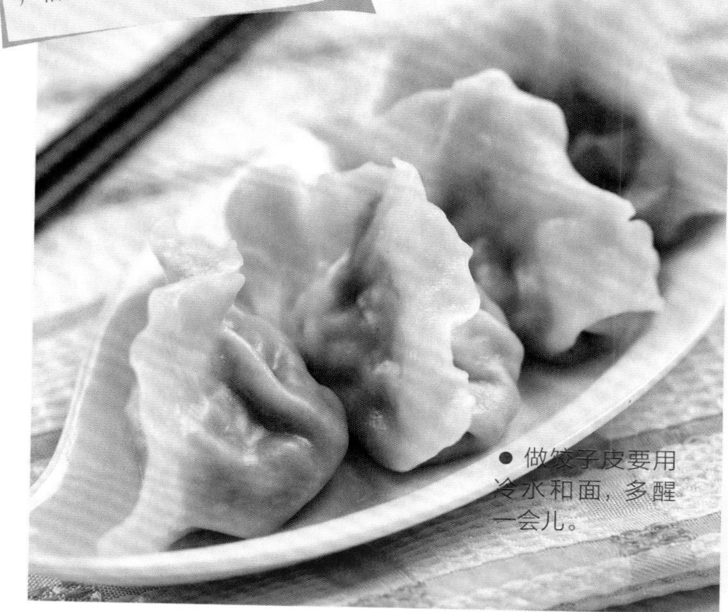

● 做饺子皮要用冷水和面，多醒一会儿。

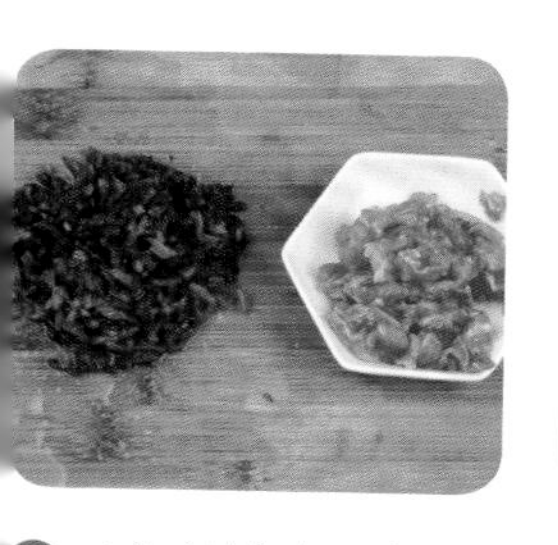

❶三文鱼洗净、去骨，切丁；菠菜切末。

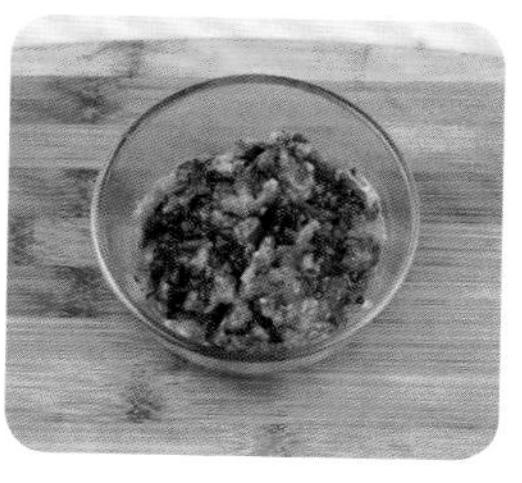

❷在三文鱼中加入盐、胡椒粉、姜末、清水、淀粉搅拌至黏稠，再加入菠菜碎末搅拌均匀。

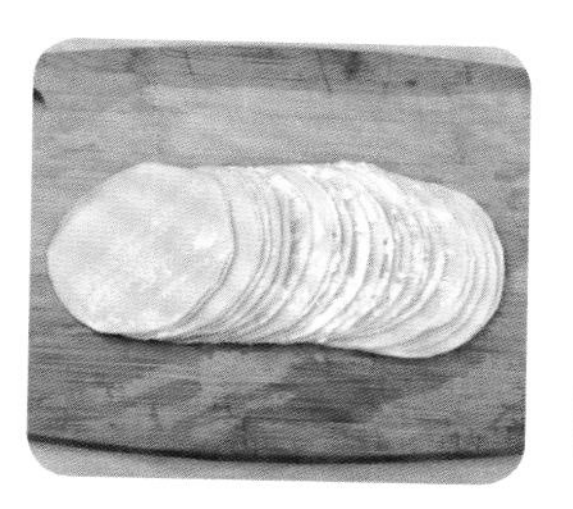

❸将面粉加盐 2 克，与适量水混合揉成面团，做成饺子皮。

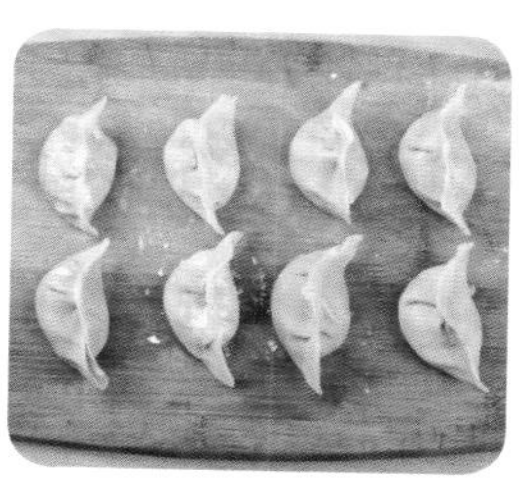

❹用做好的三文鱼馅料包成饺子，下锅煮熟即可。

小米贴饼 2562.5 千焦

碳水化合物 75.15 克
蛋白质 37.2 克
脂肪 19.85 克

对糖尿病及并发症的益处：小米中含有维生素 B_1，对糖尿病患者的手、足和视觉神经均有保护作用，有益于调节血糖水平。小米具有健脾和胃、防治消化不良、滋补身体的作用。对身体虚弱、脾胃不佳的糖尿病患者有很好的调补作用。

材料

小米 50 克，黄豆粉 100 克，酵母、盐各适量。

做法

所有材料加水搅拌成糊，取面糊揉圆后贴在锅中按瘪，待一面可轻松晃动后再翻另一面烤熟。

升糖风险

小米的氨基酸组成不够理想，所以用小米时加入适量豆类或肉类，可增加蛋白质的利用率，令营养更丰富、更合理，同时还可降低小米的升糖能力，但主食还是需要严格控制量。

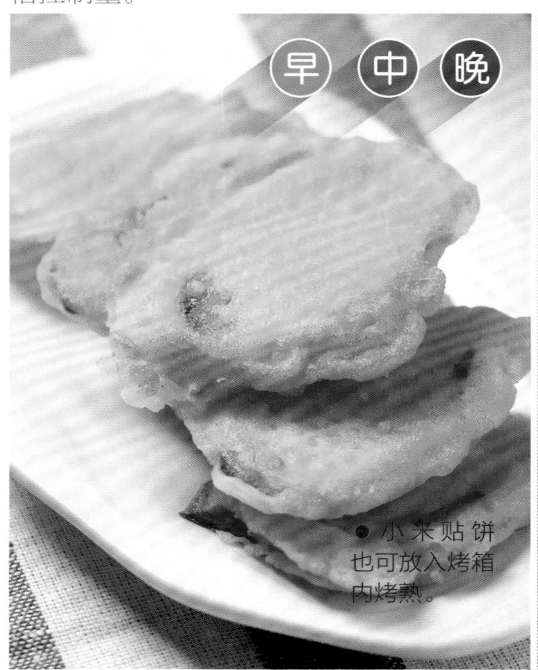

● 小米贴饼也可放入烤箱内烤熟。

玉米煎饼 2502 千焦

碳水化合物 111.3 克
蛋白质 20.25 克
脂肪 9.65 克

对糖尿病及并发症的益处：玉米中含有丰富的铬。可增加胰岛素的效能，是胰岛素的加强剂。玉米还含有较为丰富的膳食纤维，且升糖指数低，能够起到辅助控制血糖的功效。

材料

玉米面(白)100 克，面粉 50 克，鸡蛋 1 个，盐、发酵粉、植物油各适量。

做法

所有材料放水搅拌成糊，面糊表面有气泡后用小火煎熟即可。

升糖风险

煎炸的主食由于需要用大量油，油脂含量较高，糖尿病患者要慎吃，在血糖过高或血糖不稳定的时候不能吃。

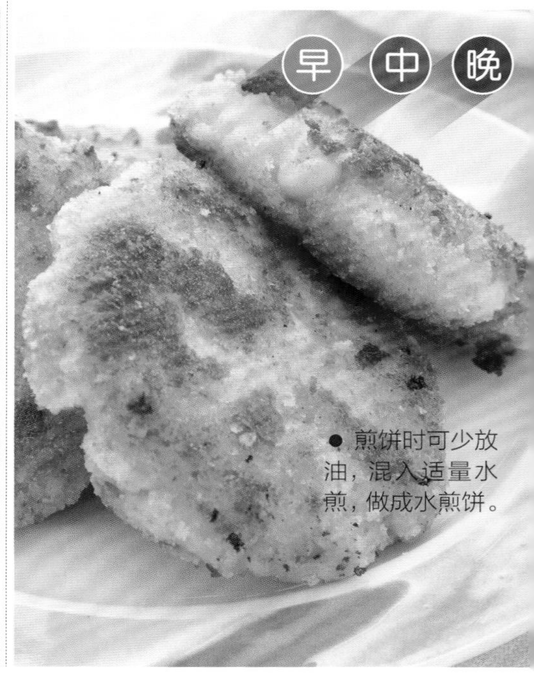

● 煎饼时可少放油，混入适量水煎，做成水煎饼。

荞麦馒头 2868 千焦

碳水化合物 146.6 克
蛋白质 20.5 克
脂肪 3.8 克

对糖尿病及并发症的益处：荞麦中的某些黄酮成分、锌、维生素 E 等，具有改善葡萄糖耐量的功效。荞麦升糖指数低，可代替主食。含有芦丁，可软化血管，预防脑血管出血，对防治糖尿病并发血脂异常也有益处。

材料

小麦粉 100 克，荞麦粉 100 克，发酵粉适量。

做法

将所有材料混匀，加水和成面团，充分发酵后做成馒头，醒发 20 分钟，上锅蒸 40 分钟。

升糖风险

荞麦馒头可以作为早餐主食，但是需要精确食用量。

早 中 晚

● 可适量调整小麦粉和荞麦粉的比例。

全麦饭 3624.5 千焦

碳水化合物 182.55 克
蛋白质 25.3 克
脂肪 6.5 克

对糖尿病及并发症的益处：荞麦的升糖指数低，用荞麦（特别是苦荞）代替主食，有利于控制血糖。燕麦富含膳食纤维，热量低，升糖指数低。

材料

大麦、荞麦、燕麦、小麦、粳米各 50 克。

做法

所有材料浸泡 2 小时；放入锅中，加适量水煮成饭即可。

升糖风险

粗粮虽好，但食用过多不易消化，加之其本来也是主食，升糖指数高，需要严格控制食量。

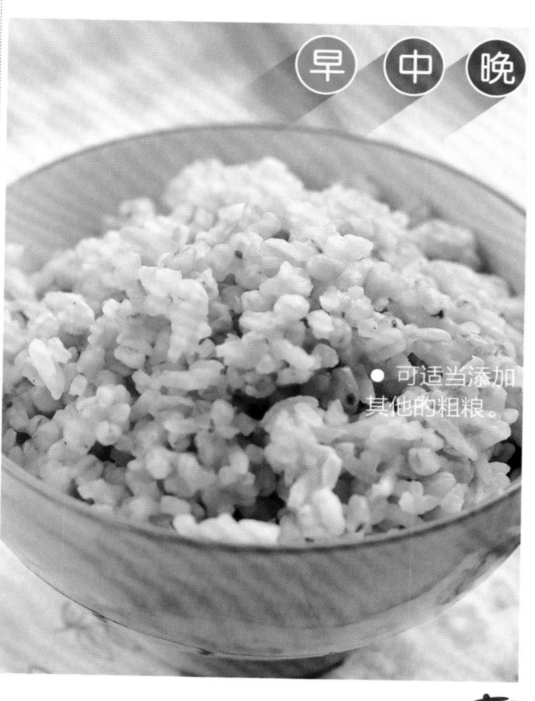

● 可适当添加其他的粗粮。

炒莜面鱼儿

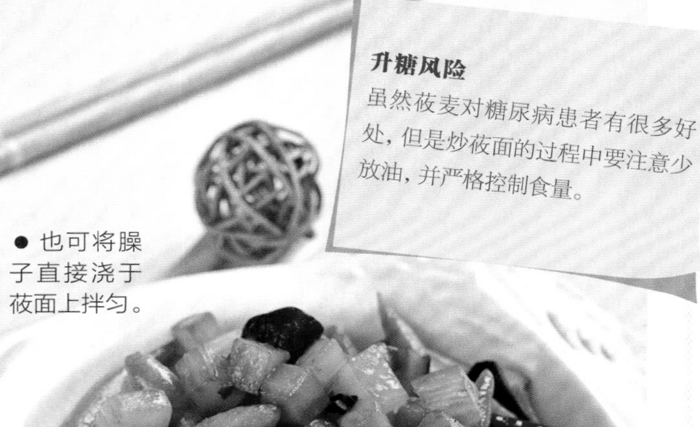

莜麦是营养丰富的粮食作物，在禾谷类作物中蛋白质含量最高，含有人体必需的多种氨基酸，而且氨基酸的组成较平衡，是糖尿病患者较好的食品。莜麦中含有较多的亚油酸，亚油酸是人体不能合成的必需脂肪酸，具有预防动脉粥样硬化的作用。

升糖风险

虽然莜麦对糖尿病患者有很多好处，但是炒莜面的过程中要注意少放油，并严格控制食量。

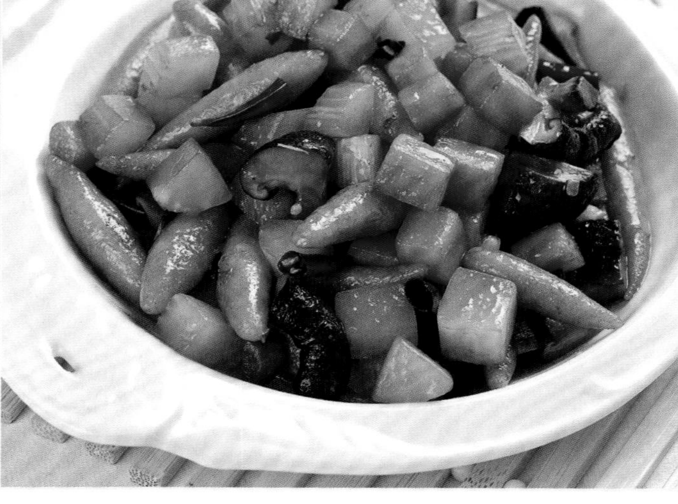

● 也可将臊子直接浇于莜面上拌匀。

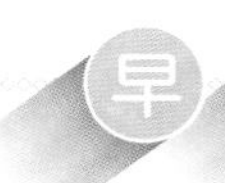

总热量 ...... 6489.8 千焦
碳水化合物 .... 281.92 克
蛋白质 .... 50.42 克
脂肪 .... 29.03 克

材料

莜面 .... 400 克
胡萝卜 .... 100 克
香菇（干）............. 10 克
葱 .... 适量
干辣椒 .... 适量
姜 .... 适量
盐 .... 适量
植物油 .... 适量

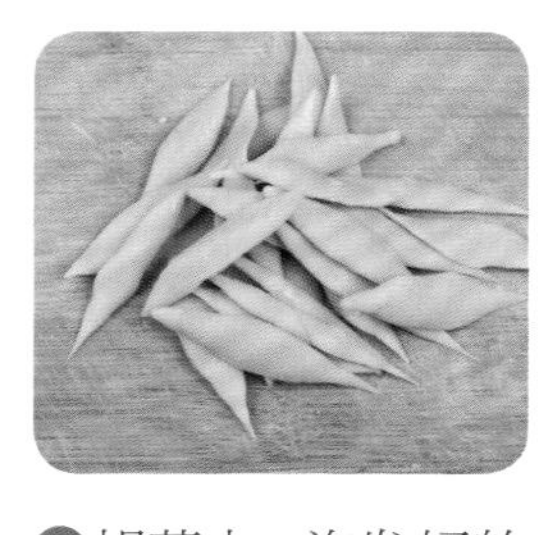

❶胡萝卜、泡发好的香菇切丁；用开水将莜面和成面团，搓成细长条，呈小鱼状。

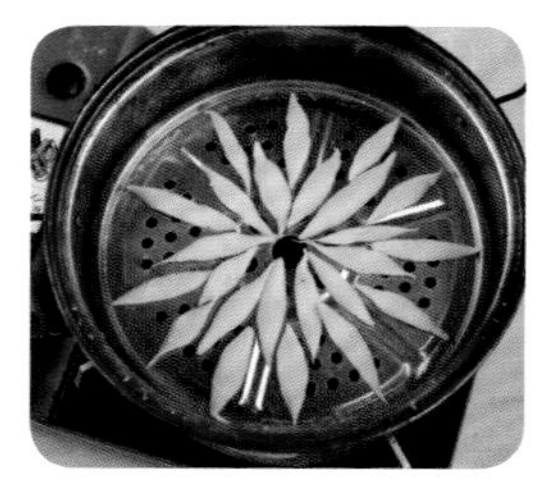

❷将搓好的面鱼儿平铺在蒸屉中，大火蒸 8 分钟，取出备用。

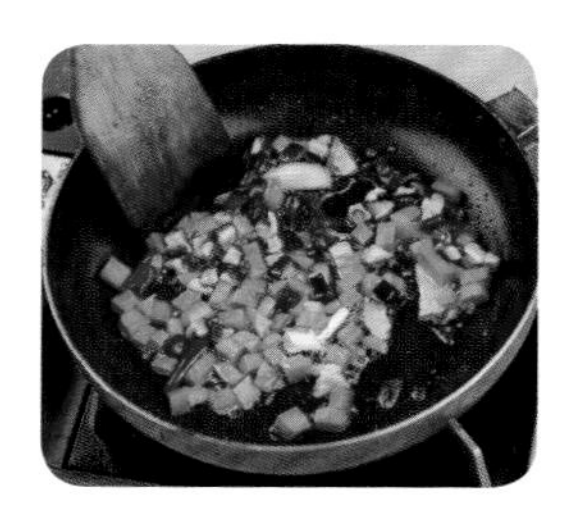

❸另起锅，放入植物油，先爆香葱、切好的姜、干辣椒，再将胡萝卜丁、香菇丁倒入锅中翻炒。

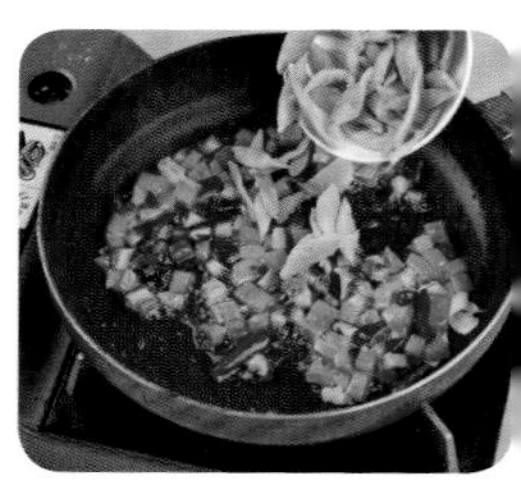

❹翻炒均匀后放入莜面鱼儿，并调入适量盐，炒匀装盘即可。

裙带菜土豆饼

裙带菜含有的岩藻黄质，可降低血糖，对糖尿病患者有益。其含有特殊的褐藻胶和藻聚糖，可降低血压，降低胆固醇，预防动脉硬化的作用。土豆满足了人体对优质淀粉和蛋白质的需求，能控制血糖升高，非常适合糖尿病患者作为正餐主食。

升糖风险

裙带菜对糖尿病患者好处颇多，但是裙带菜和土豆的碳水化合物含量都偏高，需要糖尿病患者严格控制食量。

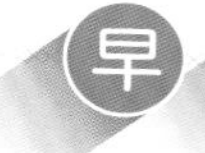

早 中 晚

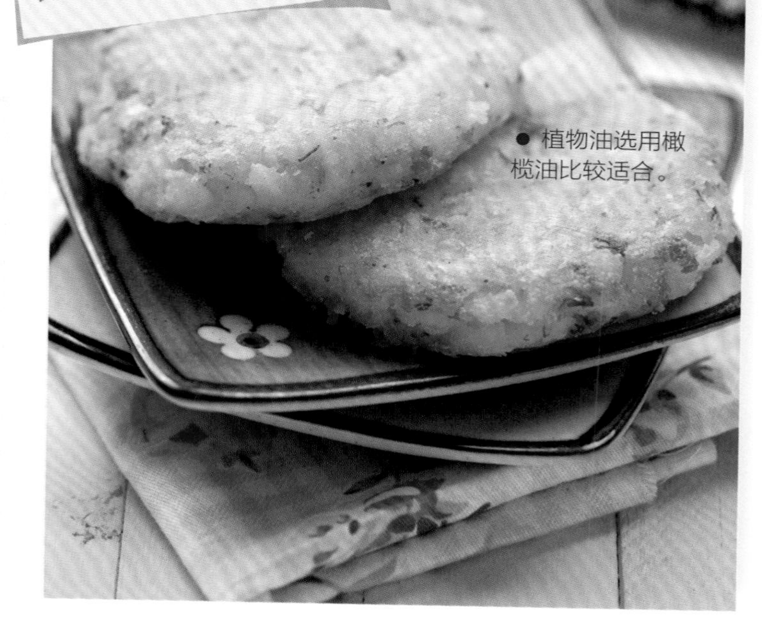

● 植物油选用橄榄油比较适合。

总热量……417.095* 千焦
碳水化合物……21.77* 克
蛋白质……3.515* 克
脂肪……0.52* 克

材料

裙带菜……50 克
黄皮土豆……100 克
淀粉……20 克
盐……适量
植物油……适量

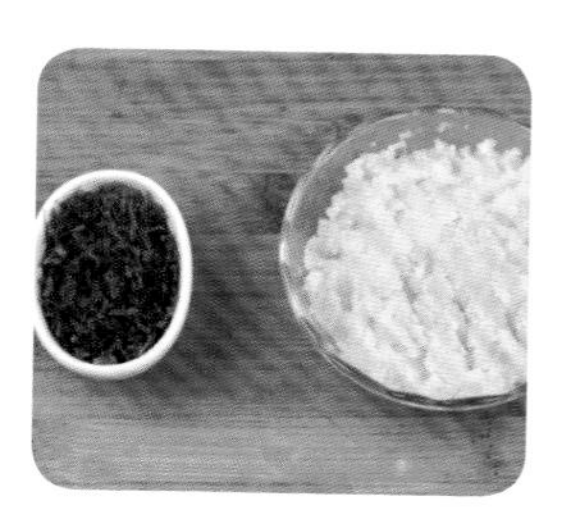

❶裙带菜用热水烫过，切碎；土豆煮熟，去皮，趁热压成土豆泥。

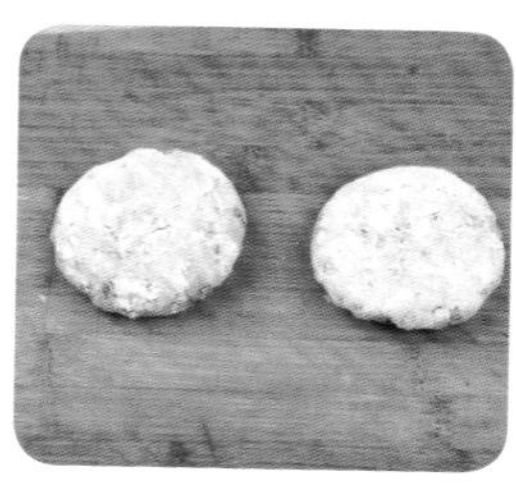

❷在土豆泥中加入裙带菜和盐搅拌均匀，做成小汉堡的形状，均匀地沾上淀粉。

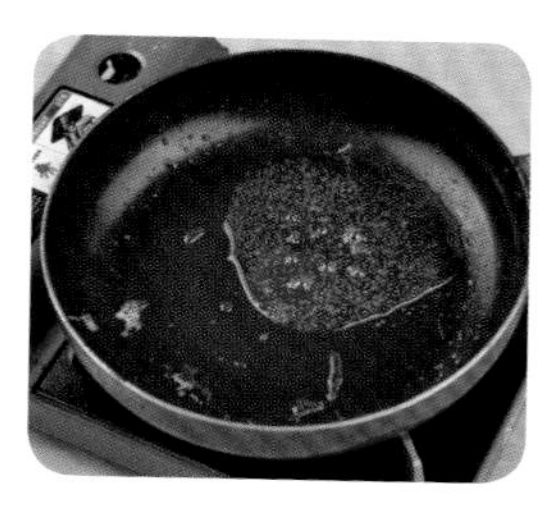

❸平底锅中倒入植物油烧热。

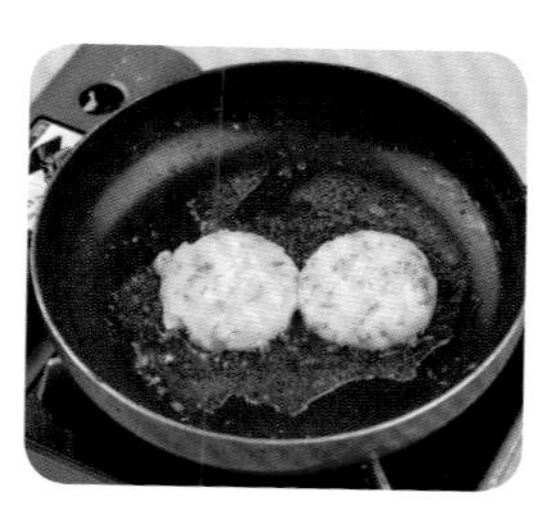

❹将沾上淀粉的土豆饼两面煎黄即可。

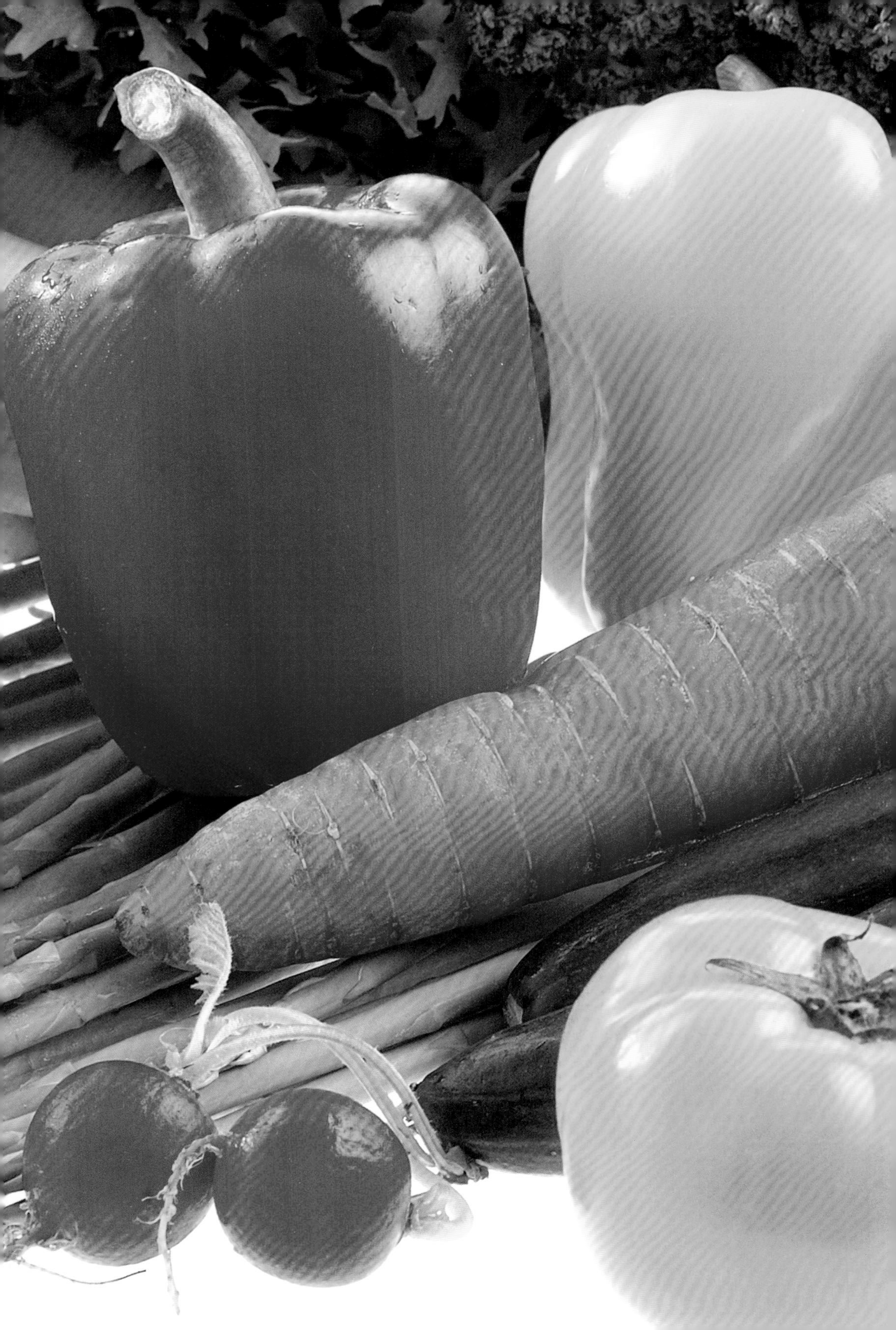

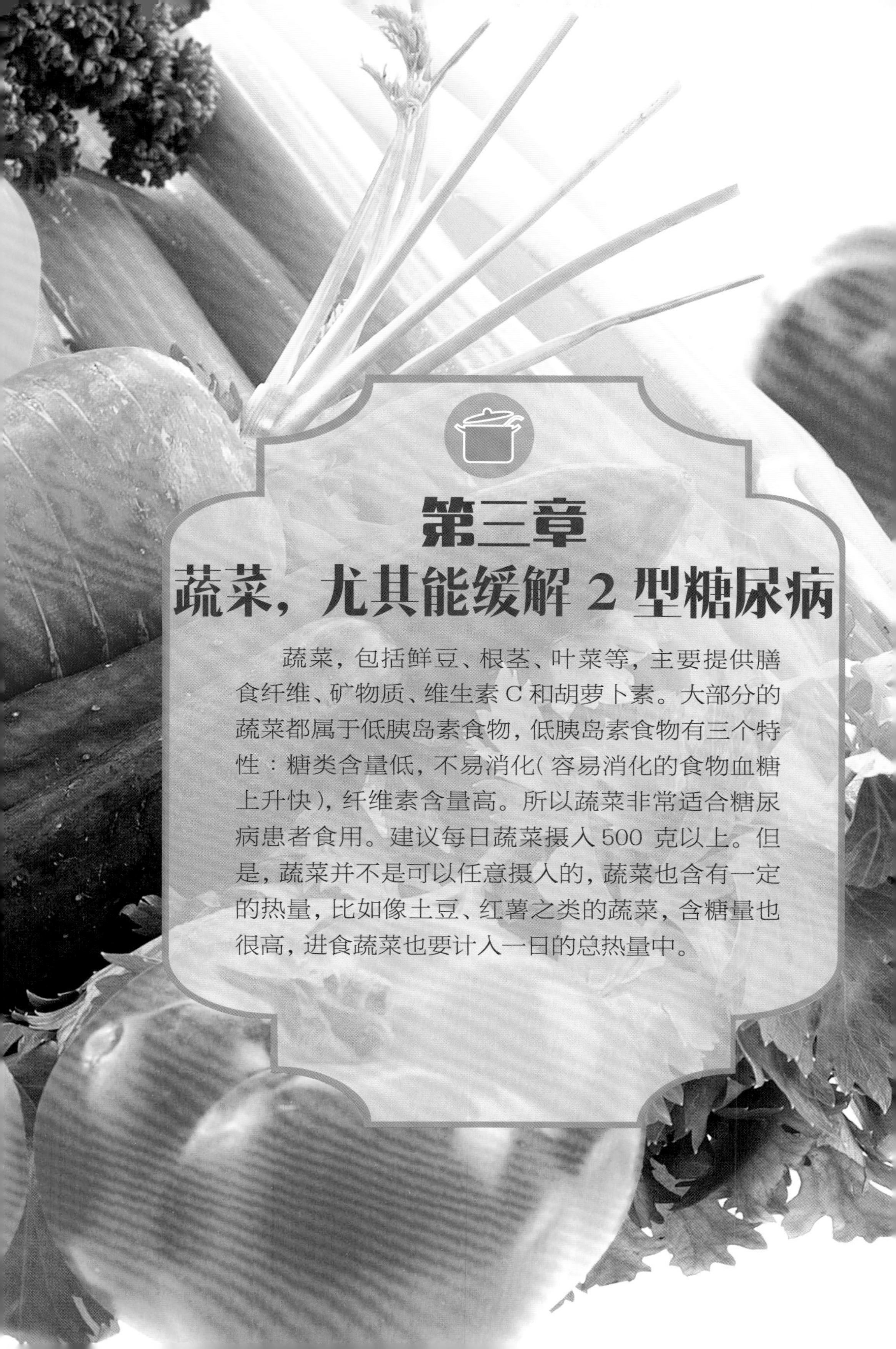

第三章
蔬菜，尤其能缓解 2 型糖尿病

蔬菜，包括鲜豆、根茎、叶菜等，主要提供膳食纤维、矿物质、维生素 C 和胡萝卜素。大部分的蔬菜都属于低胰岛素食物，低胰岛素食物有三个特性：糖类含量低，不易消化（容易消化的食物血糖上升快），纤维素含量高。所以蔬菜非常适合糖尿病患者食用。建议每日蔬菜摄入 500 克以上。但是，蔬菜并不是可以任意摄入的，蔬菜也含有一定的热量，比如像土豆、红薯之类的蔬菜，含糖量也很高，进食蔬菜也要计入一日的总热量中。

降糖蔬菜 TOP13！

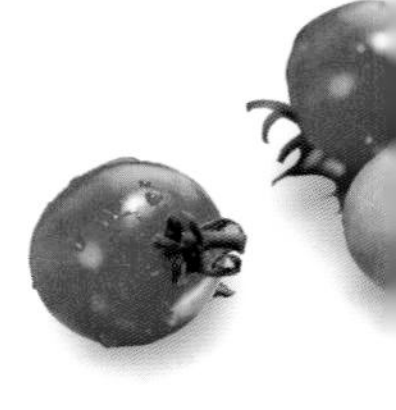

绝大部分蔬菜中所含的碳水化合物、蛋白质和脂肪都很少，能量也很少，所以糖尿病食谱一般不需精确计算蔬菜的数量。建议糖尿病患者每天摄入 500 克或更多蔬菜。

生菜 61 千焦

生菜富含钾、钙、铁等矿物质，可以降血糖、减缓餐后血糖升高。

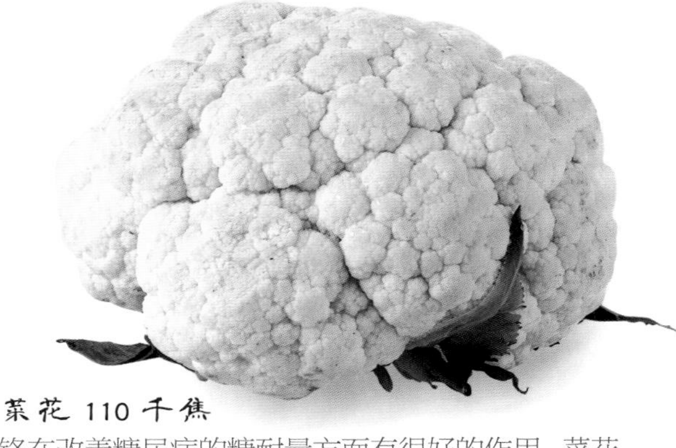

菜花 110 千焦

铬在改善糖尿病的糖耐量方面有很好的作用，菜花中含有铬，糖尿病患者长期适量食用，可以补充人体缺乏的铬，改善人体糖耐量。

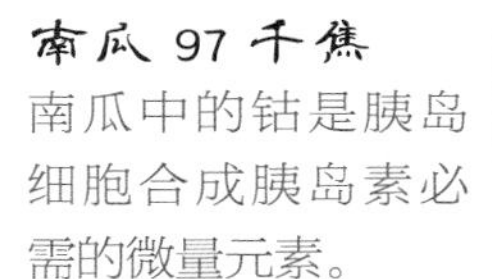

南瓜 97 千焦

南瓜中的钴是胰岛细胞合成胰岛素必需的微量元素。

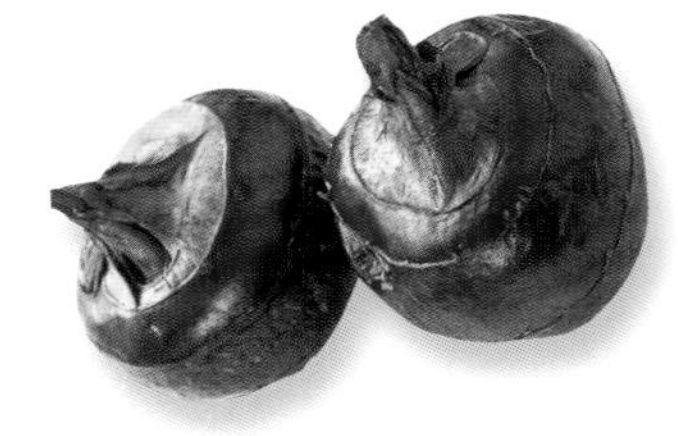

荸荠 256 千焦

荸荠中含的磷是根茎类蔬菜中较高的，磷能促进人体生长发育，对牙齿骨骼的发育有很大好处。

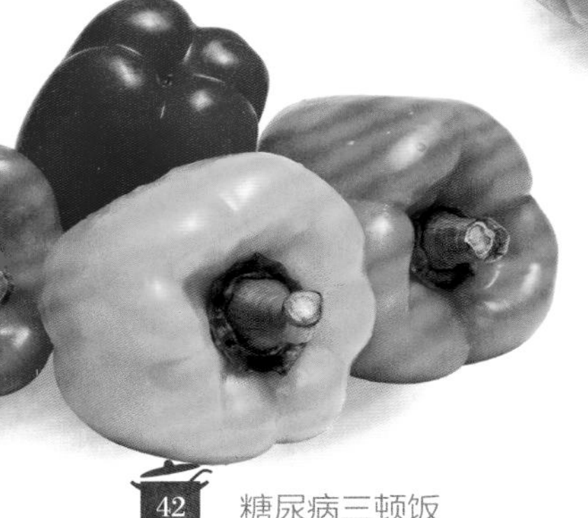

彩椒 103 千焦

彩椒中含有的硒能防止胰岛 β 细胞被氧化破坏，促进糖分代谢，降低血糖和尿糖，改善糖尿病患者的症状，可以起到辅助调节血糖的作用。

洋葱（紫皮）1417 千焦

洋葱中含有微量元素硒，可修复胰岛细胞并保护其免受损害，维持正常的胰岛素分泌功能，调节血糖。

番茄 85 千焦
番茄热量低，还含有丰富的胡萝卜素、B族维生素和维生素C，维生素P的含量居蔬菜之冠，适合糖尿病患者每日食用。

黄瓜 65 千焦
黄瓜热量低，含水量高，非常适合糖尿病患者当水果吃。

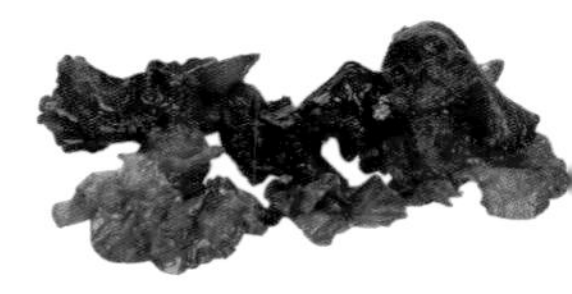

木耳（水发）111 千焦
木耳味道鲜美，营养丰富。能益气强身，具有活血功效，并可防治缺铁性贫血等。

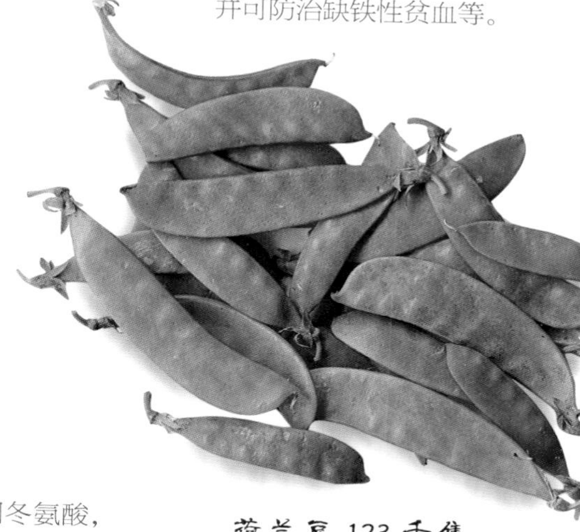

香菇 108 千焦
香菇中的天门冬素和天门冬氨酸，具有降低血脂、维护血管的功能，它还含有丰富的膳食纤维。

荷兰豆 123 千焦
荷兰豆含有易于消化吸收的蛋白质，还含有多种维生素和微量元素等，所含磷脂可促进胰岛素分泌。

紫甘蓝 101 千焦
紫甘蓝中的花青素可以帮助抑制血糖上升，预防糖尿病；可以提高胰岛素活性。

西蓝花 150 千焦
含有铬，能帮助糖尿病患者提高胰岛素的敏感性，起到控制病情的作用。

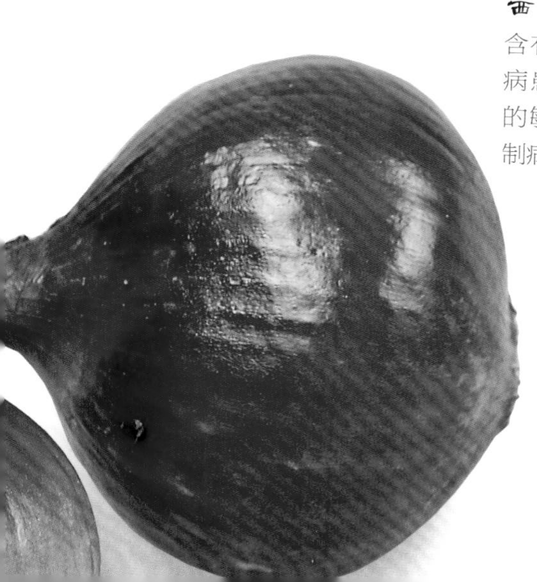

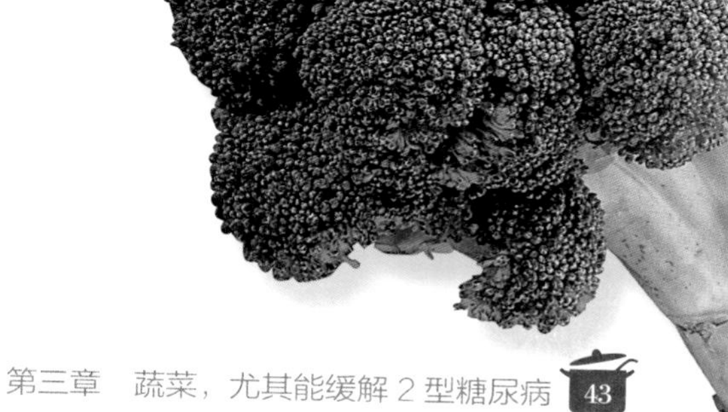

拍黄瓜 130 千焦

碳水化合物 5.8 克
蛋白质 1.6 克
脂肪 0.4 克

对糖尿病及并发症的益处：黄瓜中所含的葡萄糖苷、果糖等不参与通常的糖代谢，故对血糖影响较少。黄瓜热量低，含水量高，非常适合糖尿病患者当水果吃。

材料

黄瓜 200 克，蒜泥、醋、香油、盐各适量。

做法

黄瓜用刀背拍扁，切成适宜入口的大小，加入调味品拌匀既可。

升糖风险

拍黄瓜所含的热量很低，由于加入了蒜泥，吃多了可能会造成胃部不适，可以吃几粒花生或者喝杯牛奶，既能缓解胃部不适，又能预防因为食用过多黄瓜而造成糖类物质摄入过少而引发低血糖反应。

早
中
晚
● 拍好的黄瓜比切好的黄瓜更爽口。

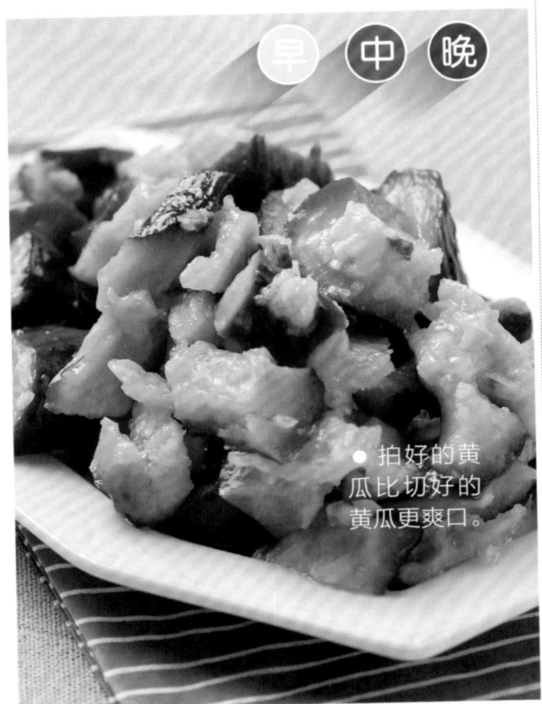

凉拌紫甘蓝 202 千焦

碳水化合物 9.2 克
蛋白质 3 克
脂肪 0.4 克

对糖尿病及并发症的益处：紫甘蓝中的花青素可以帮助抑制血糖上升，预防糖尿病。其所含的维生素 C 可预防糖尿病性血管病变，并能预防糖尿病患者发生感染性疾病。

材料

紫甘蓝 200 克，醋、蒜末、生抽、盐、香油、芝麻各适量。

做法

紫甘蓝洗净，控干，切成细丝，放在碗中。加入调味料拌匀即可。

升糖风险

凉拌紫甘蓝所含的热量很低，还具有抗癌防癌的作用，紫甘蓝食用过多时可以适量减少主食的量。

早
中
晚
● 不习惯吃生紫甘蓝的人可以适当用水焯一下。

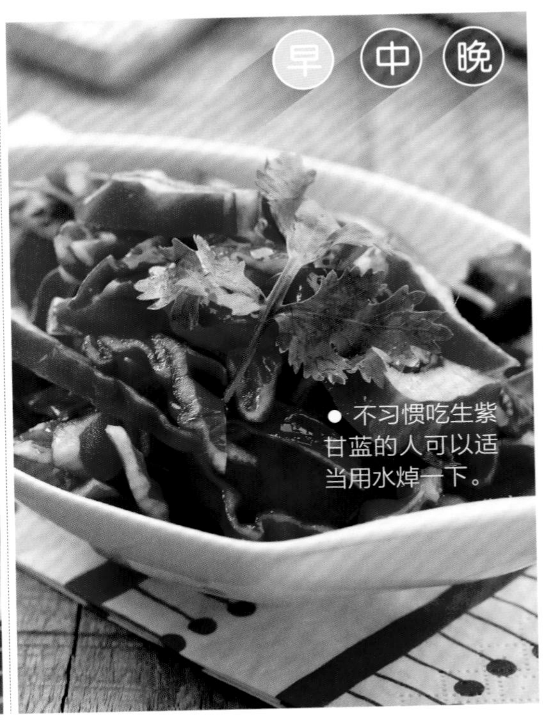

醋熘白菜

大白菜热量低，所含膳食纤维有利于肠道蠕动和废物的排出，可以延缓餐后血糖上升，是预防糖尿病和肥胖症的理想食品。大白菜膳食纤维含量丰富，适合胃肠热滞、大小便不畅的糖尿病患者。大白菜中的锌，可促进人体对钙的吸收，预防由糖尿病引起的骨质疏松。

升糖风险

醋熘白菜的热量很低，如果怕出现低血糖的情况，可以再加一些肉片或者豆腐、海米等，可使营养素相互补充，提高菜肴的营养价值。

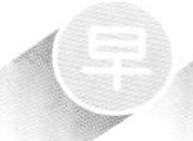

总热量 .... 186 千焦
碳水化合物 ....7.4 克
蛋白质 ....3.4 克
脂肪....................0.4 克

材料

大白菜 ....200 克
蒜末......................适量
干辣椒 ....适量
醋 ....适量
盐 ....适量
植物油 ....适量

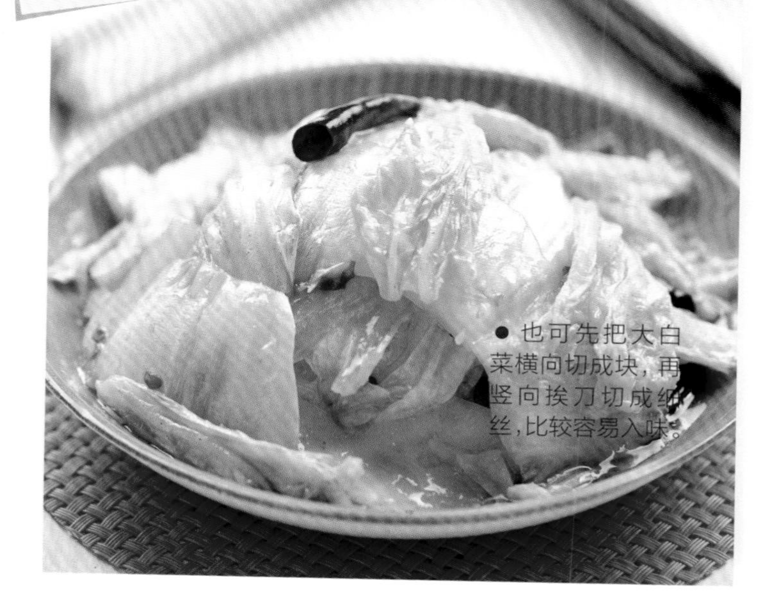

● 也可先把大白菜横向切成块，再竖向挨刀切成细丝，比较容易入味。

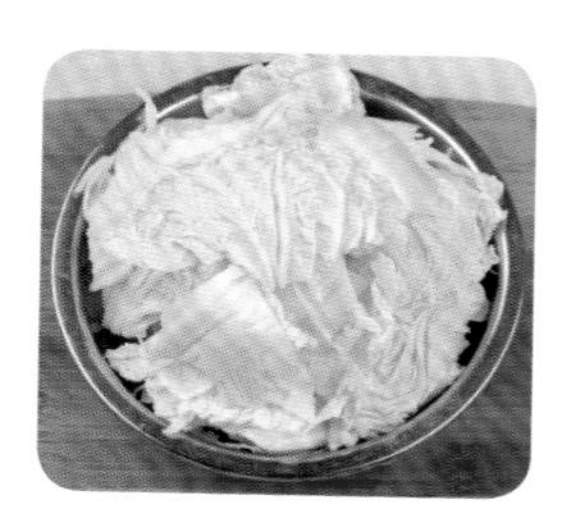

❶大白菜洗净，用手撕开，备用。

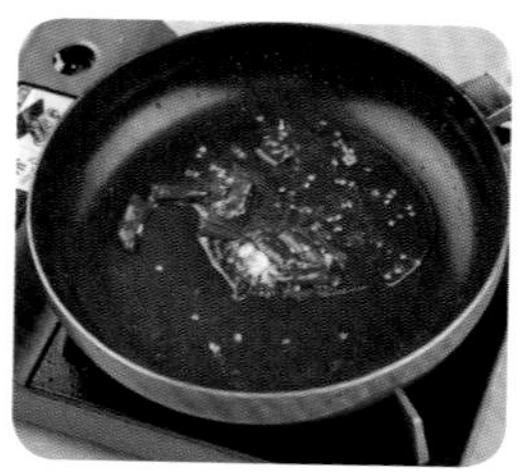

❷在锅内倒入适量植物油，放入干辣椒、蒜末煸炒。

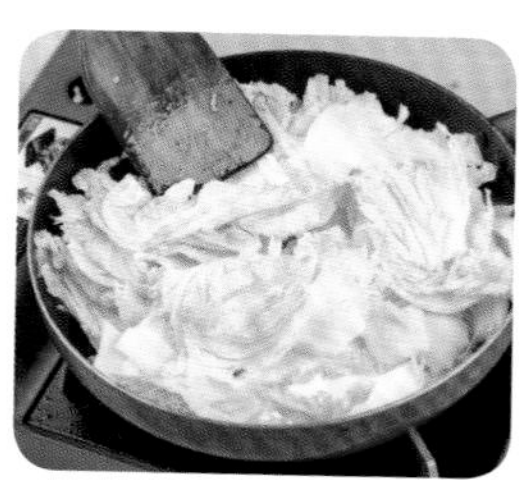

❸出香味后放入大白菜，炒至七成熟。

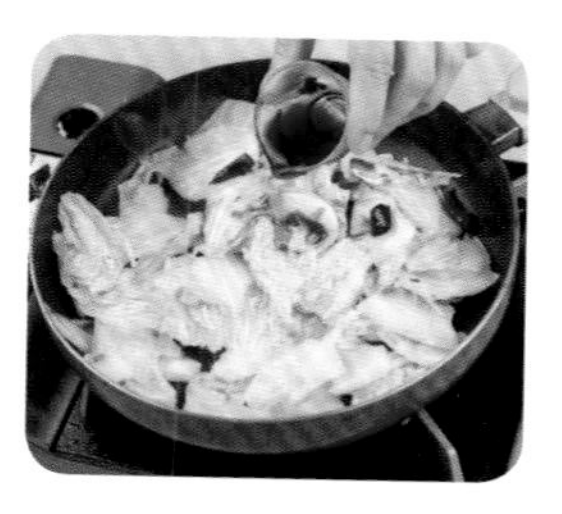

❹倒入醋、盐，炒均后出锅即可。

白灼芥蓝

芥蓝中的膳食纤维进入胃肠后，吸水膨胀呈胶状，能延缓人体对食物中葡萄糖的吸收，降低胰岛素需求量，减轻胰岛细胞的负担，稳定餐后血糖。芥蓝中的膳食纤维能加快肠道蠕动，有助于消化，防止便秘。芥蓝还能降低胆固醇、软化血管，很适合糖尿病患者食用。

升糖风险

白灼芥蓝的热量较低，可以加一些蚝油。蚝油富含微量元素和多种氨基酸，与富含维生素的芥蓝一起吃，可为糖尿病患者提供丰富的营养。

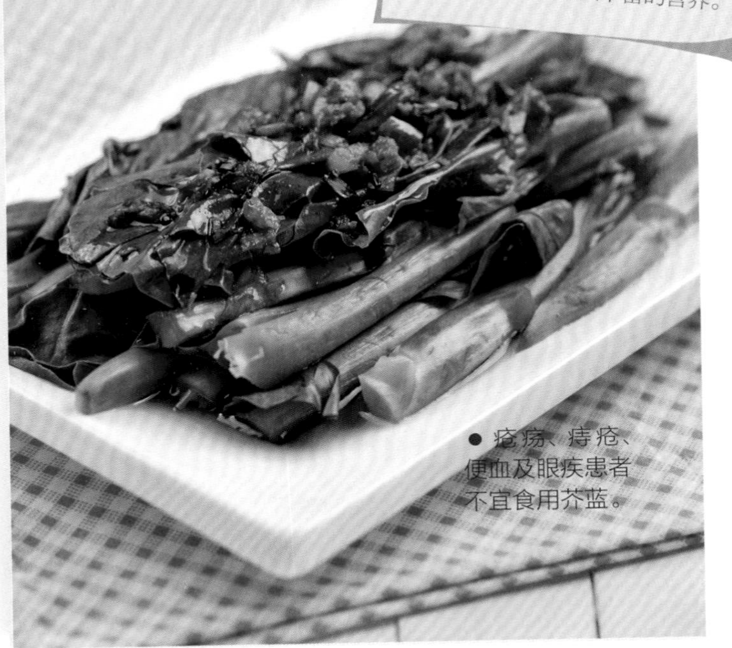

● 疮疡、痔疮、便血及眼疾患者不宜食用芥蓝。

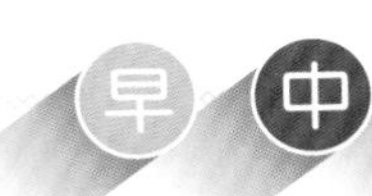

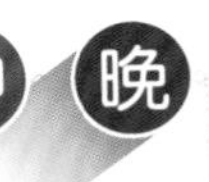

总热量 .... 184 千焦
碳水化合物 ....5.2 克
蛋白质 ....5.6 克
脂肪....................0.8 克

材料

芥蓝..................200 克
葱 ....适量
姜 ....适量
蒜 ....适量
生抽.......................适量
植物油 ....适量

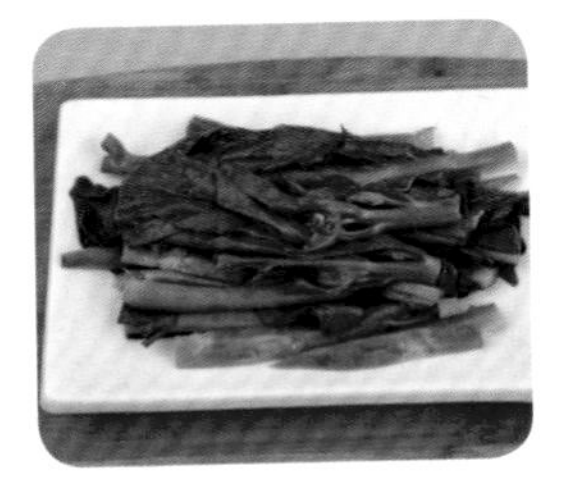

❶芥蓝洗净、切段后放入开水中焯熟，摆盘。

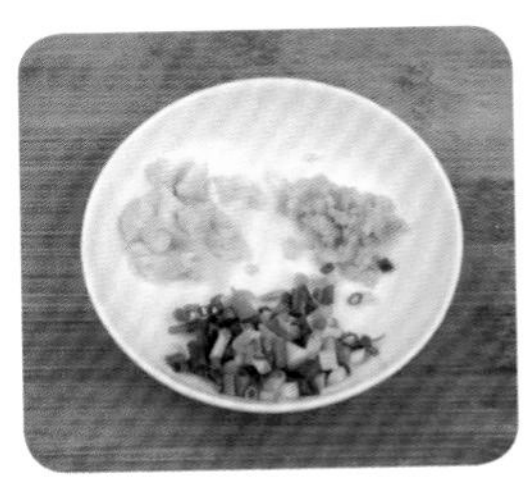

❷将葱、姜、蒜切末。

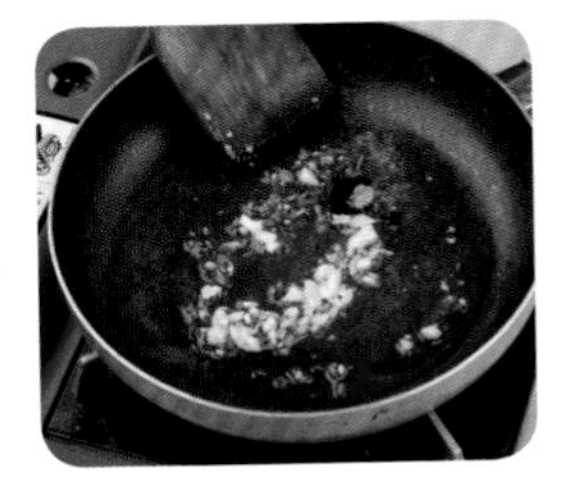

❸锅内放植物油，将葱末、姜末、蒜末倒入锅中爆香，再放入生抽调汁。

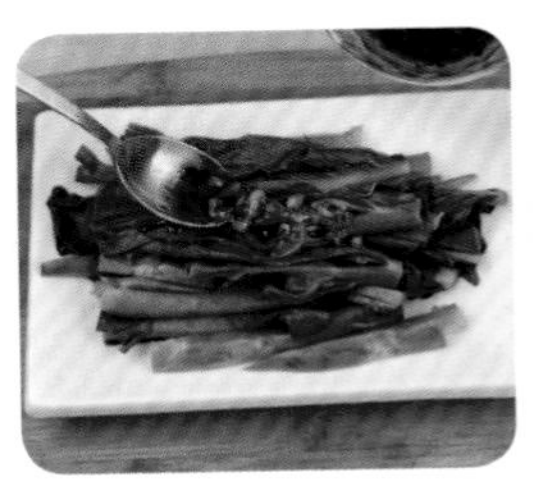

❹将调味汁倒入芥蓝上即可。

上汤黄豆芽

黄豆芽所含维生素 B_1 和烟酸具有刺激胰岛素分泌及降低血糖的功效。黄豆芽含有的膳食纤维能减少消化系统对糖分的吸收，延缓餐后血糖上升。黄豆芽中的维生素，不仅能降低血糖，还能降低胆固醇，常吃可以防治由糖尿病引起的各类心血管并发症。

升糖风险

上汤黄豆芽所含的热量很低，适合糖尿病患者经常食用，黄豆芽食用较多时可以适当减少主食的量。

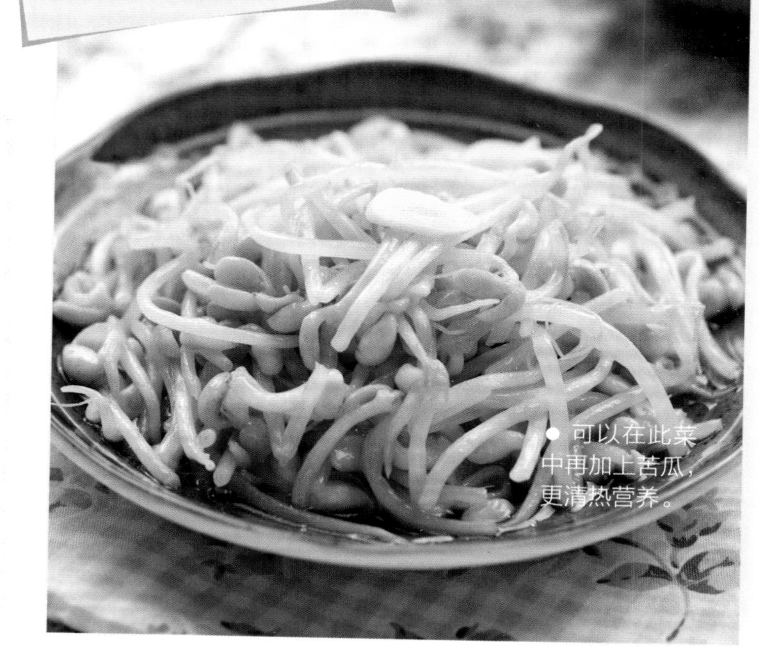

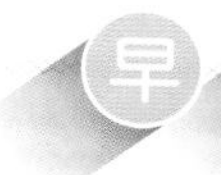

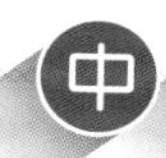

总热量 .... 594 千焦
碳水化合物 ....13.5 克
蛋白质 ....13.5 克
脂肪....................4.8 克

材料

黄豆芽 ....300 克
上汤............... 100 毫升
橄榄油 ....适量
蒜 ....适量
盐 ....适量

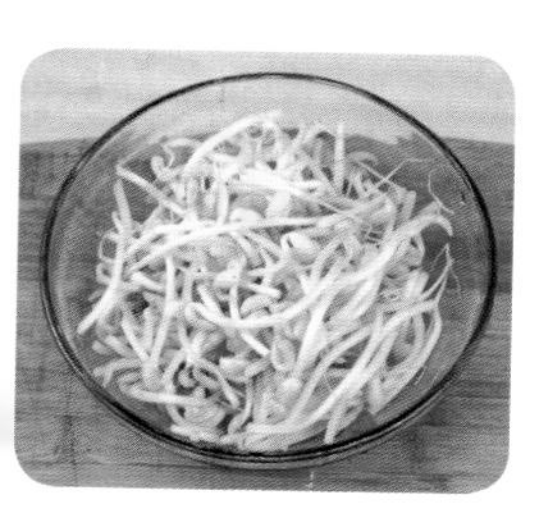

❶黄豆芽洗干净，沥干备用，蒜切片。

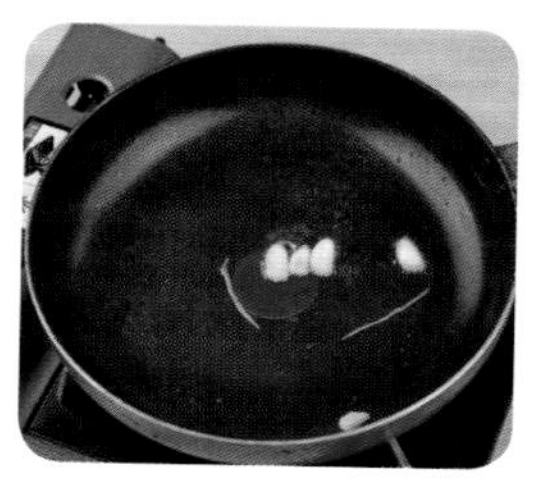

❷热锅内放橄榄油，放蒜片爆香。

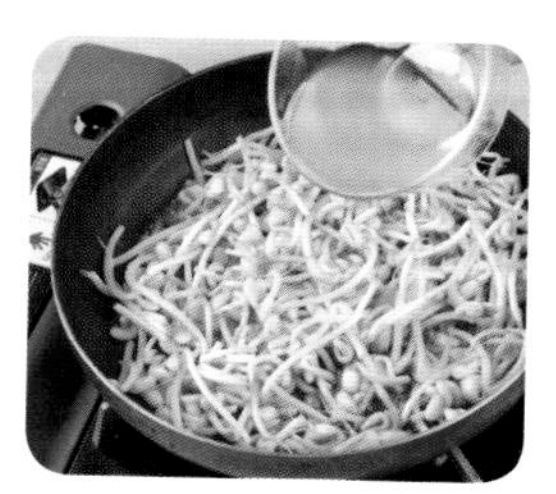

❸倒入洗净的黄豆芽翻炒片刻，倒入上汤，再翻炒。

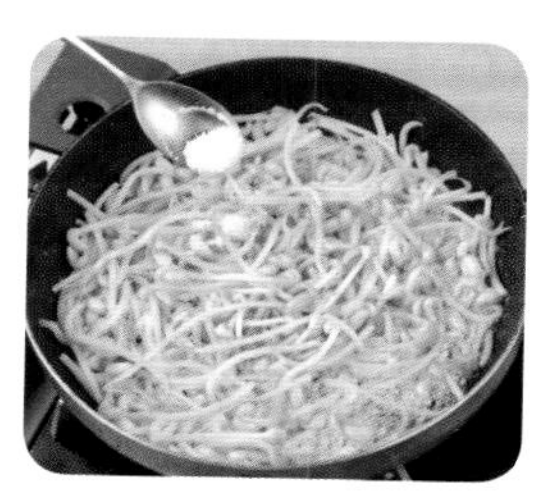

❹待豆芽变透明状，加盐翻炒均匀即可。

香菇烧竹笋

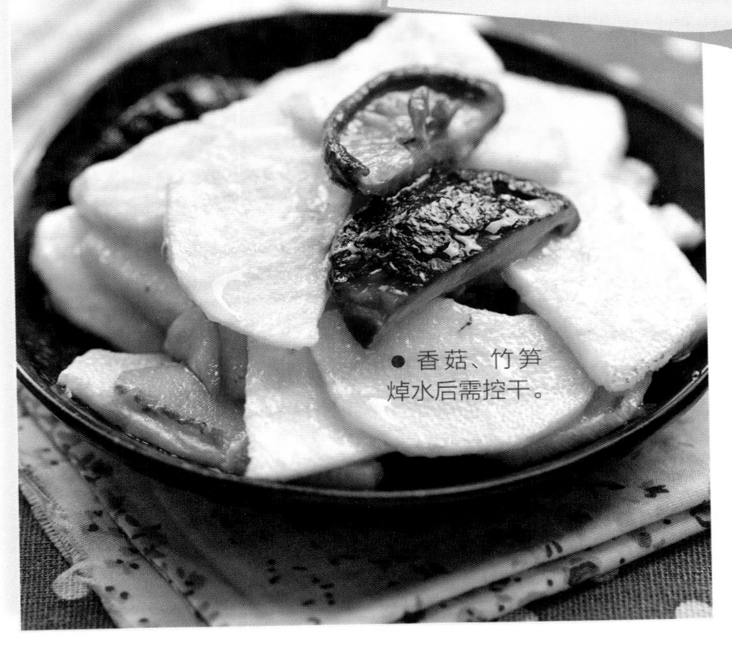

香菇中含有较丰富的硒，能改善糖尿病并发症症状。其含有的维生素C和B族维生素，有利于减缓糖尿病并发症的进程。竹笋含较多的膳食纤维，可延缓胃肠排空时间，使餐后血糖平稳。其还含有多糖类物质，有助于糖尿病患者预防癌症。

升糖风险

香菇烧竹笋的热量和升糖指数都很低，适宜糖尿病患者食用。但是也需要注意在烧的时候尽量减少油、盐的用量。

● 香菇、竹笋焯水后需控干。

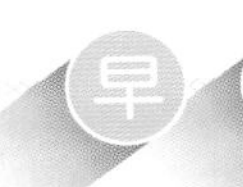

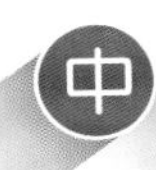

总热量........298.8千焦
碳水化合物.....11.32克
蛋白质..............8.02克
脂肪..................0.63克

材料

香菇（干）..............10克
竹笋....................300克
水淀粉..................适量
植物油..................适量
酱油.....................适量
姜.........................适量
蒜.........................适量
盐.........................适量

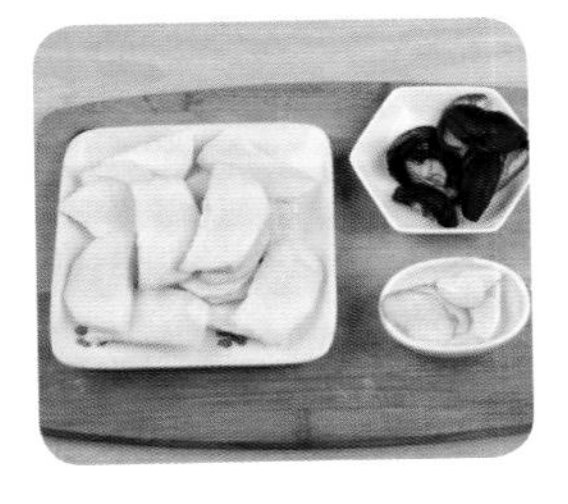

❶泡发的香菇洗净泥沙后切成两半，竹笋切成片状，姜、蒜切片。

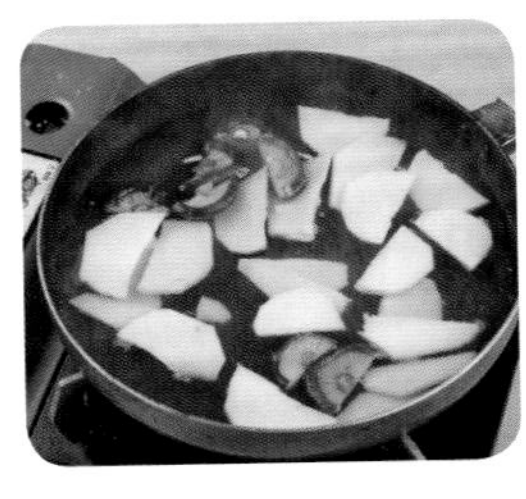

❷把竹笋、香菇用水焯一下。

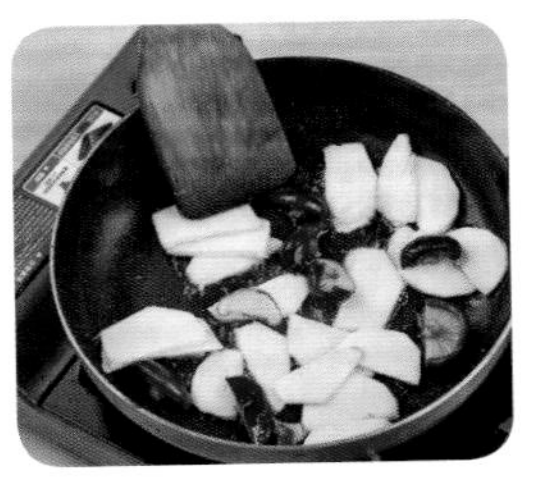

❸植物油烧热，姜、蒜煸炒后放入竹笋、香菇翻炒片刻；放入酱油翻炒均匀。

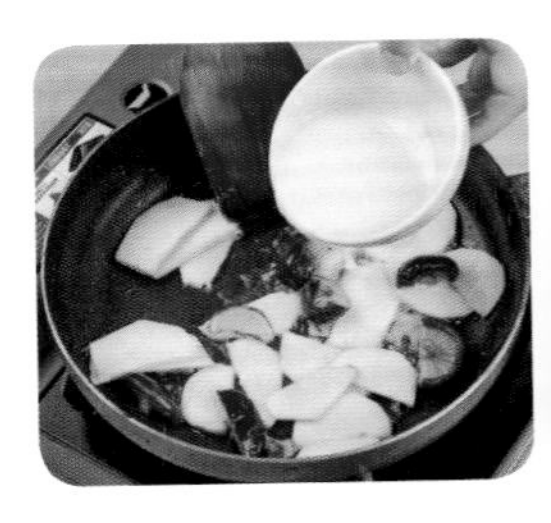

❹倒入少量水，盖上盖改中火，待汁快收完时，勾水淀粉入锅中，加盐翻炒均匀。

清炒空心菜

空心菜含有类似胰岛素的物质，可用于降低血糖，稳定血糖。其菜叶萃取物中含有大量黄酮类，所含槲皮素的抗氧化能力很高，可有效清除血管中的自由基，保持血管的畅通与弹性。它还含有大量的钾离子，有助于降低血压。

升糖风险

空心菜不宜炒得太烂，以免营养损失过多，影响其降压、控制血糖的功效。

总热量 .... 194 千焦
碳水化合物 ....7.2 克
蛋白质 ....4.4 克
脂肪....................0.6 克

材料

空心菜 ....200 克
葱花.......................适量
蒜末......................适量
盐 ....适量
植物油 ....适量
香油.......................适量

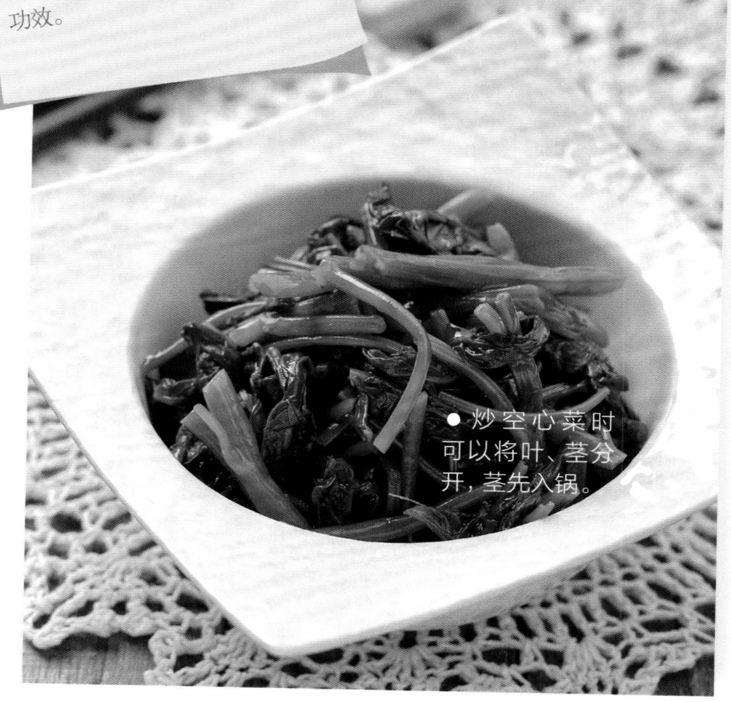

● 炒空心菜时可以将叶、茎分开，茎先入锅。

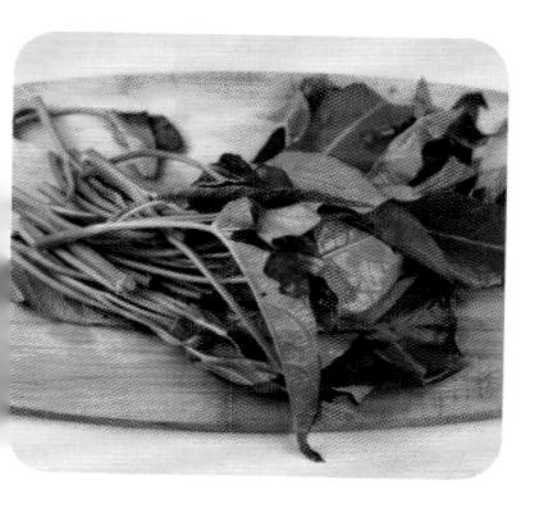

❶将空心菜择洗干净，沥干水分。

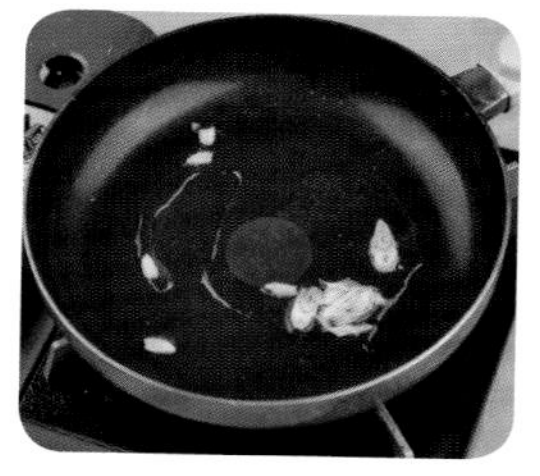

❷炒锅置大火上，加植物油烧至七成热时，放入葱花、蒜末炒香。

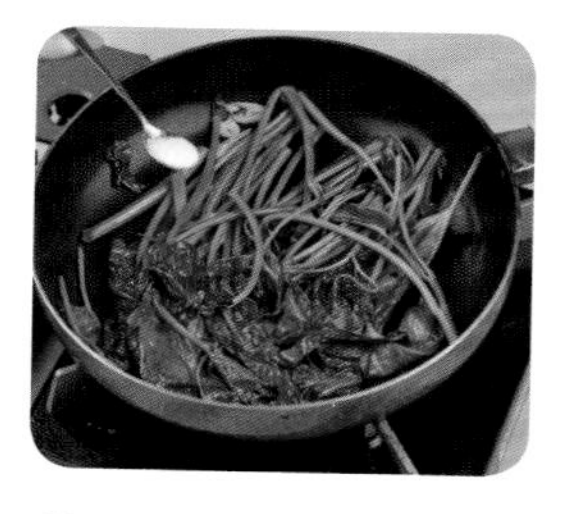

❸下空心菜炒至刚断生，加盐翻炒。

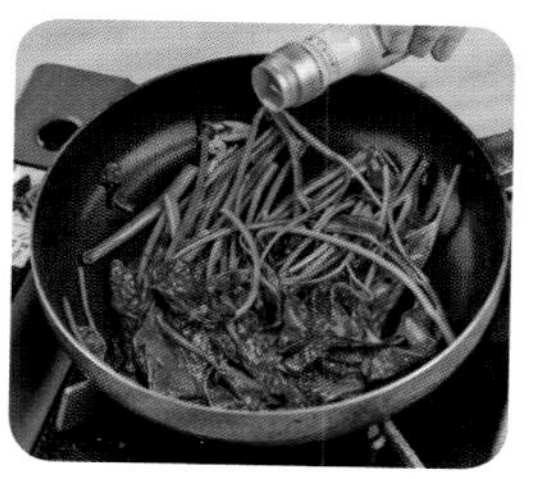

❹淋香油，装盘即成。

紫甘蓝山药

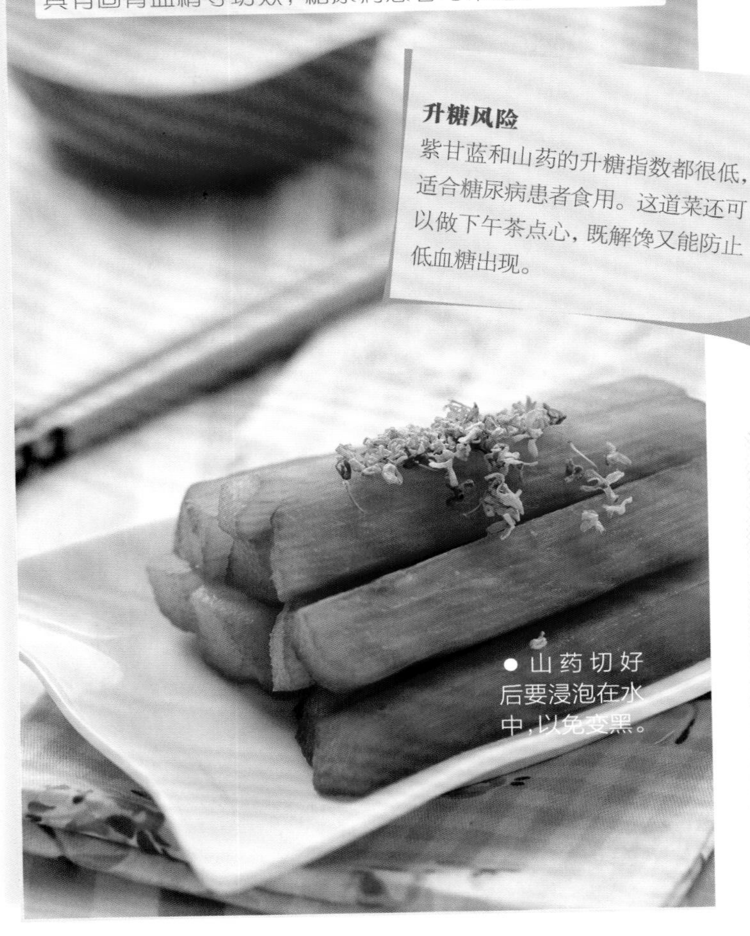

山药升糖指数比较低，且含有黏液蛋白，有降低血糖的功效，是糖尿病患者的优选蔬菜。山药中的黏液蛋白，能防止脂肪沉积在血管上，保持血管弹性，阻止动脉粥样硬化。五脏功能失调是糖尿病的根源，山药具有固肾益精等功效，糖尿病患者可常吃。

升糖风险

紫甘蓝和山药的升糖指数都很低，适合糖尿病患者食用。这道菜还可以做下午茶点心，既解馋又能防止低血糖出现。

● 山药切好后要浸泡在水中，以免变黑。

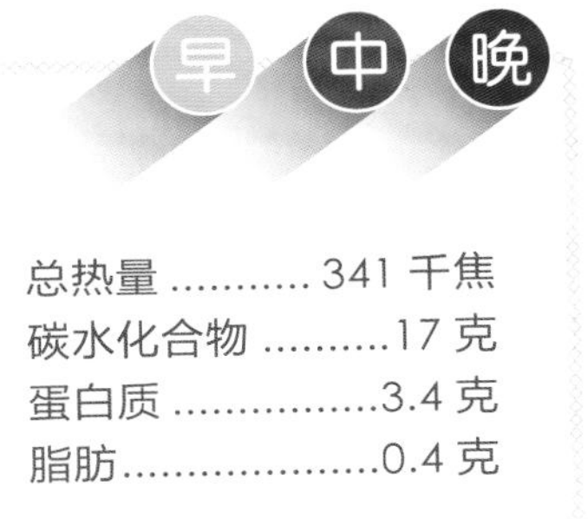

总热量 .... 341 千焦
碳水化合物 ....17 克
蛋白质 ....3.4 克
脂肪.....................0.4 克

材料

山药...................100 克
紫甘蓝 ....100 克
桂花........................5 克
木糖醇 ....适量

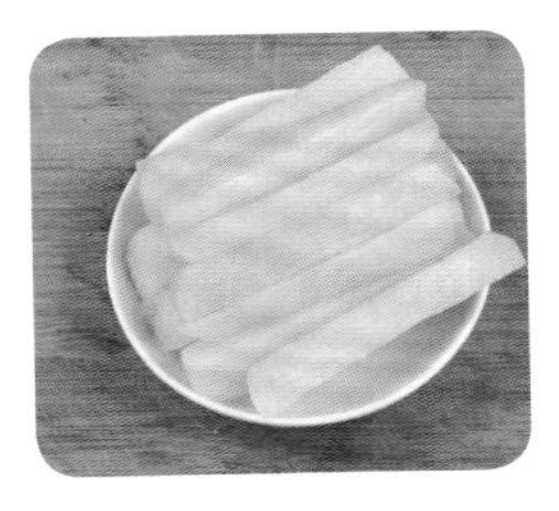

❶将山药洗净，上锅蒸熟。蒸熟后晾凉将皮刮掉，切成长条状。

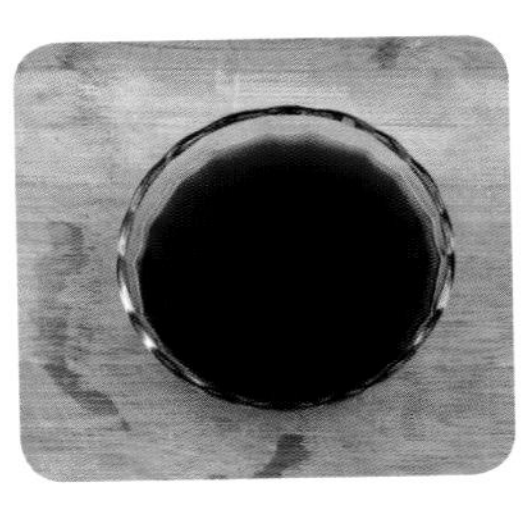

❷将紫甘蓝洗净，切碎，用榨汁机将其打成汁放入木糖醇。

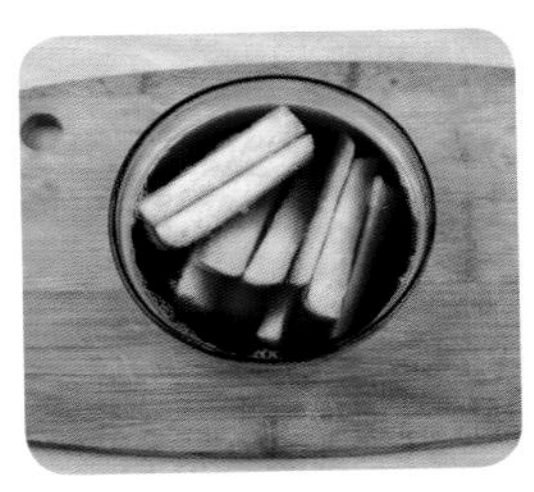

❸将山药浸泡 1~2 小时至均匀上色。

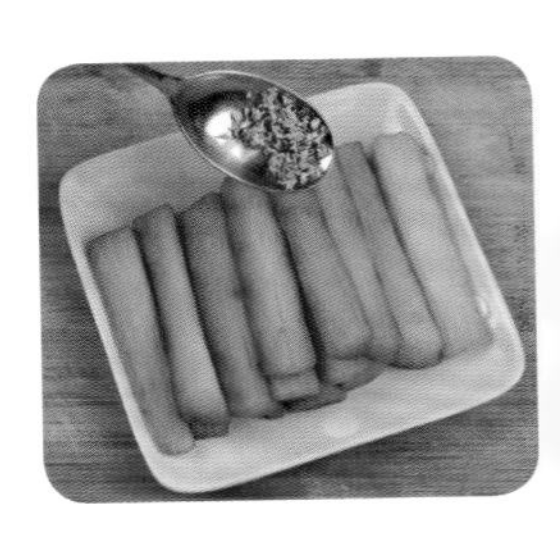

❹山药码盘后浇上桂花即可。

青椒土豆丝

青椒中含有的硒，能降低血糖和尿糖，改善糖尿病患者的症状，可以起到辅助调节血糖的作用。青椒中的硒还能改善脂肪等物质在血管壁上的沉积，减少动脉硬化等血管并发症的发生率。土豆有健脾补气和镇静神经的功效，与青椒一起吃，可起到营养互补的功效。

升糖风险

青椒的热量低，但是土豆的热量并不很低，所以建议适量食用，并相应减少主食的量。

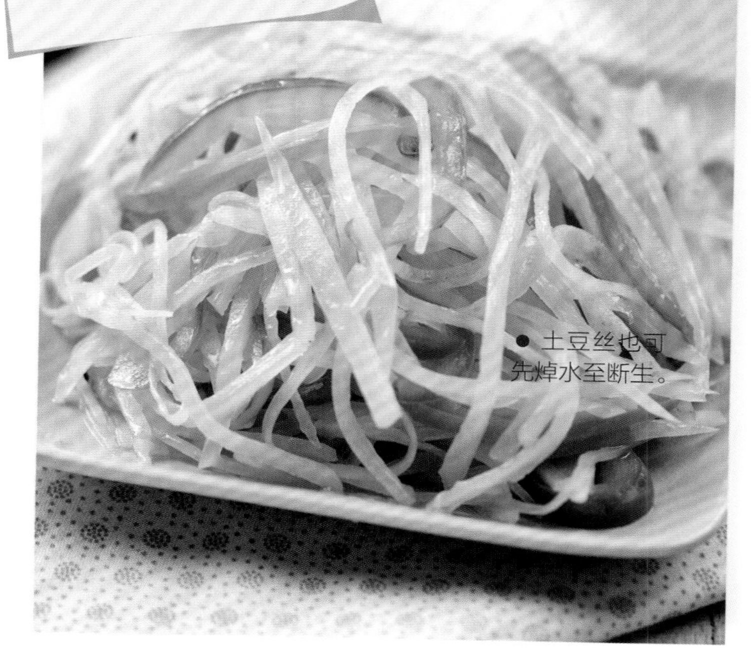

● 土豆丝也可先焯水至断生。

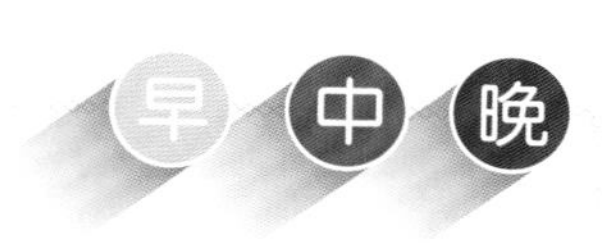

总热量 .... 697.5 千焦
碳水化合物 ....37.1 克
蛋白质 ....4.5 克
脂肪....................0.5 克

材料

青椒......................50 克
土豆...................200 克
植物油 .... 适量
盐 .... 适量

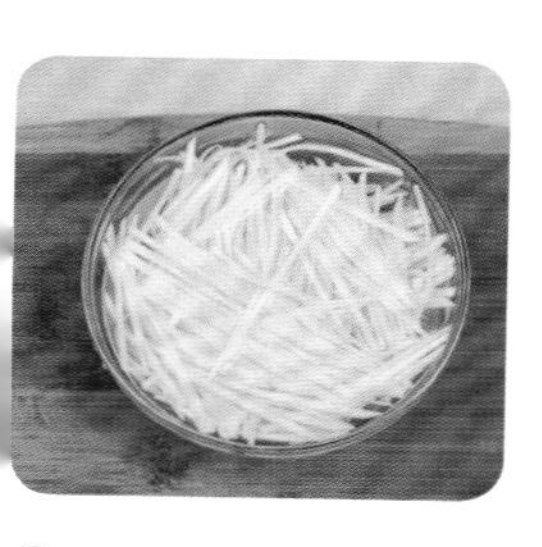

❶土豆切丝，放在水中浸泡，入锅前从水中捞出沥干。

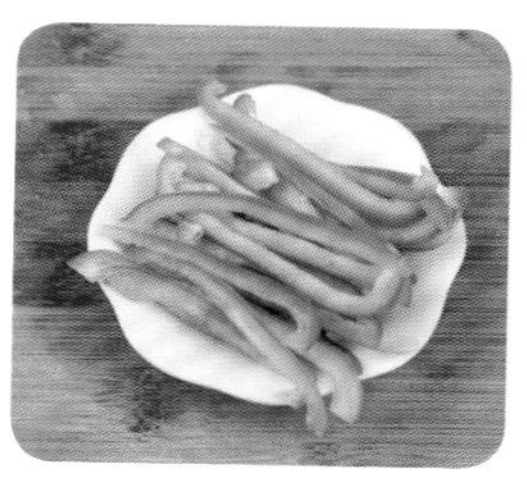

❷青椒切丝。

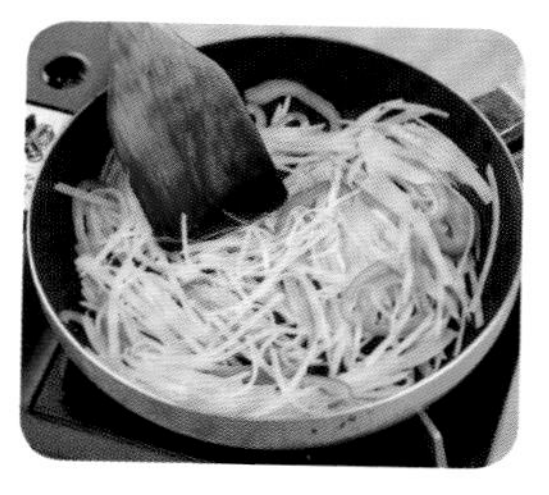

❸锅中倒植物油，待植物油热后放入青椒丝煸炒至香，再倒入土豆丝翻炒至熟。

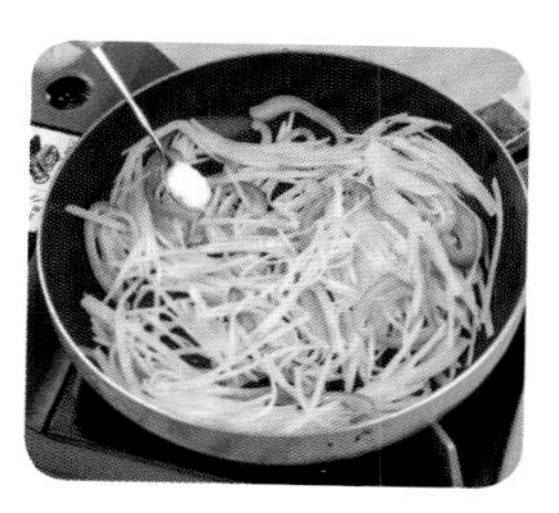

❹加盐炒匀即可。

苦瓜炒胡萝卜

苦瓜含一种类胰岛素物质，能使血液中的葡萄糖转换为热量，降低血糖，故一些人称苦瓜为“植物胰岛素”。长期食用，可以减轻人体胰岛器官的负担。胡萝卜含有丰富的胡萝卜素，能有效对抗人体内的自由基，具有降血糖、降血压、强心等功效。

升糖风险

胡萝卜的热量相对来说并不很低，所以可增加苦瓜的量，减少胡萝卜的量，并适量食用。

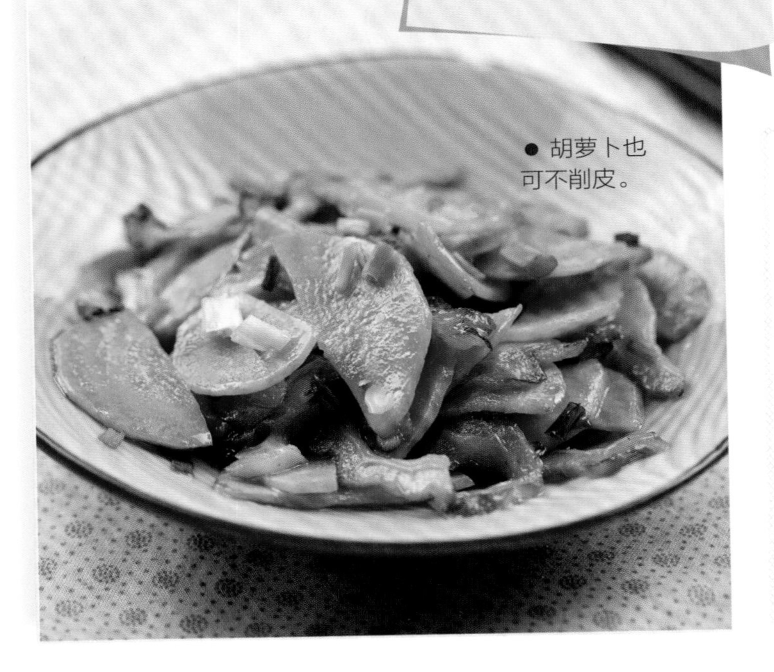

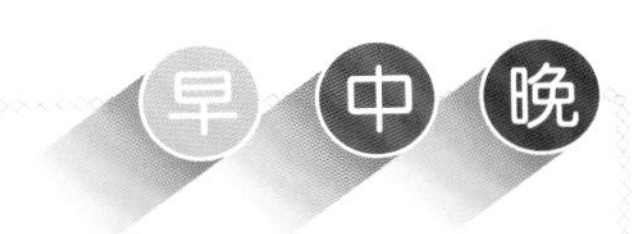

总热量 .... 282 千焦
碳水化合物 ....15.1 克
蛋白质 ....2.4 克
脂肪....................0.3 克

材料

苦瓜...................100 克
胡萝卜 ....100 克
葱花......................适量
盐 ....适量
植物油 ....适量

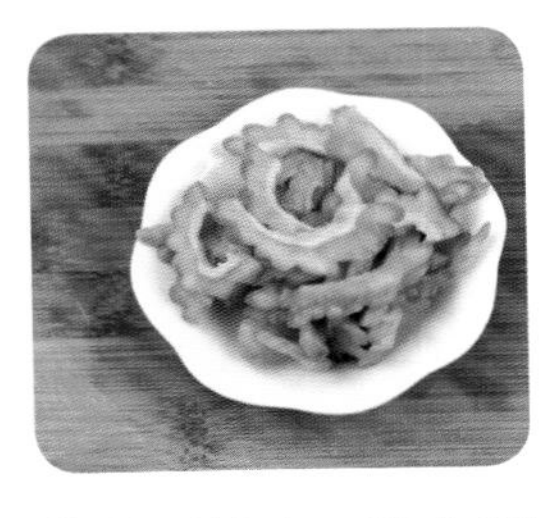

❶苦瓜洗净，纵向切成两半，去瓤，切片。

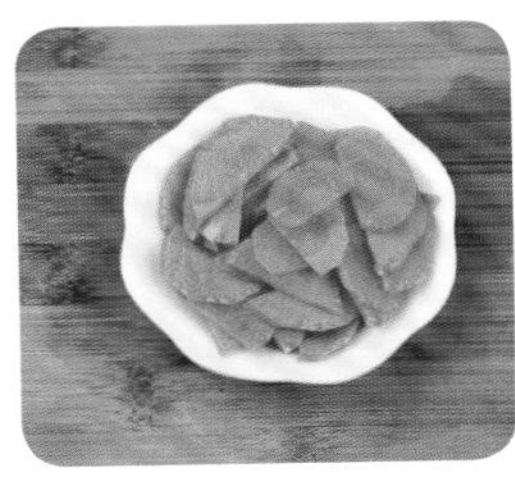

❷胡萝卜削皮洗净，切成薄片。

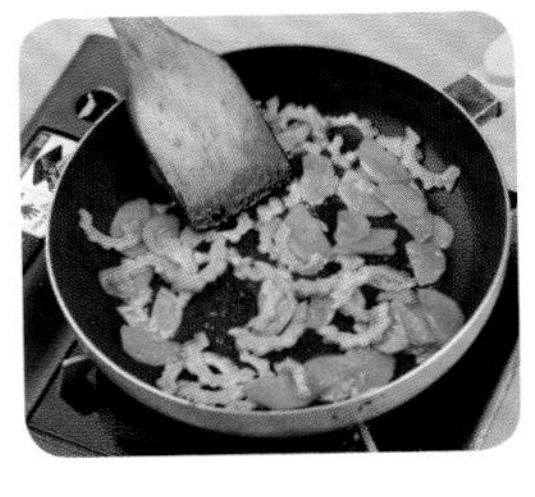

❸锅内加植物油烧热，放入苦瓜片和胡萝卜片，大火快炒5分钟。

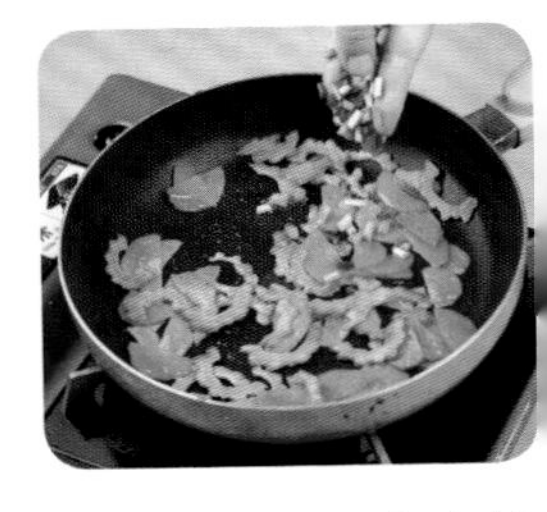

❹加入盐，转中火炒匀即可盛出，撒上葱花即可。

山楂汁拌黄瓜

山楂能活血通脉，降低血脂，抗动脉硬化，改善心脏活力，兴奋中枢神经系统，有良好的预防糖尿病血管并发症的作用。黄瓜热量低，含水量非常高，非常适合糖尿病患者。黄瓜中所含的葡萄糖苷、果糖等不参与通常的糖代谢，故对血糖影响较小。

升糖风险

山楂汁拌黄瓜所含的热量很低，可以在中餐晚餐之间吃一些低热量的点心，预防因为食用过多黄瓜而造成糖类物质摄入过少而引发低血糖反应。

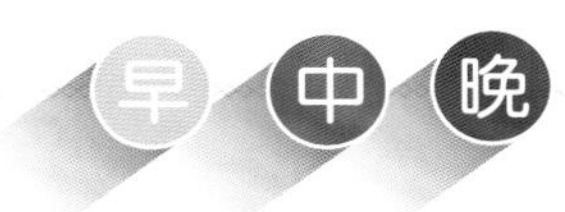

总热量 .... 407.5 千焦
碳水化合物 .....21.25 克
蛋白质 ....2.65 克
脂肪.....................0.9 克

材料

小嫩黄瓜............300 克
山楂......................50 克

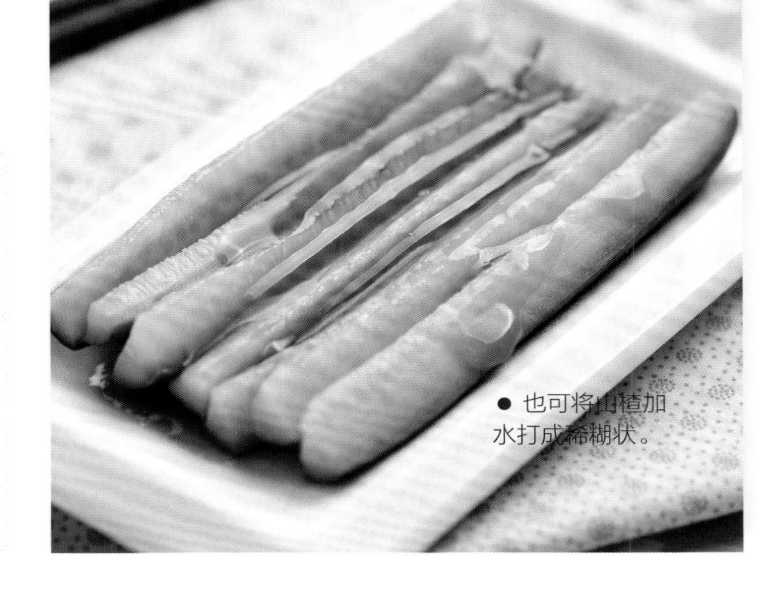

● 也可将山楂加水打成稀糊状。

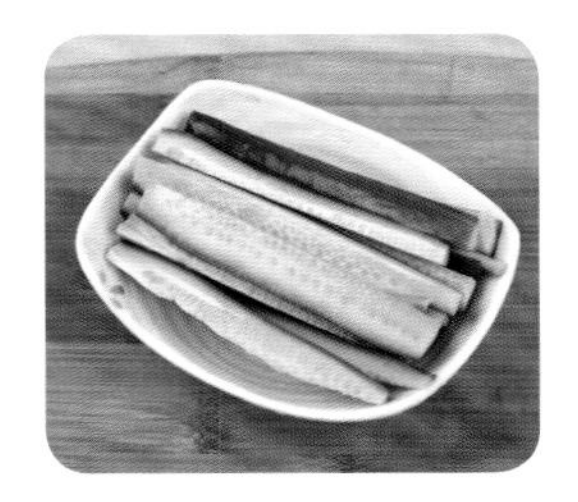

❶先将小嫩黄瓜洗净，然后切成条状。

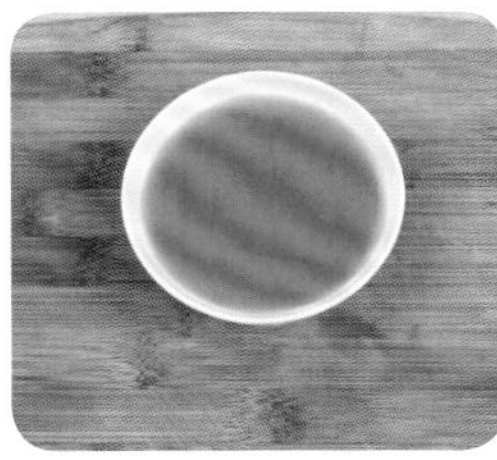

❷山楂洗净，放入锅中加水 200 毫升，煮约 15 分钟，取汁液 100 毫升。

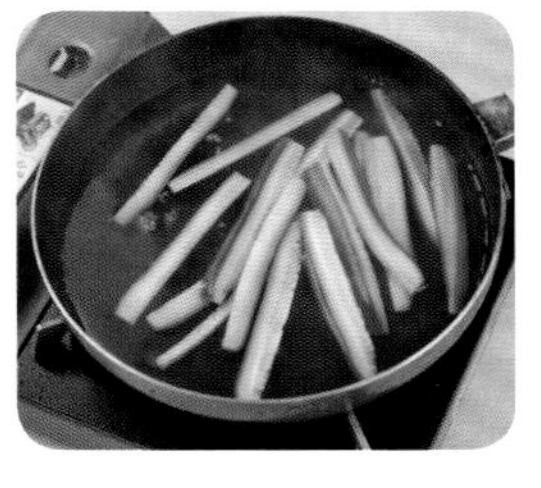

❸黄瓜条入锅中加水煮熟，捞出。

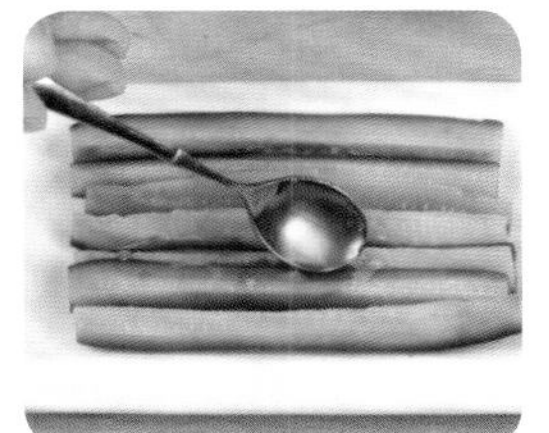

❹山楂汁在小火上慢熬，待熬浓稠，倒入已沥干水的黄瓜条拌匀即成。

炒二冬

冬瓜含有的丙醇二酸能抑制淀粉、糖类转化为脂肪，防止体内脂肪堆积，尤其适合糖尿病、高血压、冠心病患者食用。冬瓜润肠通便，可辅助治疗糖尿病并发便秘。冬菇能降低胆固醇，而冬瓜能阻止体内脂肪堆积，二者合用有利于减肥降脂。

升糖风险

这道菜营养丰富，非常适合糖尿病患者，但需注意在炒的时候宜少油少盐。

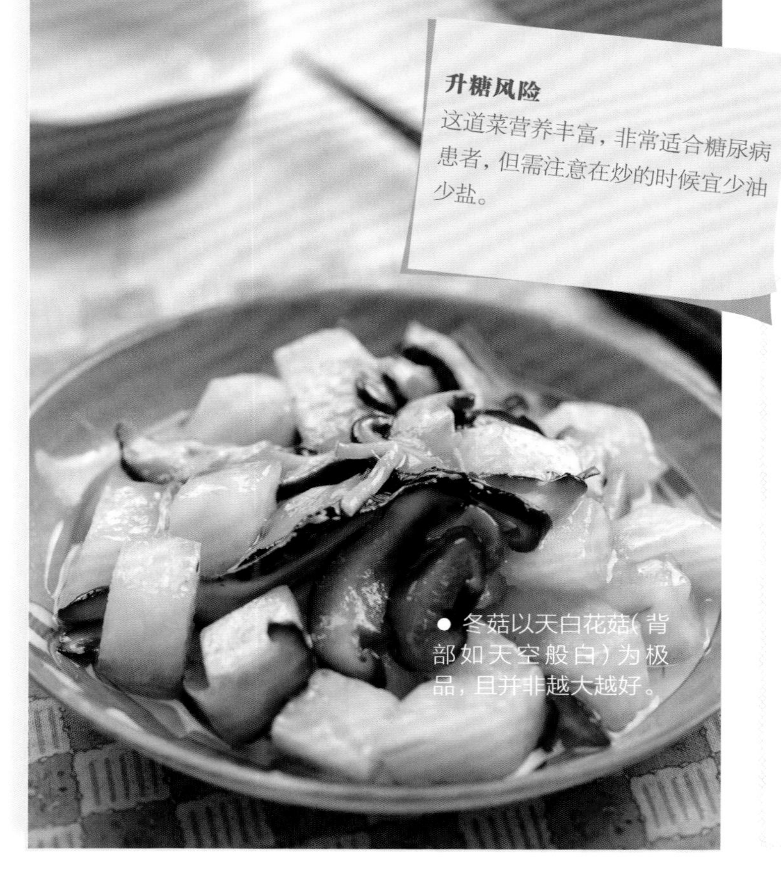

● 冬菇以天白花菇（背部如天空般白）为极品，且并非越大越好。

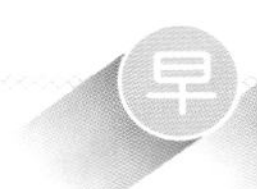
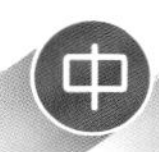

早 中 晚

总热量……683 千焦
碳水化合物……37.5 克
蛋白质……9.7 克
脂肪……1.05 克

材料

冬瓜……200 克
冬菇……50 克
葱……适量
姜……适量
盐……适量
植物油……适量
水淀粉……适量

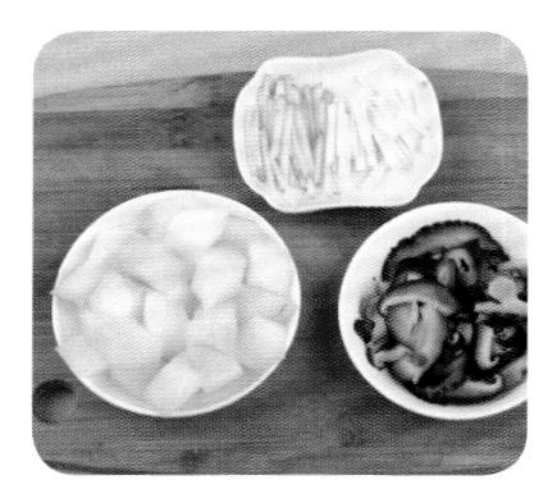

❶冬瓜洗净去皮，切成小块；冬菇水发后切成薄片，放入沸水中焯一下；葱、姜切丝备用。

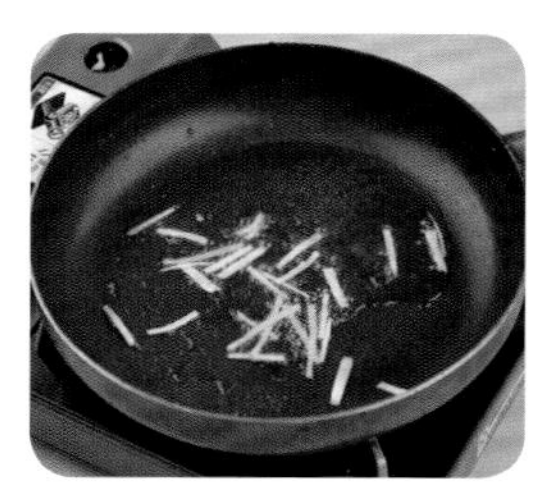

❷锅内放植物油烧至五成热，放入葱、姜丝煸炒出味。

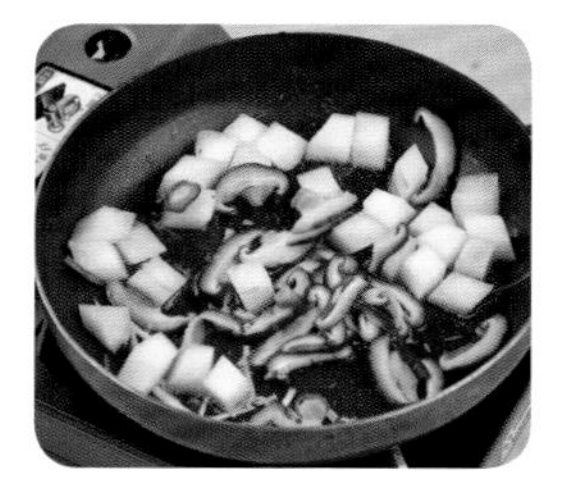

❸下入冬瓜、冬菇，翻炒片刻，加盐调味。

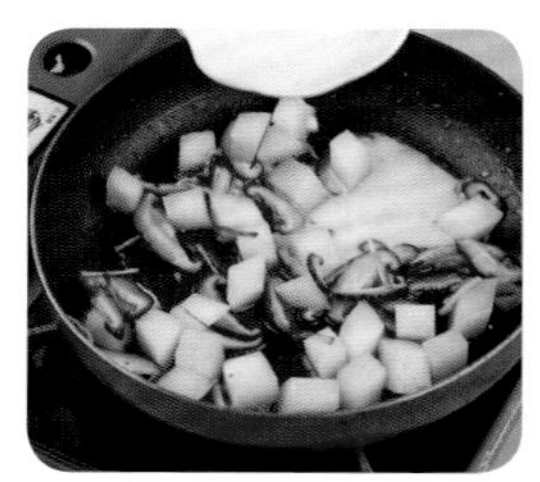

❹用水淀粉勾芡即成。

凉拌马齿苋 351 千焦

碳水化合物 11.7 克
蛋白质 6.9 克
脂肪 1.5 克

对糖尿病及并发症的益处：马齿苋含有大量的去甲肾上腺素，能促进胰岛腺分泌胰岛素，调节人体糖代谢，对降低血糖浓度，保持血糖稳定有辅助作用。

材料

马齿苋300克，生抽、盐、醋、香油各适量。

做法

将马齿苋洗净焯水；挤掉多余水分，剁碎装盘；将盐、生抽、醋、香油倒入盘中拌匀即可。

升糖风险

马齿苋不是常用蔬菜，适量食用即可。

早
中
晚
● 怀孕妇女，尤其是有习惯性流产的孕妇忌食马齿苋。

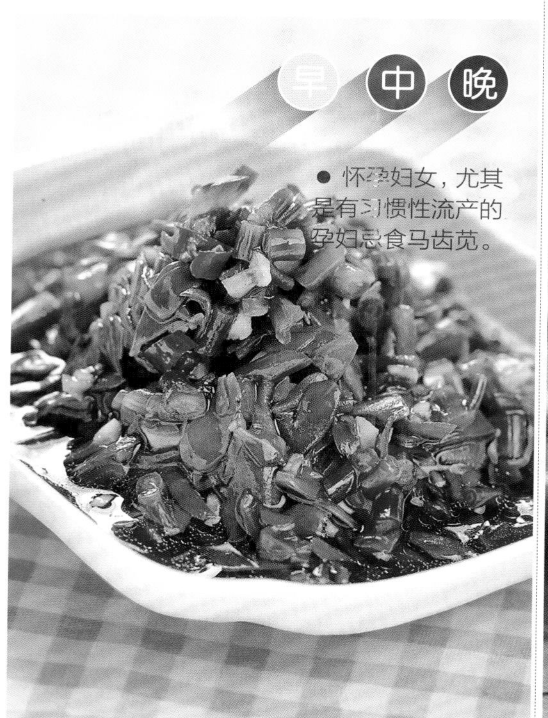

芹菜豆腐干 779 千焦

碳水化合物 12.9 克
蛋白质 17.4 克
脂肪 8 克

对糖尿病及并发症的益处：芹菜富含膳食纤维，能阻碍消化道对糖的吸收，有降血糖的作用；芹菜中的黄酮类物质，可改善微循环，促进糖在肌肉和组织中的转化；芹菜素有明显的降压作用。

材料

芹菜 200 克，香干 100 克，盐、植物油各适量。

做法

芹菜切成 3 厘米长条；豆腐干切同样大小。锅内放油烧热，放入豆腐干和芹菜快炒后，用盐调味，出锅盛盘即可。

升糖风险

芹菜的升糖指数和热量都很低，但是豆腐干则较高，所以这道菜其总热量并不很低，但适量食用是没有问题的。

早
中
晚
● 芹菜需去老叶，并要把撕下的丝扔掉。

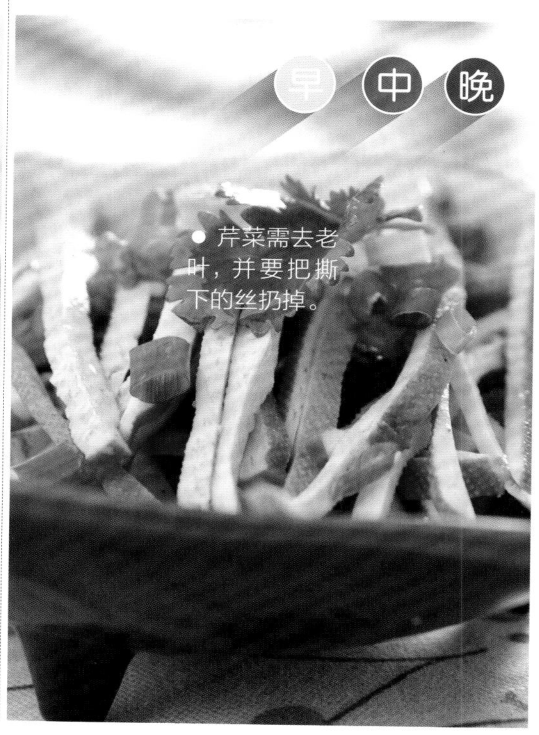

香菇炒芹菜

微量元素硒具有抗氧化、保护机体组织的功能，而香菇中含有较丰富的硒，能降低血糖，改善糖尿病症状。芹菜富含膳食纤维，能阻碍消化道对糖的吸收，有降血糖作用；芹菜中的黄酮类物质，可改善微循环，促进糖在肌肉和组织中的转化。

升糖风险

这道菜营养丰富，非常适合糖尿病患者，但需注意在炒的时候宜少油少盐。

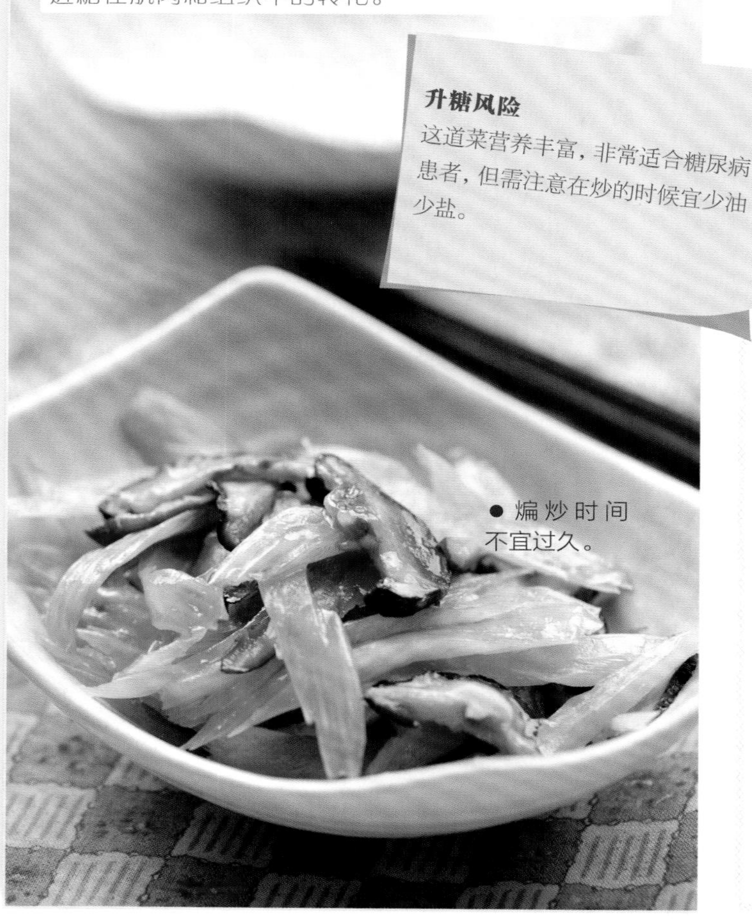

● 煸炒时间不宜过久。

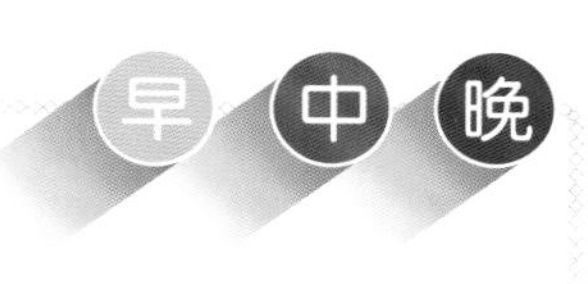

总热量……………294 千焦
碳水化合物……14.2 克
蛋白质……………4.6 克
脂肪………………0.7 克

材料

香菇………………100 克
芹菜芯……………200 克
水淀粉……………适量
酱油………………适量
盐…………………适量
植物油……………适量
姜…………………适量

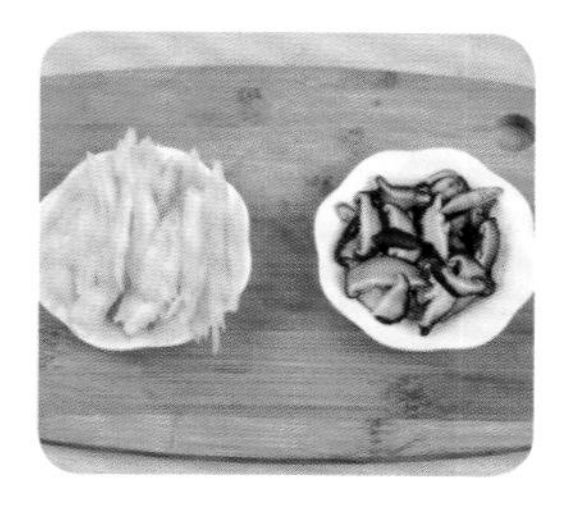

❶香菇洗净后切片；芹菜芯择洗干净，切成斜丝；姜切丝。

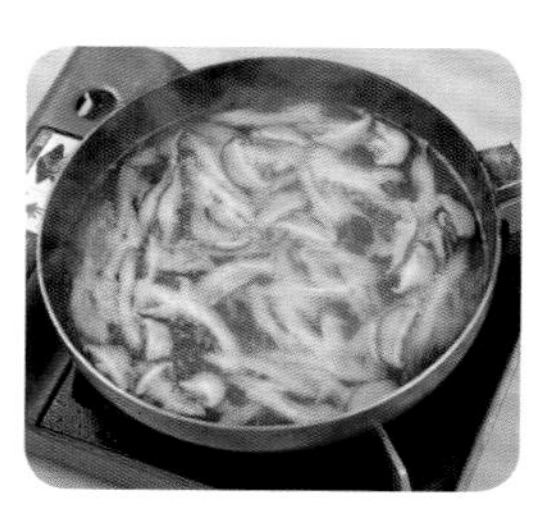

❷将香菇片、芹菜丝同入沸水锅中焯透，捞出，控干水。

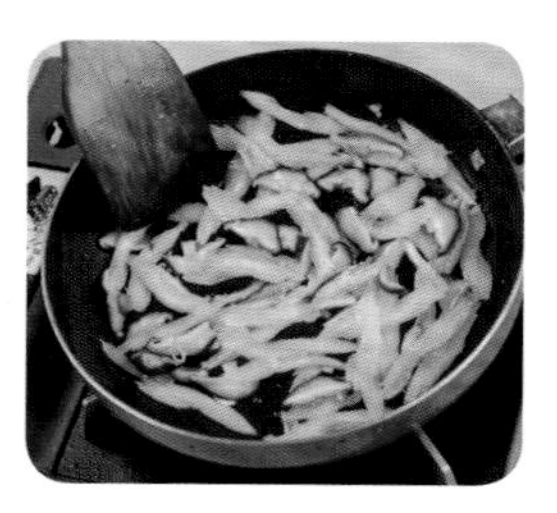

❸炒锅上火，放植物油放姜丝爆香，下香菇、芹菜丝煸炒。

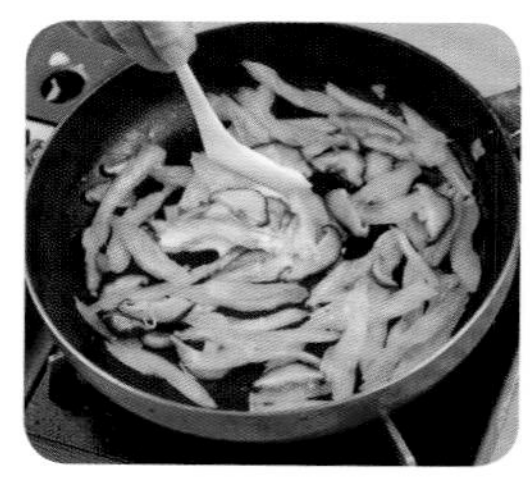

❹加酱油、盐，用水淀粉勾芡，翻炒均匀，出锅盛入盘内即成。

双耳炒黄瓜

银耳中含有较多的银耳多糖，它对提高胰岛素降糖活性有明显作用。银耳与木耳一起，滋阴补肾，活血化瘀，可预防糖尿病患者的眼底出血症。黄瓜热量低，含水量非常高，非常适合糖尿病患者。黄瓜中的果糖等不参与通常的糖代谢，故对血糖影响较小。

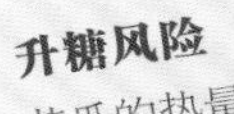

升糖风险

黄瓜的热量和升糖指数都很低，可满足糖尿病患者的需求。炒菜需少油少盐。加点虾皮味道更鲜美。

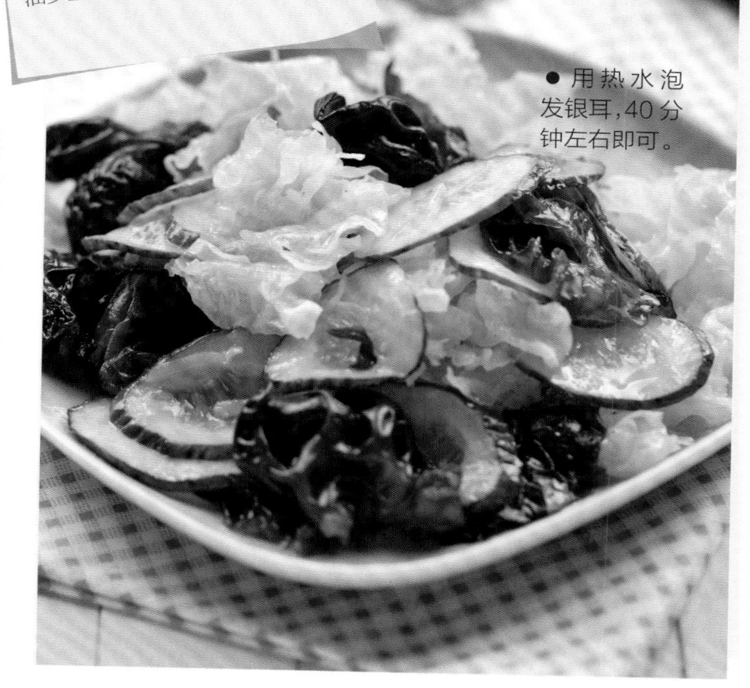

● 用热水泡发银耳，40分钟左右即可。

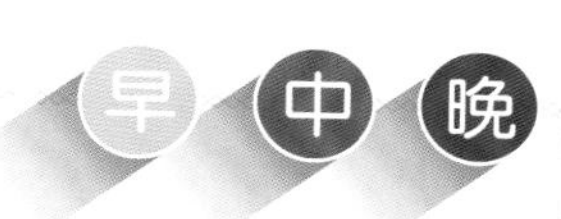

总热量……284.9千焦
碳水化合物……16.19克
蛋白质……3.01克
脂肪……0.49克

材料

木耳（干）……10克
银耳（干）……10克
黄瓜……100克
葱……适量
姜……适量
盐……适量
植物油……适量

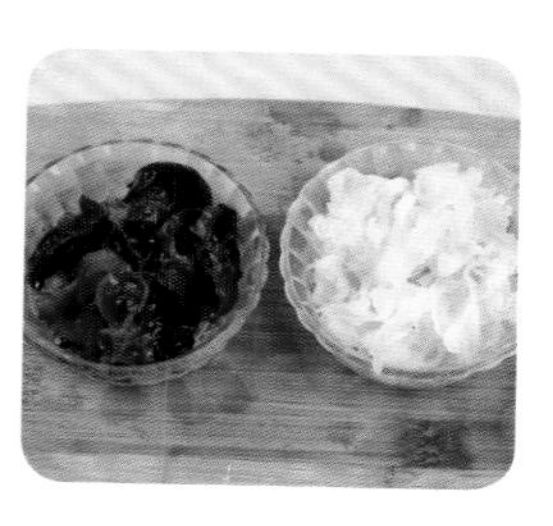

❶银耳、木耳分别泡发，焯水后切片，沥干。

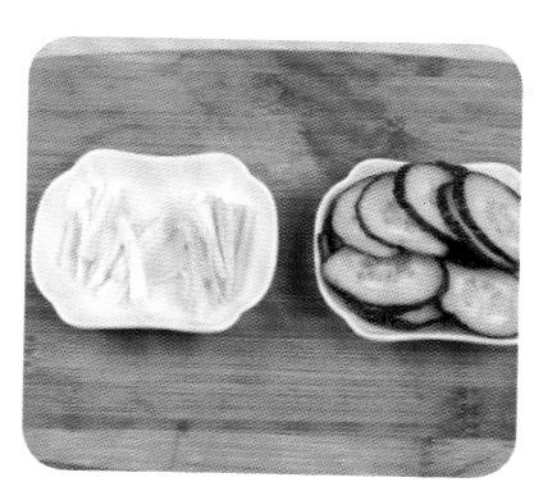

❷黄瓜洗净切片，葱、姜切丝备用。

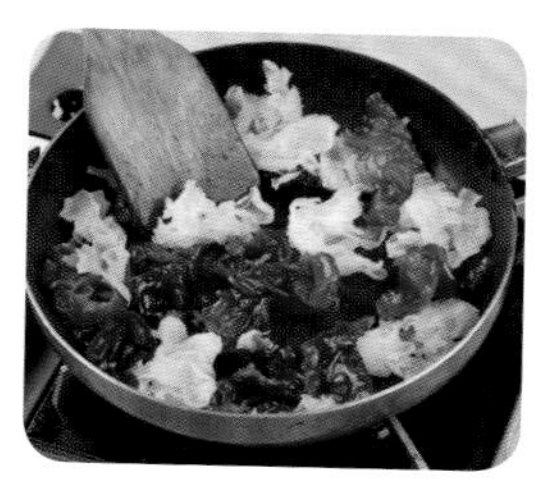

❸锅置火上，倒植物油烧热，置入葱丝、姜丝，炒出香味，放入银耳、木耳翻炒。

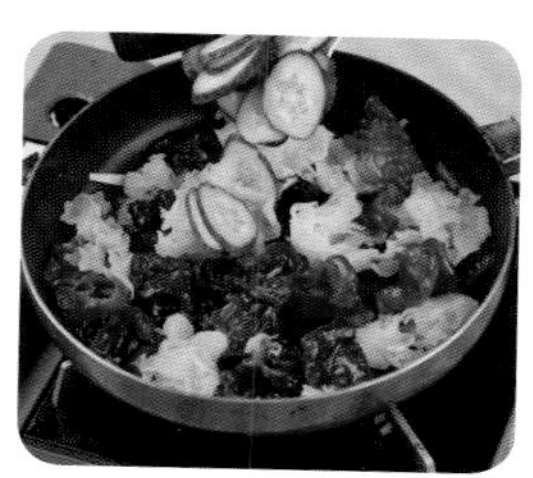

❹放入黄瓜片，加盐炒熟即可。

红炖竹荪

微量元素硒具有抗氧化、保护机体组织的功能，而香菇中含有较丰富的硒，能降低血糖，改善糖尿病症状。竹荪可补气益肾、降脂减肥，并可用作高血压、血脂异常等病症的辅助食疗方。香菇与竹荪搭配，香气浓郁，且丰富的膳食纤维可帮助胃肠蠕动。

升糖风险

红炖竹荪中笋片、香菇、竹荪的热量都不高，主要是火腿将升糖风险拉高了，建议糖尿病患者慎吃火腿。

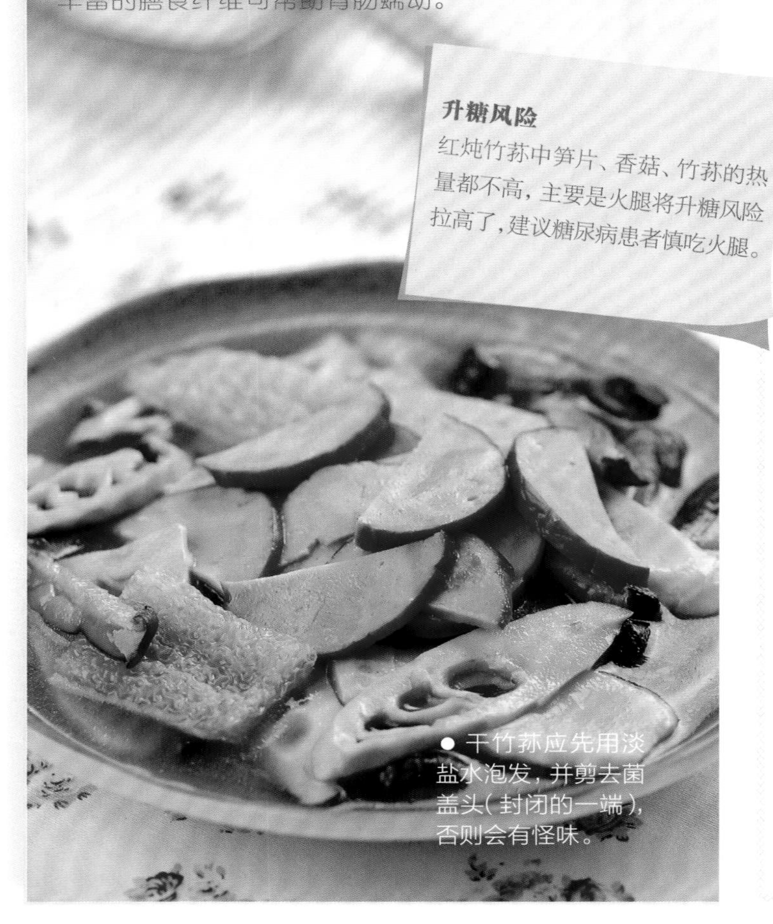

● 干竹荪应先用淡盐水泡发，并剪去菌盖头（封闭的一端），否则会有怪味。

总热量……708.3* 千焦
碳水化合物……35.53* 克
蛋白质……14.5* 克
脂肪……7.28* 克

材料

香菇……50 克
竹荪……50 克
火腿片……20 克
笋片……50 克
水淀粉……适量
植物油……适量
高汤……适量
酱油……适量
盐……适量

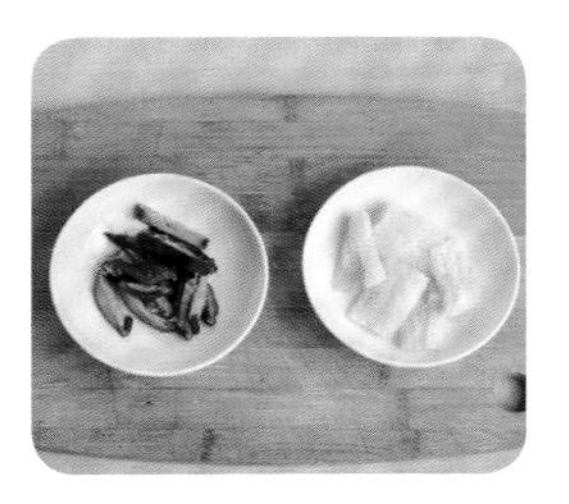

❶竹荪切去两头洗净，切成段待用；将香菇去杂质，洗净切厚片。

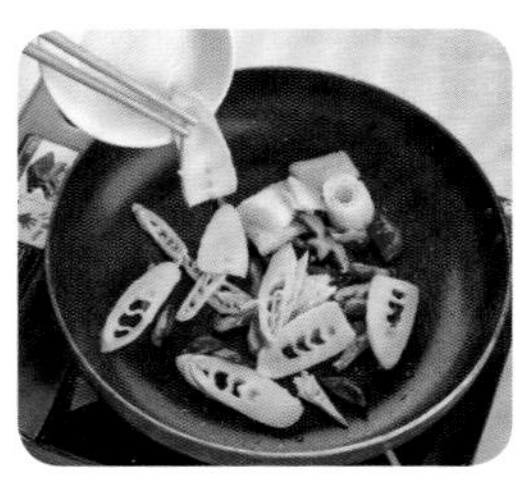

❷炒锅上火，加植物油，将竹荪、香菇、笋片一起下锅略炒片刻。

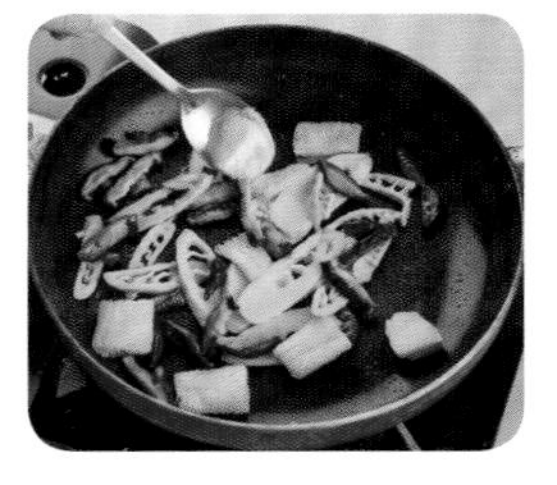

❸加酱油、盐炒一会儿，再加高汤烧沸后，改为小火焖至竹荪熟而入味。

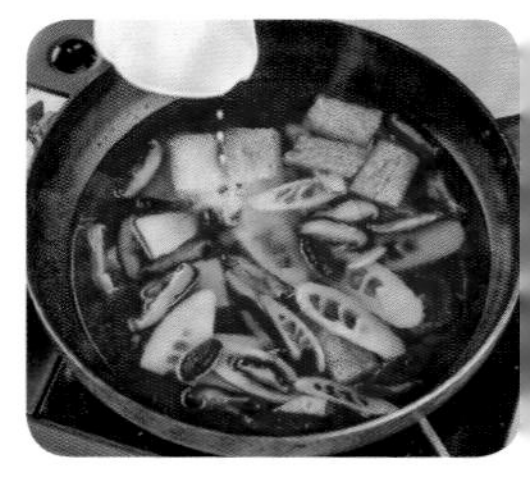

❹用水淀粉勾芡，装入盘内，上放火腿片即成。

素烧茄子

茄子富含维生素P，维生素P能增强细胞间的黏着力，对微血管有保护作用，能提高人体对疾病的抵抗力，保持细胞和毛细血管壁的正常渗透性，增加微血管韧性和弹性。茄子是糖尿病患者很好的选择，尤其适用于老年人。

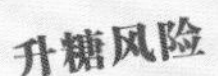

升糖风险

茄子的热量和升糖指数都很低，但需要注意在炒的是茄子非常吸油，时候少放油，可先煞水再炒。

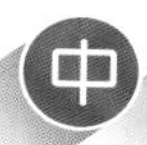

总热量 .... 264 千焦
碳水化合物 ....13.4 克
蛋白质 ....3.2 克
脂肪....................0.4 克

材料

圆茄子 ....200 克
植物油 .... 适量
葱 .... 适量
姜 .... 适量
盐 .... 适量
高汤 .... 适量

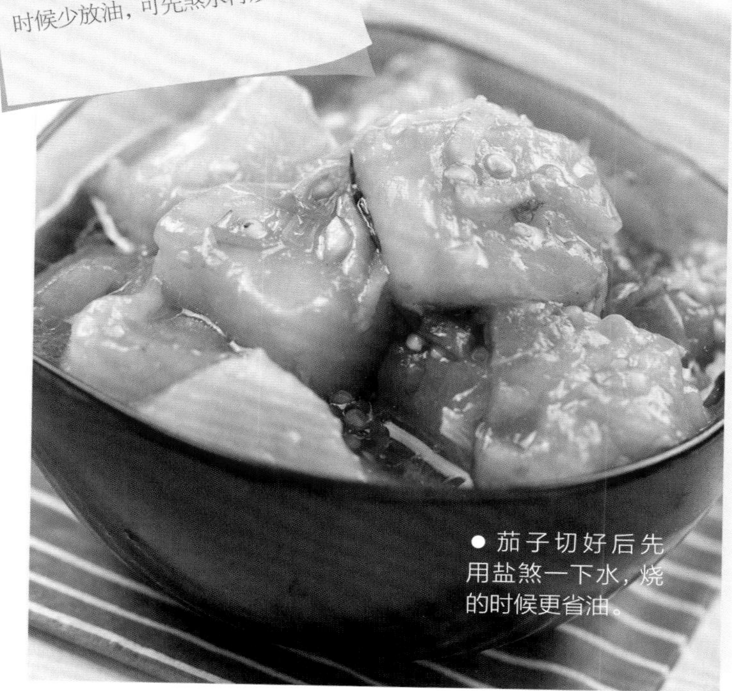

● 茄子切好后先用盐煞一下水，烧的时候更省油。

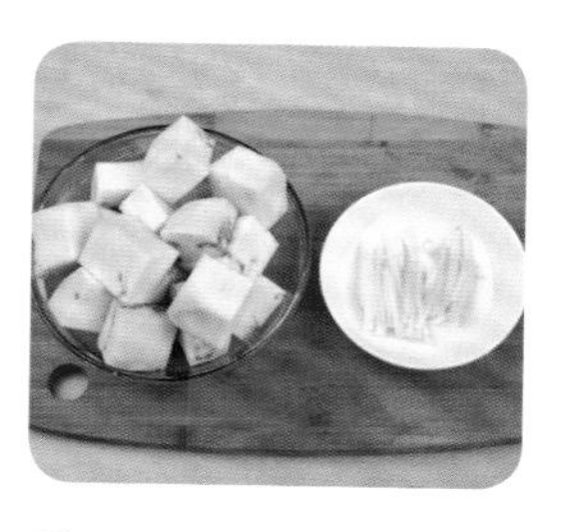

❶圆茄子去皮切成2厘米见方的块，放盐煞水；葱、姜洗净切丝。

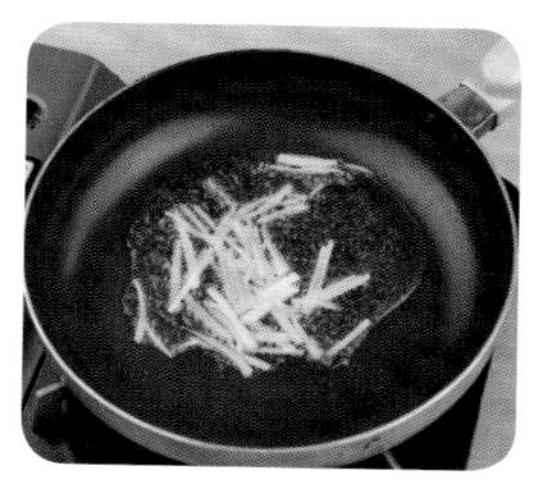

❷锅内放植物油烧热，放葱、姜炝锅。

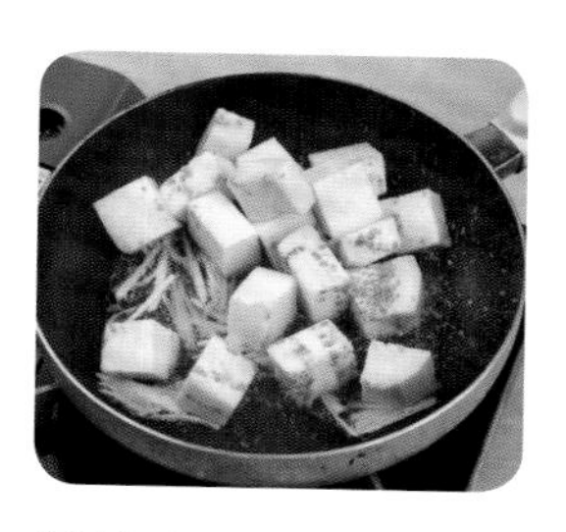

❸放入茄子，少许高汤，炒熟。

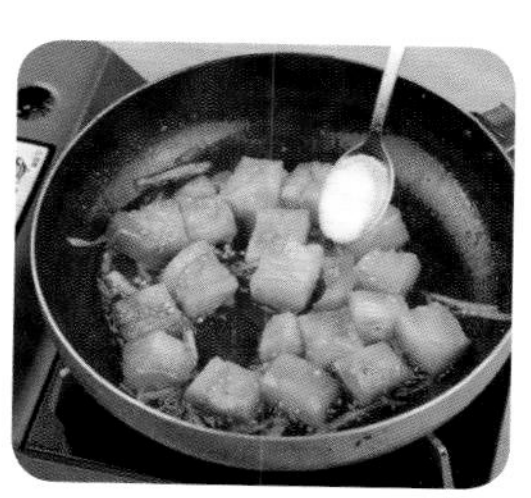

❹加入盐翻炒，出锅即可。

青椒玉米

青椒中含有的硒，能防止胰岛β细胞被氧化破坏，促进糖分代谢，降低血糖和尿糖，改善糖尿病患者的症状，可以起到辅助调节血糖的作用。玉米含有丰富的铬，铬对糖类的代谢起着重要作用，可增加胰岛素的效能，促进机体利用葡萄糖，是胰岛素的加强剂。

升糖风险

玉米热量并不很低，所以建议适量食用，并相应减少主食的量。

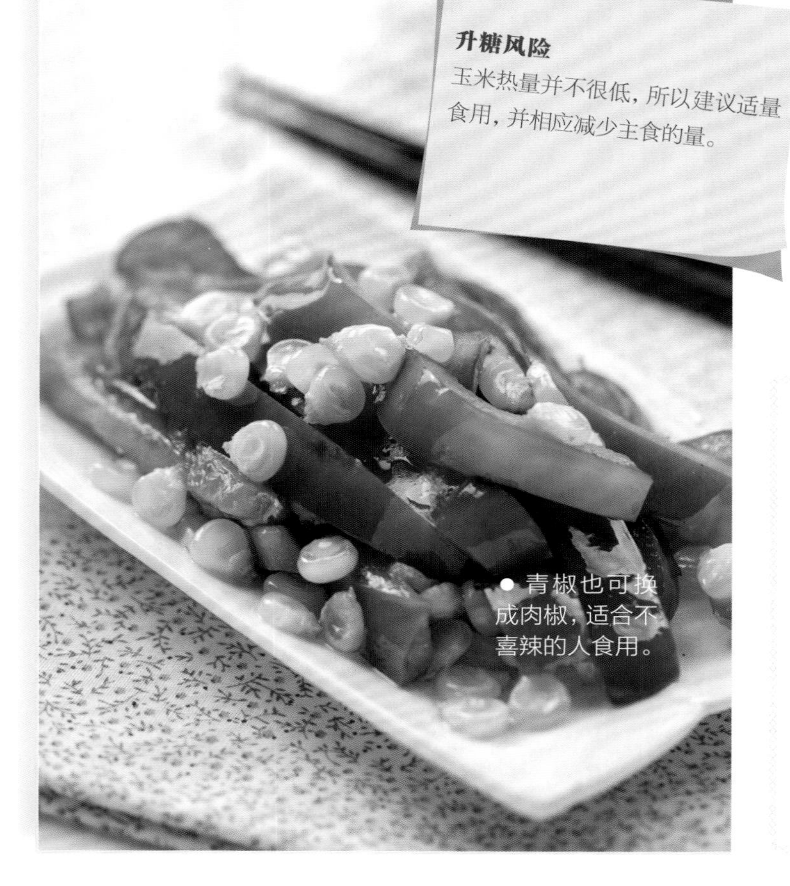

● 青椒也可换成肉椒，适合不喜辣的人食用。

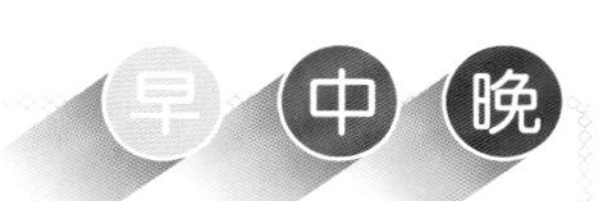

总热量 .... 989.5 千焦
碳水化合物 ....48.3 克
蛋白质 ....8.5 克
脂肪....................2.5 克

材料

鲜玉米粒............200 克
青椒.....................50 克
植物油 .... 适量
盐 .... 适量

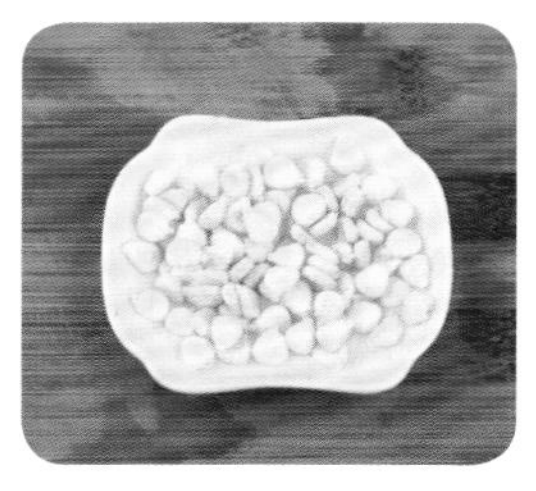

❶将鲜嫩玉米粒洗净沥干。

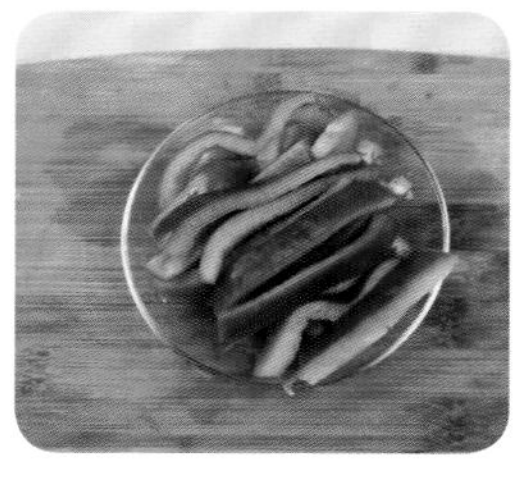

❷青椒去蒂洗净，切成 5 厘米长的段。

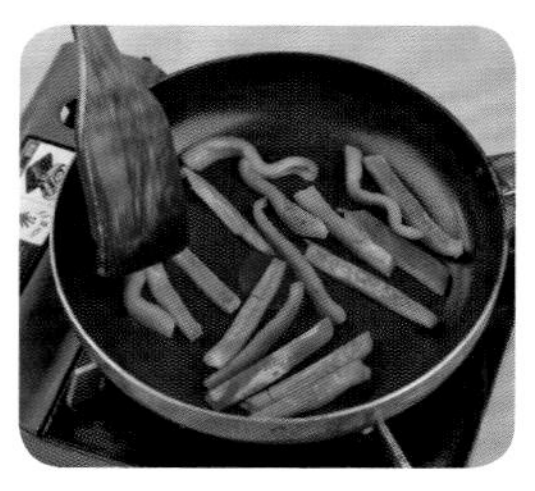

❸将净锅置微火上，放入青椒炒蔫铲起。

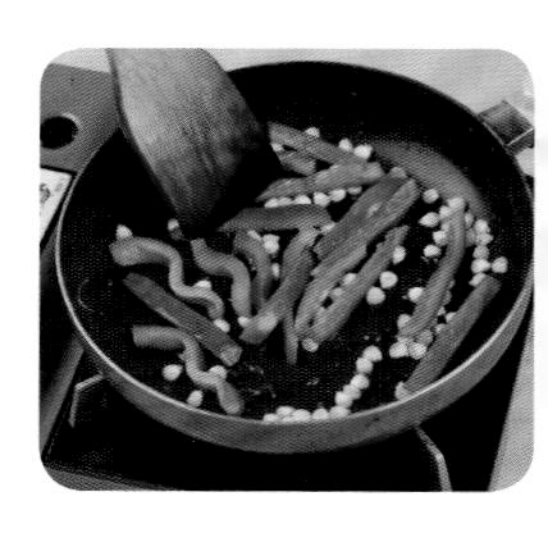

❹将玉米粒入锅炒至断生；下植物油，加青椒、盐炒匀起锅即成。

太极蓝花

菜花中含有铬，糖尿病患者长期适量食用，可以补充缺乏的铬，改善糖耐量和血脂状况；菜花所含的维生素K，可以保护血管壁，使血管壁不易破裂。西蓝花中也含有铬，能帮助糖尿病患者提高胰岛素的敏感性，起到控制病情的作用。

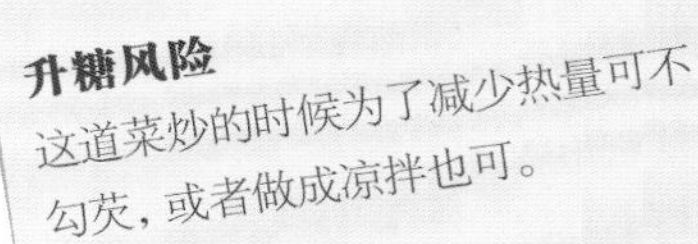
升糖风险

这道菜炒的时候为了减少热量可不勾芡，或者做成凉拌也可。

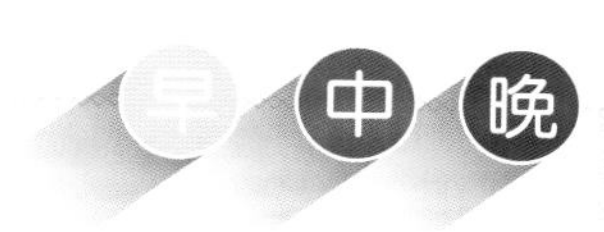

总热量……………520 千焦
碳水化合物……17.8 克
蛋白质……………12.4 克
脂肪………………1.6 克

材料

西蓝花……………200 克
菜花………………200 克
植物油……………适量
水淀粉……………适量
盐…………………适量

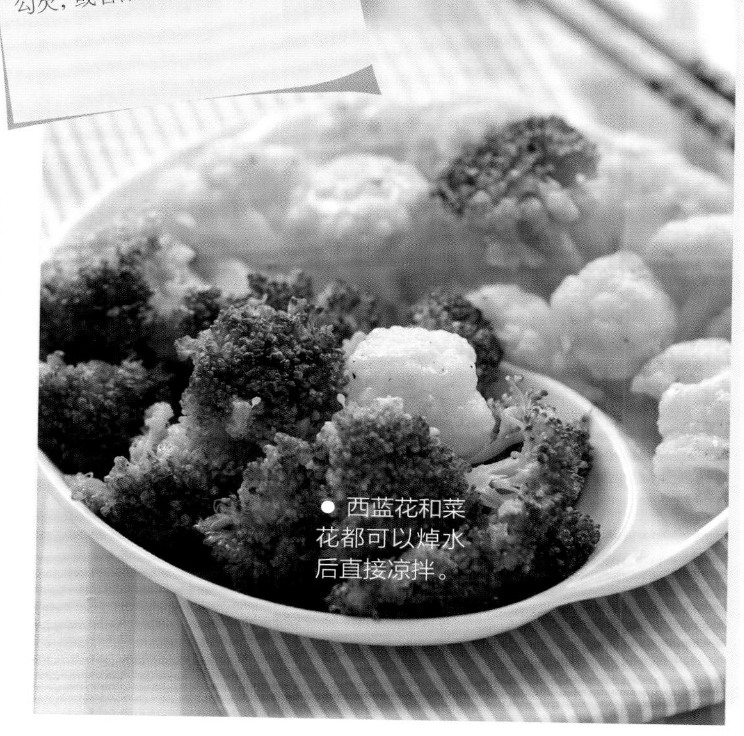
● 西蓝花和菜花都可以焯水后直接凉拌。

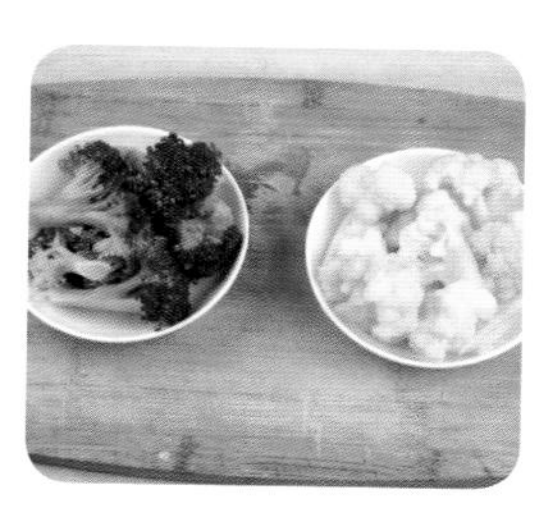
❶西蓝花、菜花洗净，切成小朵，分别用沸水焯一下，待用。

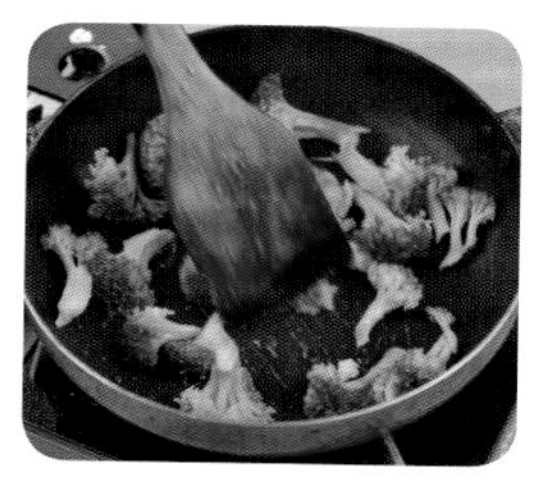
❷锅内放植物油，放入西蓝花翻炒片刻，用盐调味。

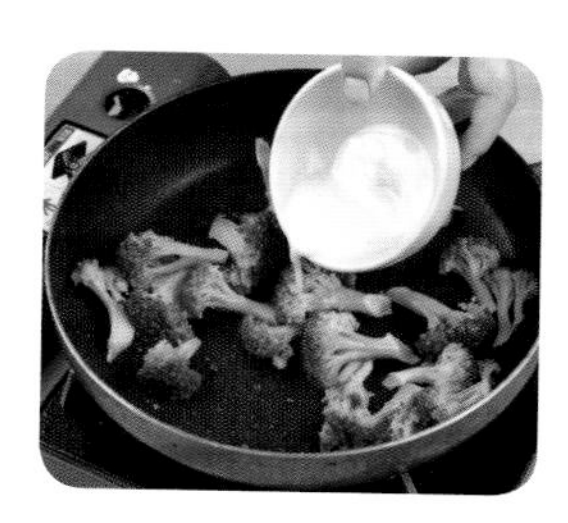
❸再用水淀粉勾芡，取出装盘。

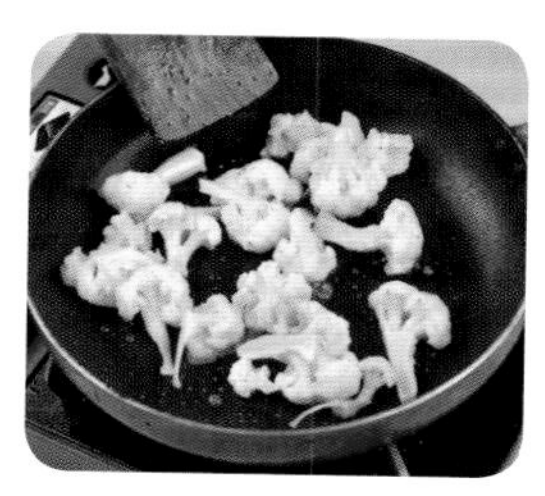
❹用同样的方法再将菜花炒熟，码入盘子的另一边即可。

平菇炒莴笋

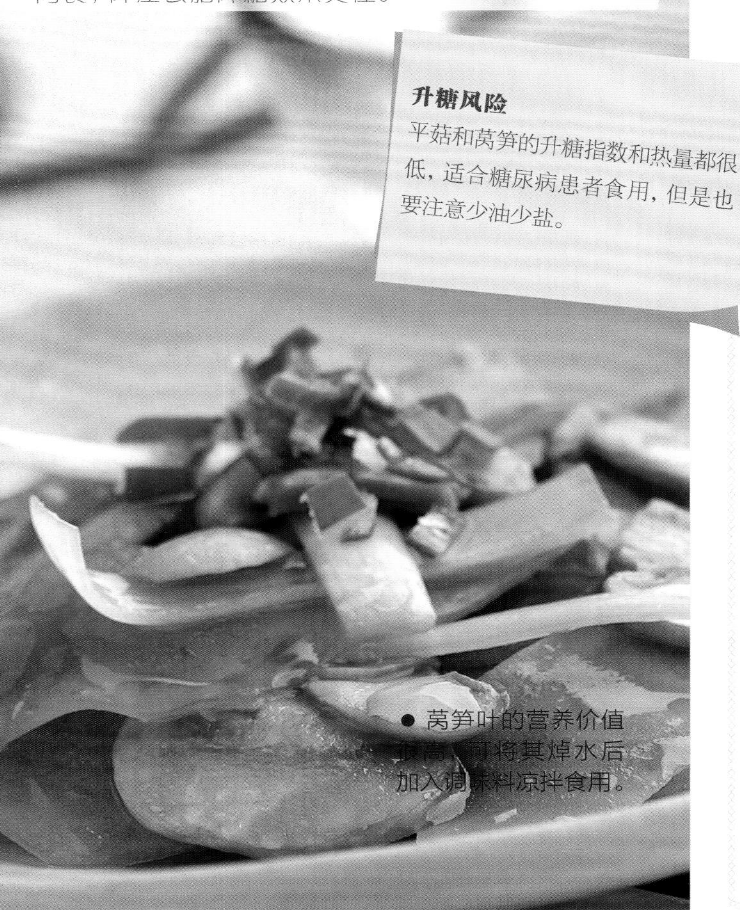

莴笋含有较多的烟酸。烟酸是胰岛素的激活剂，可改善患者糖的代谢功能。莴笋中的钾离子含量较为丰富，具有预防糖尿病并发症的作用。平菇中含有膳食纤维和木质素，可吸收余下的胆固醇、糖分，与莴笋同食，降压去脂降糖效果更佳。

升糖风险

平菇和莴笋的升糖指数和热量都很低，适合糖尿病患者食用，但是也要注意少油少盐。

● 莴笋叶的营养价值很高，可将其焯水后加入调味料凉拌食用。

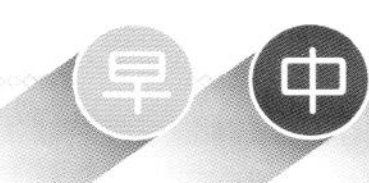

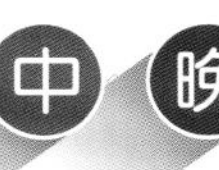

总热量 .... 326 千焦
碳水化合物 ....14.8 克
蛋白质 ....5.8 克
脂肪....................0.8 克

材料

平菇...................200 克
莴笋...................200 克
香油......................适量
葱 ....适量
姜 ....适量
盐 ....适量
植物油 ....适量
料酒......................适量

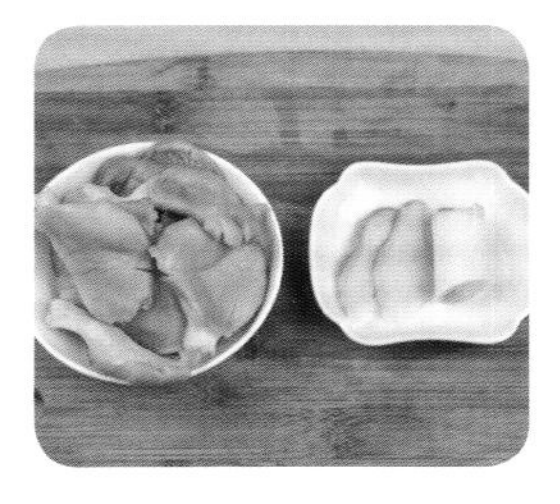

❶平菇去蒂洗净；葱、姜洗净，分别切段、片备用。

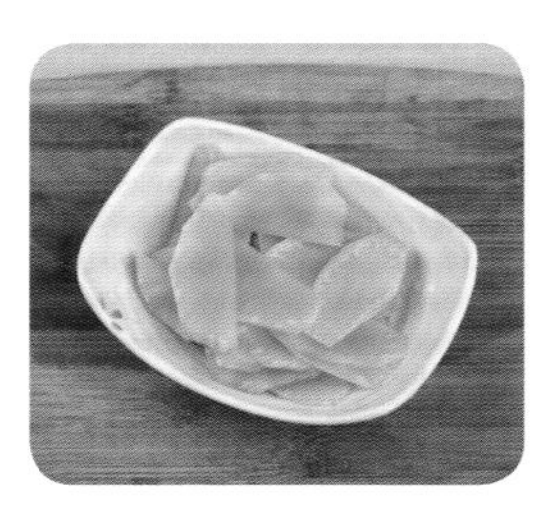

❷莴笋去外皮、叶，洗净切片，放入沸水中焯一下，捞出。

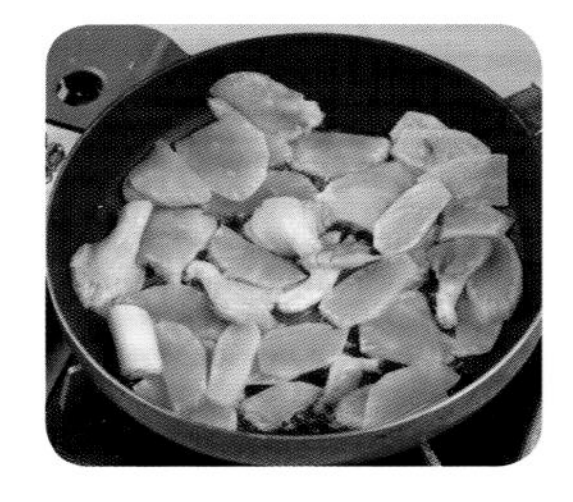

❸锅中放植物油烧至六成热，爆葱段、姜片，加莴笋片、平菇片翻炒。

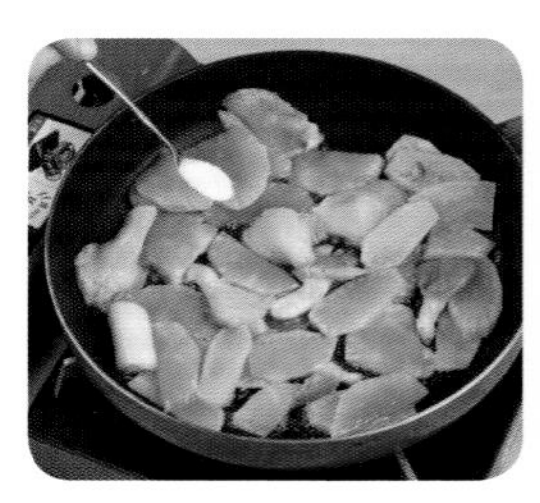

❹加入料酒、盐，淋上香油炒匀即可。

酪梨三丝

酪梨又称鳄梨，糖分极少，尝起来没有甜味，适合糖尿病患者食用。酪梨含有单不饱和脂肪酸，对2型糖尿病患者控制血糖有效。芹菜富含膳食纤维，能阻碍消化道对糖的吸收，有降血糖作用；芹菜的黄酮类物质，可促进糖在肌肉和组织中的转化。

升糖风险

糖尿病患者在食用这道菜的时候可少食海蜇，多食西芹和酪梨。

总热量……………900千焦
碳水化合物……17.2克
蛋白质……………5.8克
脂肪………………15.55克

材料

海蜇头……………50克
酪梨………………100克
芹菜………………100克
盐…………………适量
香油………………适量

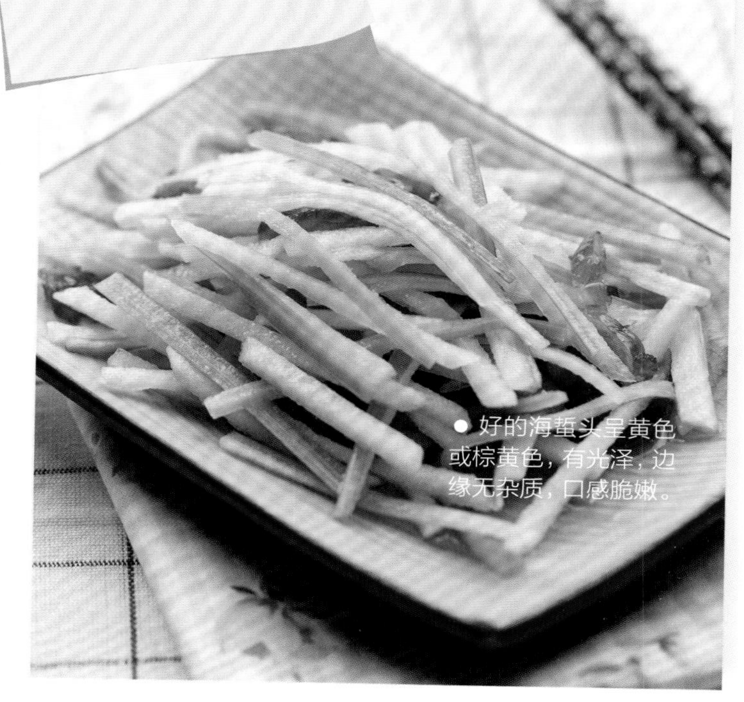

● 好的海蜇头呈黄色或棕黄色，有光泽，边缘无杂质，口感脆嫩。

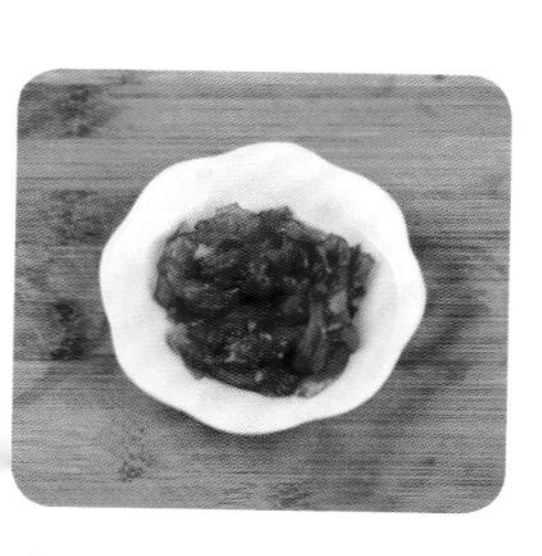

❶海蜇头用水泡三四个小时后切细丝。

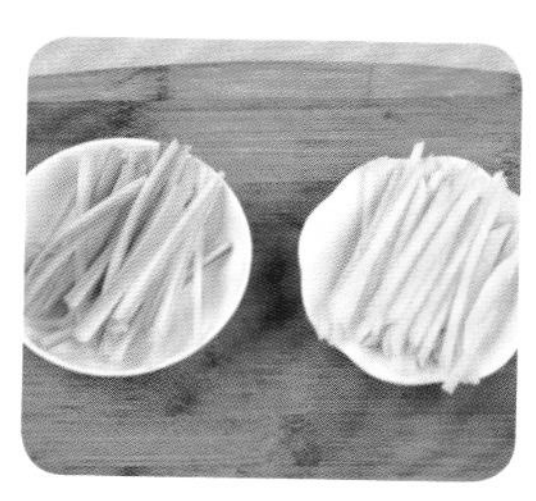

❷芹菜、酪梨洗净均切细丝。

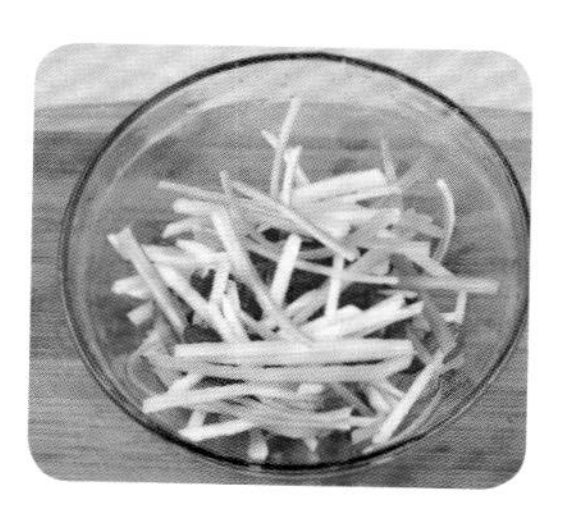

❸将海蜇丝、芹菜丝、酪梨丝放入同一个碗中。

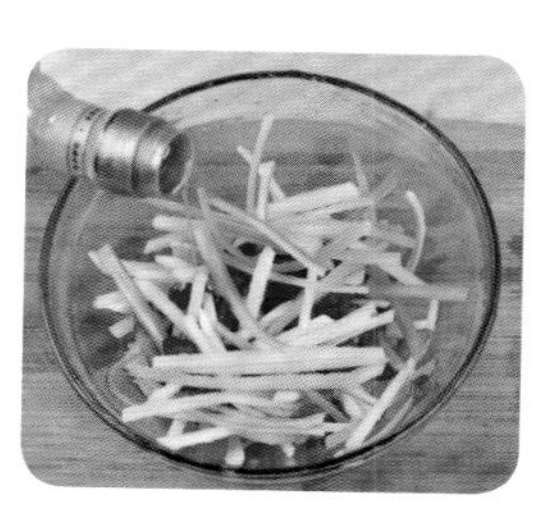

❹加入盐、香油拌匀即可。

山药枸杞煲苦瓜

苦瓜含一种类胰岛素物质，能使血液中的葡萄糖转换为热量，故被人称为“植物胰岛素”。山药与苦瓜同食，具有减肥、降血糖的功效。枸杞子中的枸杞多糖，能增强 2 型糖尿病患者胰岛素的敏感性，降低血糖水平，并能防止餐后血糖升高，提高糖耐量。

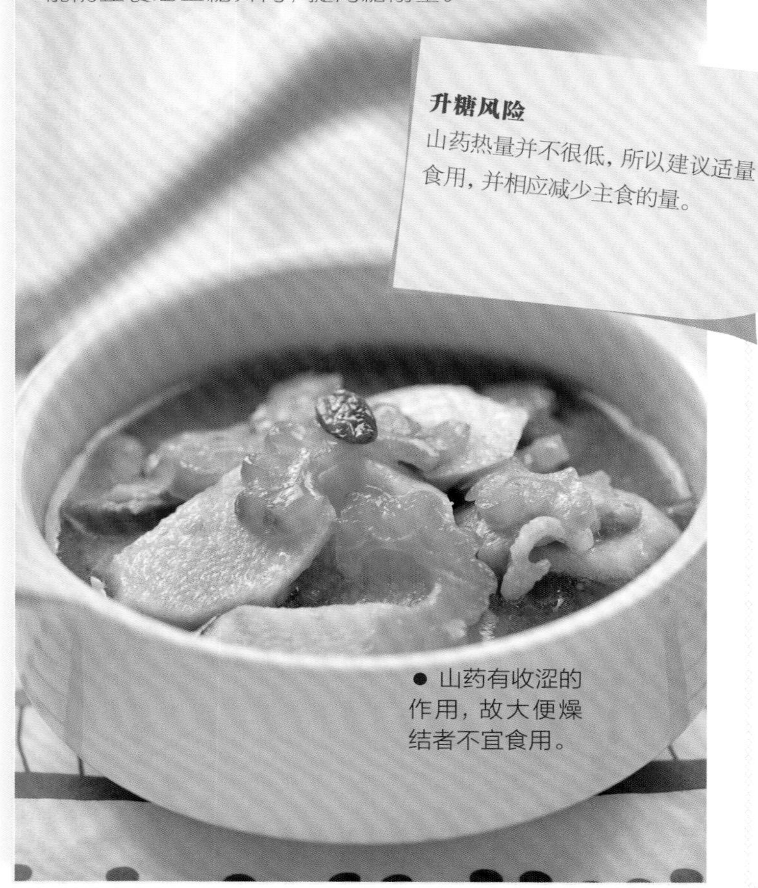

升糖风险

山药热量并不很低，所以建议适量食用，并相应减少主食的量。

● 山药有收涩的作用，故大便燥结者不宜食用。

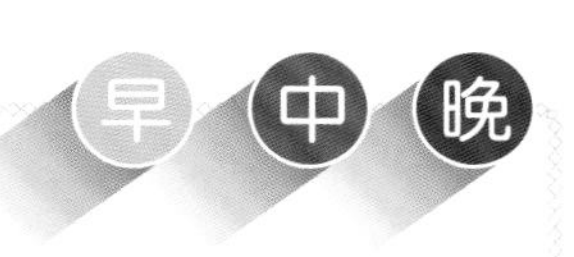

总热量 .... 464.5 千焦
碳水化合物 ....9.4 克
蛋白质 ....11.6 克
脂肪 ....3.25 克

材料

猪瘦肉 .... 50 克
苦瓜 .... 50 克
山药 ....50 克
枸杞子 ....适量
盐 ....适量
白胡椒 ....适量
葱 ....适量
姜 ....适量
鸡汤 ....适量
植物油 ....适量

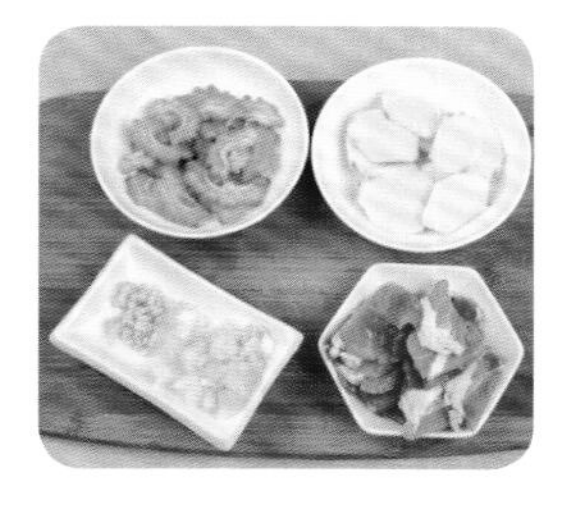

❶山药切片；苦瓜去皮、瓤，切片；猪瘦肉切片；葱、姜切末。

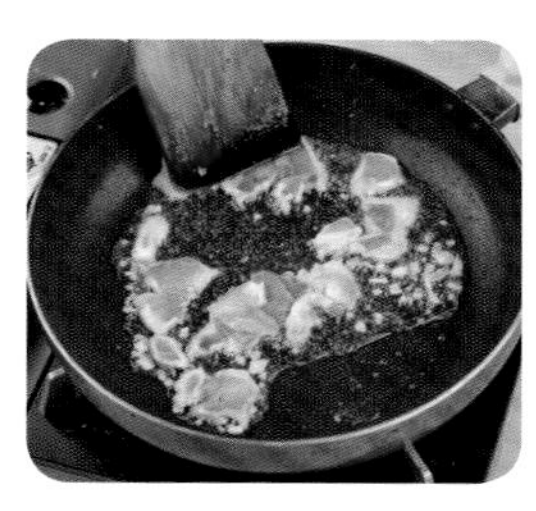

❷锅中放植物油烧至温热，肉片、葱姜末放入一起煸炒。

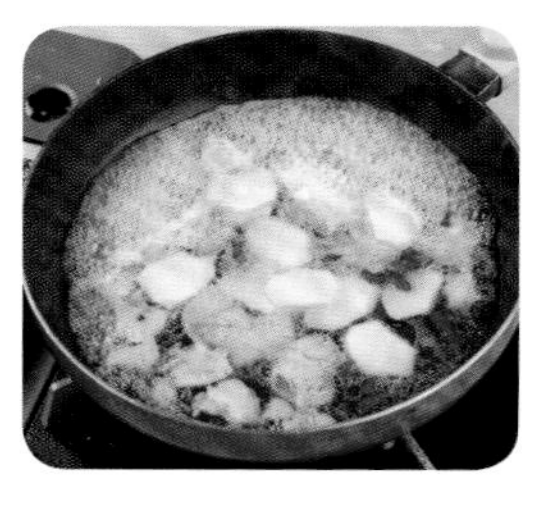

❸待炒出香味后加入适量鸡汤，放入山药片、枸杞子以及各种调料，用大火煮。

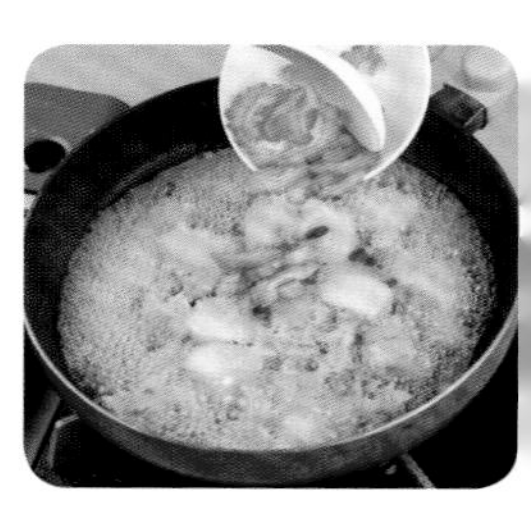

❹待水开后改用中火煮，10 分钟以后再放入苦瓜片翻炒片刻，即可。

蒜泥茄子 190 千焦

碳水化合物 10.8 克
蛋白质 2.0 克
脂肪 0.2 克

对糖尿病及并发症的益处：茄子脂肪和热量极低，适于糖尿病患者食用。茄子富含维生素 P，维生素 P 能增强细胞间的黏着力，对微血管有保护作用。蒜中硒含量较多，对人体胰岛素的合成可起到一定的作用。

材料

长茄子 200 克，蒜、青椒、葱、盐、陈醋、酱油、芝麻酱各适量。

做法

蒜、青椒切碎，葱切成葱花。茄子蒸熟后切成条状，加入其他材料拌匀即可。

升糖风险

蒜泥需 10 分钟氧化再食用，效果更佳。凉拌茄子是糖尿病患者很好的选择。

早
中
晚
可将晾凉的茄子用手撕成条，更入味。

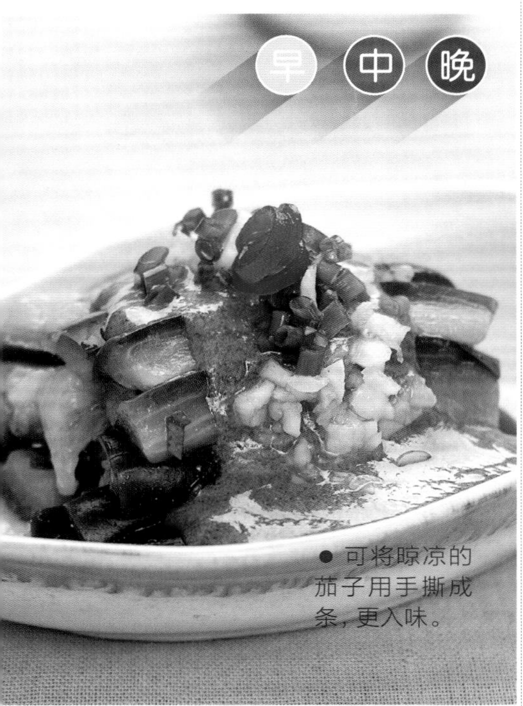

番茄酱拌西蓝花 346.5 千焦

碳水化合物 9.9 克
蛋白质 9.2 克
脂肪 1.5 克

对糖尿病及并发症的益处：番茄不仅热量低，还含有丰富的胡萝卜素、B 族维生素和维生素 C，尤其是维生素 P 的含量居蔬菜之冠，适合糖尿病患者每日进食。

材料

西蓝花 200 克，番茄酱 50 克。

做法

将西蓝花洗净、切好，焯熟，摆入盘中；加番茄酱入盘中，搅拌均匀即可。

升糖风险

这道菜升糖指数很低，营养丰富，适合糖尿病患者经常食用。

早
中
晚
焯水时水里加入少许油和盐，西蓝花不会变色。

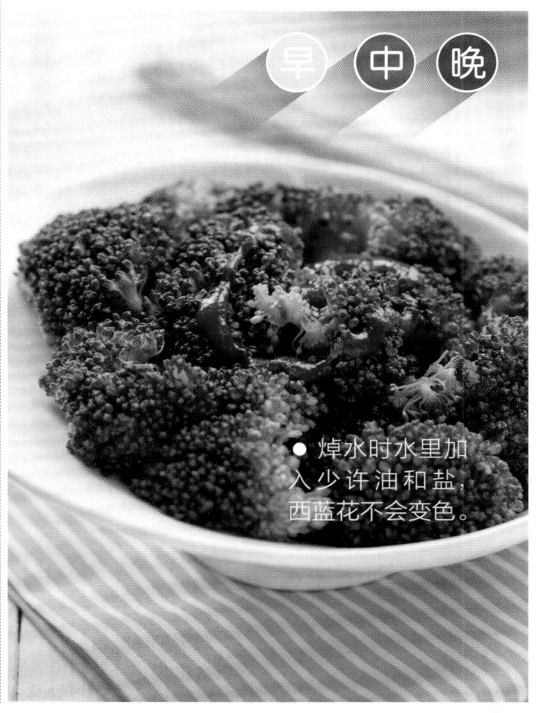

香菇青菜

香菇中含有较丰富的硒，能降低血糖，改善糖尿病症状。香菇中的天门冬素和天门冬氨酸，具有降低血脂、维护血管的功能，加上它含有丰富的膳食纤维，经常食用能降低血液中的胆固醇。青菜不但是低碳水化合物食品，还含有大量膳食纤维。

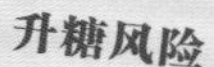

升糖风险

青菜需要快火炒出，可以更好地保留其营养成分，此菜需少放油，以降低升糖风险。

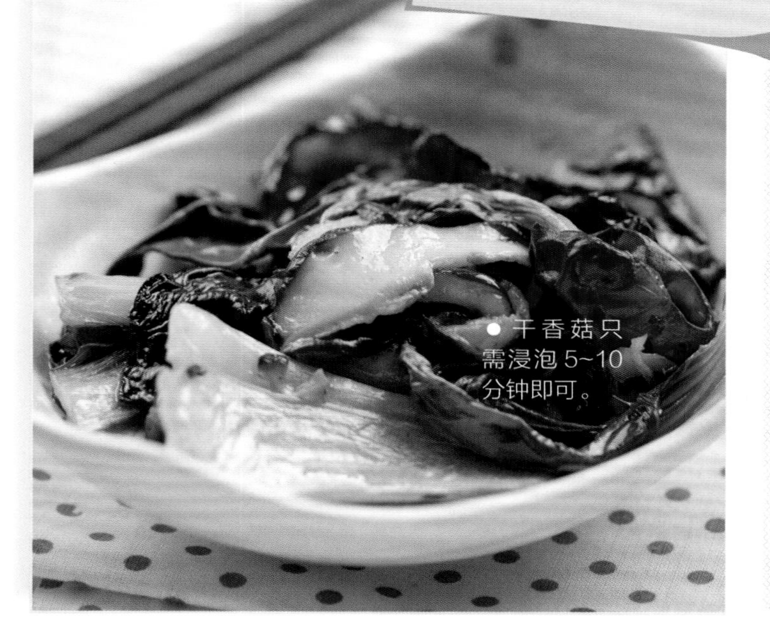

● 干香菇只需浸泡 5~10 分钟即可。

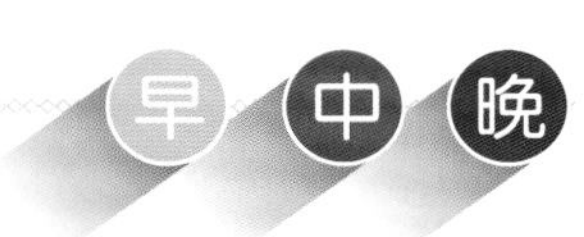

总热量	425 千焦
碳水化合物	18.8 克
蛋白质	7.3 克
脂肪	1.5 克

材料

香菇	100 克
青菜	200 克
木耳	100 克
植物油	适量
姜	适量
盐	适量

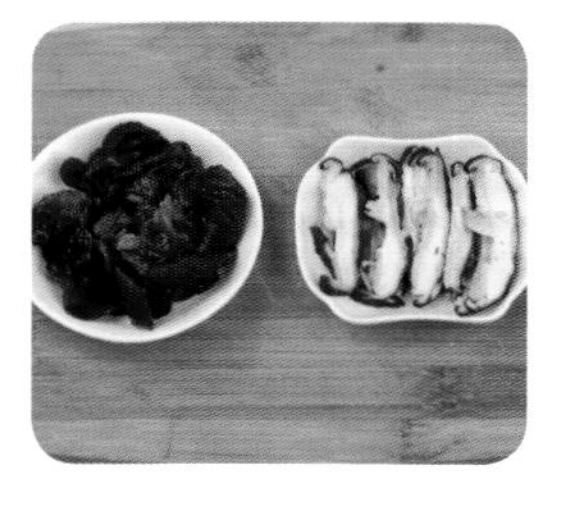

❶香菇、木耳洗净切片。

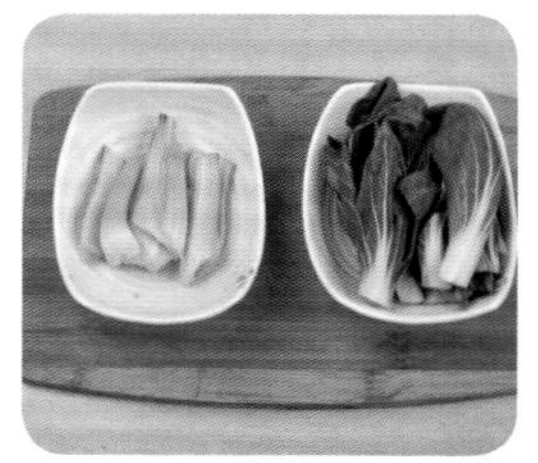

❷青菜洗净从中间切开，根部和叶子分开放置。

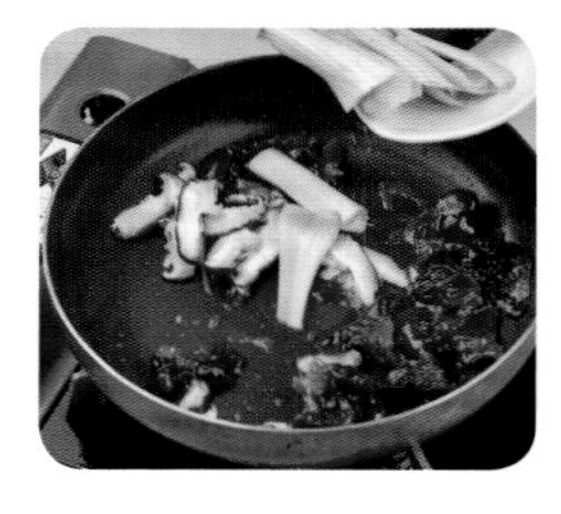

❸油锅烧热，放姜炒出香味，放木耳、香菇翻炒片刻，再放入青菜根部翻炒。

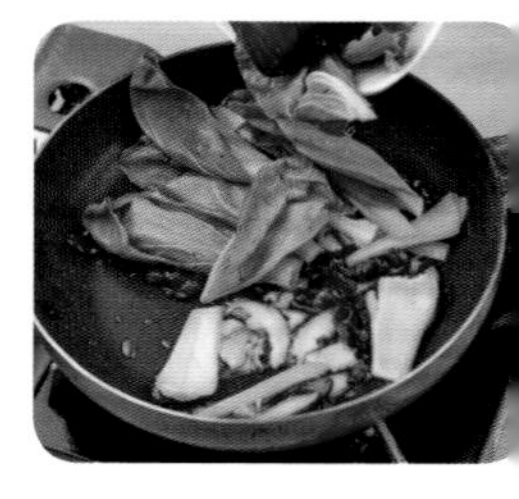

❹放盐调味，青菜根部颜色有点透明时，放青菜叶子，稍微翻炒几下即可。

姜汁豇豆

姜黄素是姜中的主要活性成分，姜黄素能降低血糖，并能减少糖尿病并发症。姜还可以改善糖尿病所伴随的脂质代谢紊乱，能激活肝细胞，缓解糖尿病性、酒精性脂肪肝。豇豆中含有烟酸，这是对糖尿病患者很重要的维生素，是天然的血糖调节剂。

升糖风险

豇豆的热量和升糖指数都比较低，但是其碳水化合物含量较高，食用后会转化为热量，所以这道菜需适量食用。

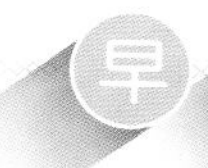

总热量 .... 405 千焦
碳水化合物 ....17.4 克
蛋白质 ....8.1 克
脂肪....................0.6 克

材料

长豇豆 ....300 克
姜 ....20 克
香油......................适量
醋 ....适量
盐 ....适量

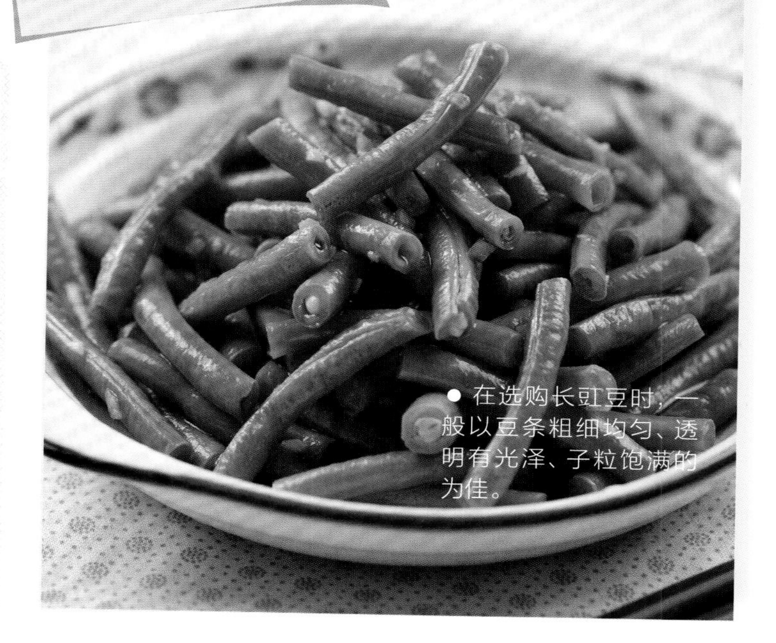

● 在选购长豇豆时，一般以豆条粗细均匀、透明有光泽、子粒饱满的为佳。

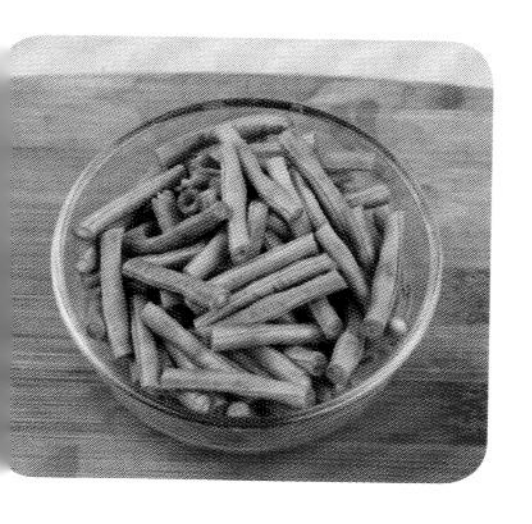

❶长豇豆洗净，去两端，切成6厘米长的段。

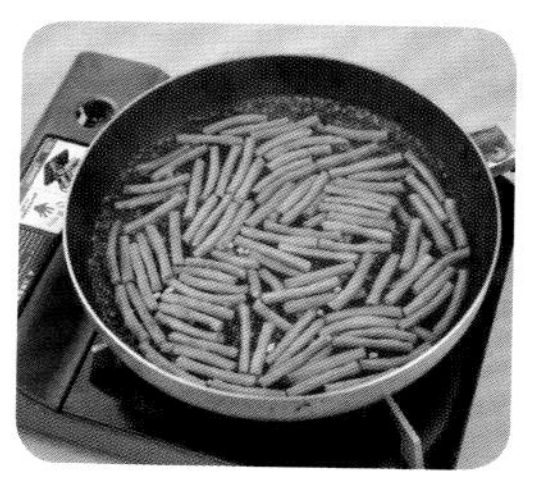

❷将豇豆段放入沸水汤锅烫至刚熟时捞起。

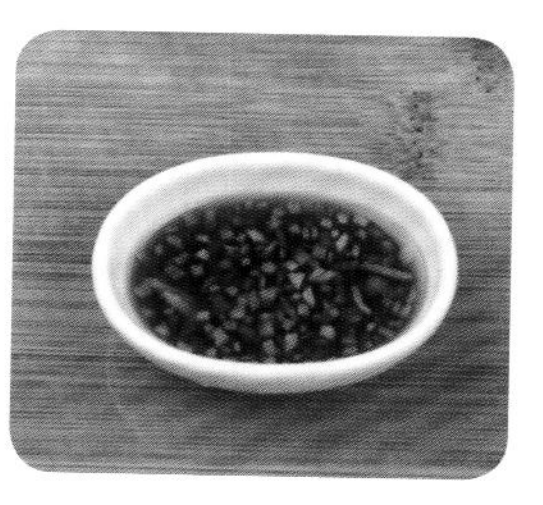

❸姜去皮，剁成姜末，和醋调成姜汁。

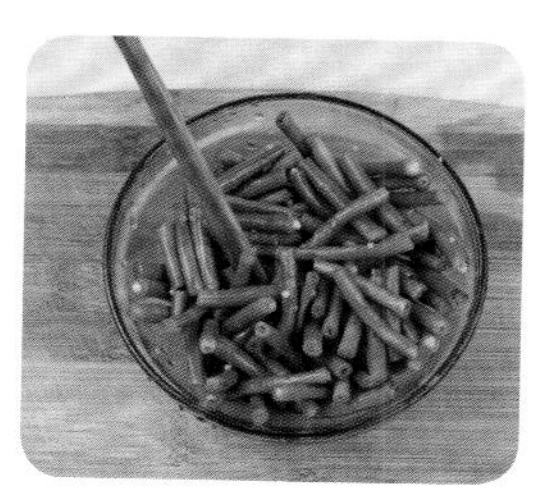

❹将豇豆、姜汁、盐倒入碗中，淋上香油，拌匀后装盘即成。

双菇豆腐

草菇所含淀粉量很少，并能减慢人体对碳水化合物的吸收，是糖尿病患者的理想食品。香菇中含有较丰富的硒，能降低血糖，改善糖尿病症状，是糖尿病患者的良好食品。香菇还有降压降脂的功效。双菇豆腐清淡咸香，营养丰富，是糖尿病患者的佳肴。

升糖风险

这道菜的热量和升糖指数偏高的主要原因是，北豆腐的热量和升糖指数较高，可以在原料中适当减少北豆腐的比例。

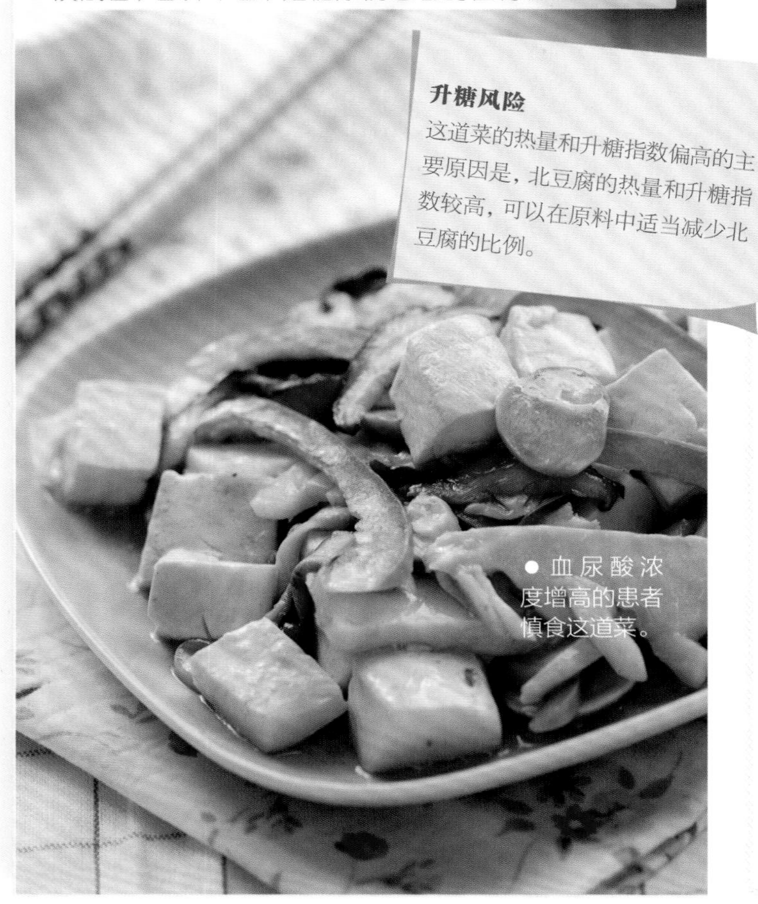

● 血尿酸浓度增高的患者慎食这道菜。

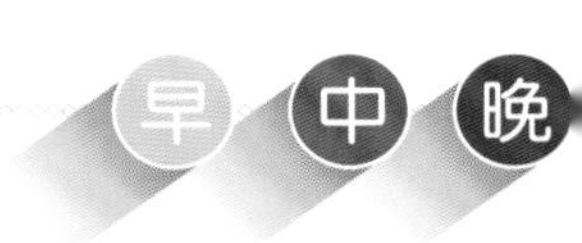

总热量	1076 千焦
碳水化合物	41.7 克
蛋白质	29.4 克
脂肪	10 克

材料

北豆腐	200 克
香菇	50 克
草菇	50 克
冬笋	50 克
青椒	50 克
水淀粉	适量
葱	适量
姜	适量
盐	适量
植物油	适量

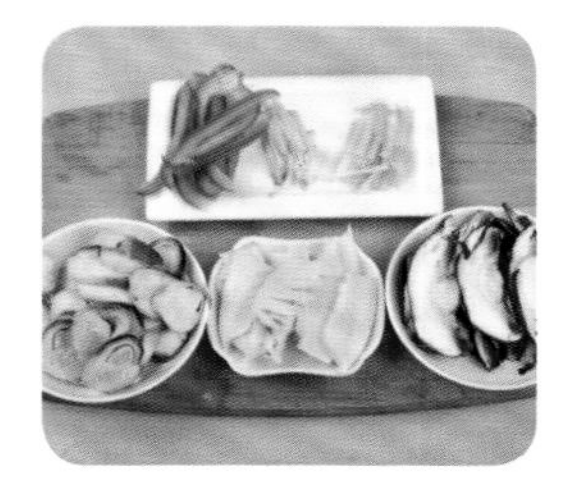

❶香菇、草菇、冬笋洗净切片；青椒洗净切丝；葱、姜切丝。

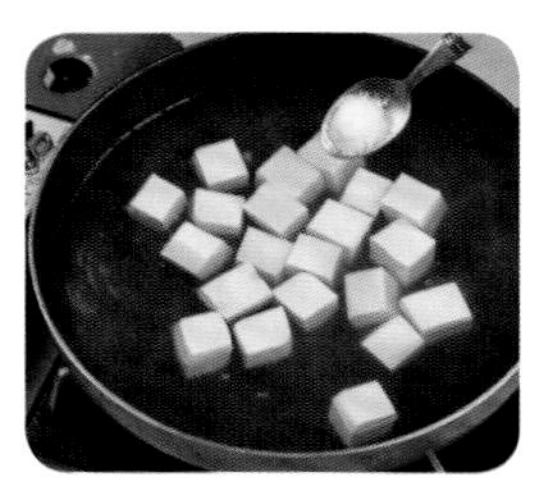

❷将北豆腐切丁，待锅中水烧开后加少许盐，下入豆腐焯烫，捞出备用。

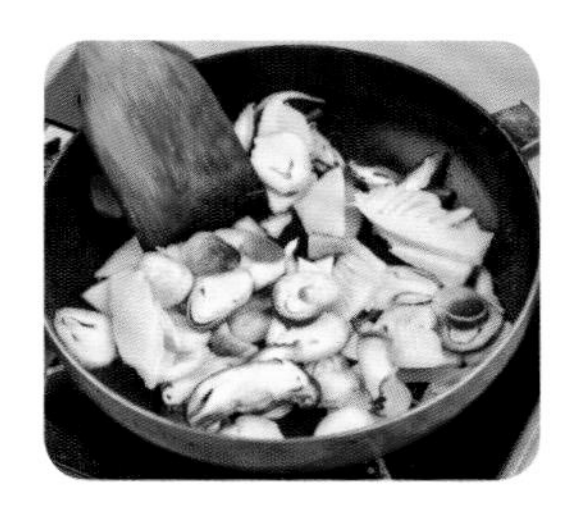

❸油锅烧热，下葱、姜煸香，依次加入香菇、冬笋、草菇翻炒。

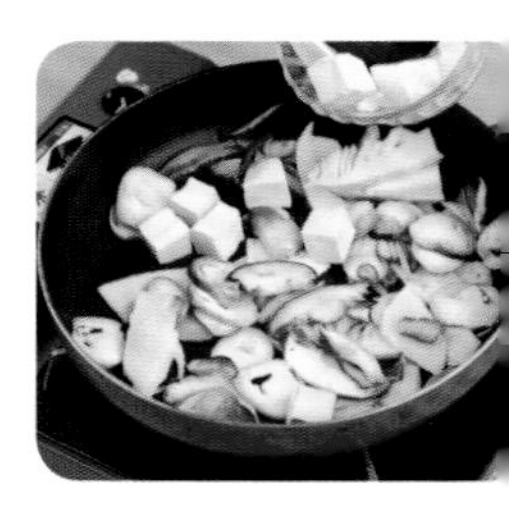

❹放入北豆腐，加清水烧制片刻；加盐青椒，淋水淀粉勾芡

素烧冬瓜

冬瓜含有的丙醇二酸具有利尿去湿的功效，还能抑制淀粉、糖类转化为脂肪，防止体内脂肪的堆积，尤其适合糖尿病、高血压患者食用。冬瓜润肠通便，可辅助治疗糖尿病并发便秘。冬瓜含有丙醇二酸，对预防血脂黏稠及由此导致的血压升高等疾病有利。

升糖风险

冬瓜的热量和升糖指数都很低，适合糖尿病患者食用，但需注意烧的时候少油少盐。

早 中 晚

总热量……156千焦
碳水化合物……7.8克
蛋白质……1.2克
脂肪……0.6克

材料

冬瓜……300克
清汤……适量
植物油……适量
葱……适量
水淀粉……适量
姜……适量
盐……适量

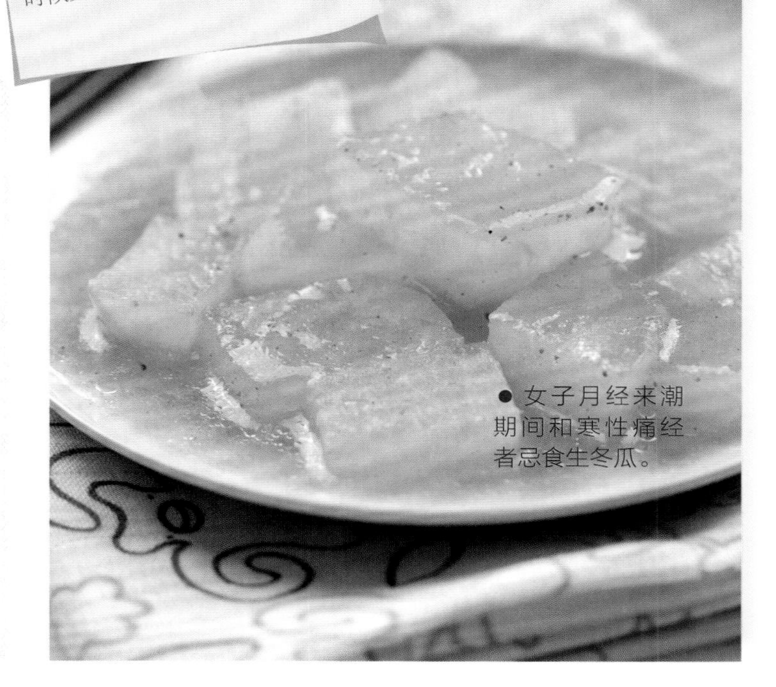

● 女子月经来潮期间和寒性痛经者忌食生冬瓜。

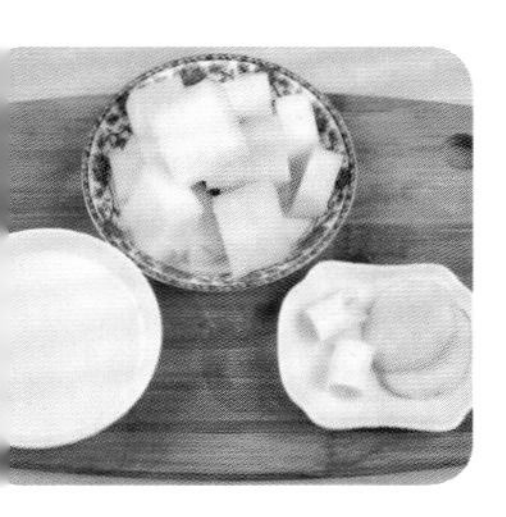

❶冬瓜去皮后切成2厘米厚，4厘米见方的块；姜切大片；葱切段。

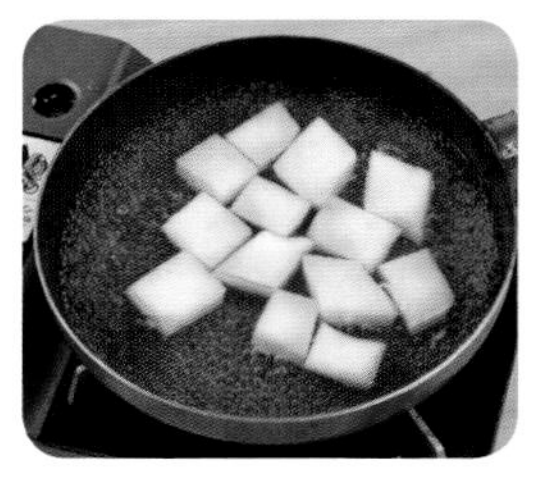

❷冬瓜块用沸水焯一下，待断生时捞出。

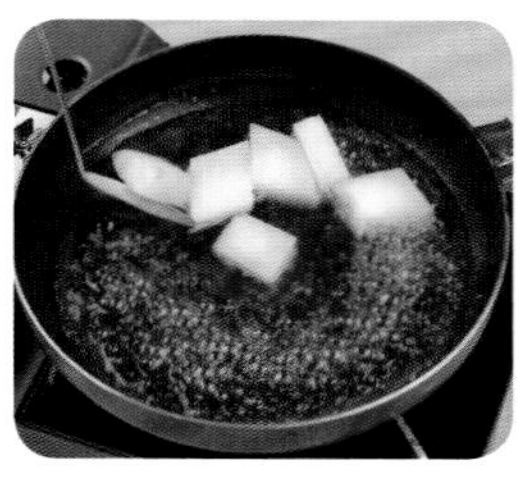

❸锅内放植物油烧热，姜片、葱段炒香，倒入清汤烧开，捞出葱、姜，放入冬瓜烧制。

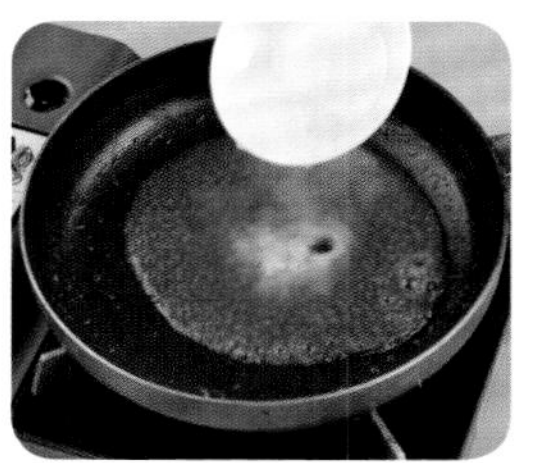

❹锅内余汁用水淀粉勾薄芡，加盐，淋在冬瓜上即成。

清炒魔芋丝

魔芋是高水分、高膳食纤维的食物，所含的大量膳食纤维在进入胃时可吸收糖类，直接进入小肠，在小肠内抑制糖类的吸收，有效降低餐后血糖。魔芋中的葡甘露聚糖，有吸收胆固醇的作用，使胆固醇浓度正常化，可有效降低血脂。

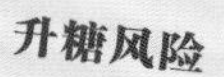

升糖风险

魔芋的热量不太高，主要是火腿将升糖风险拉高了，建议糖尿病患者慎吃火腿丝。

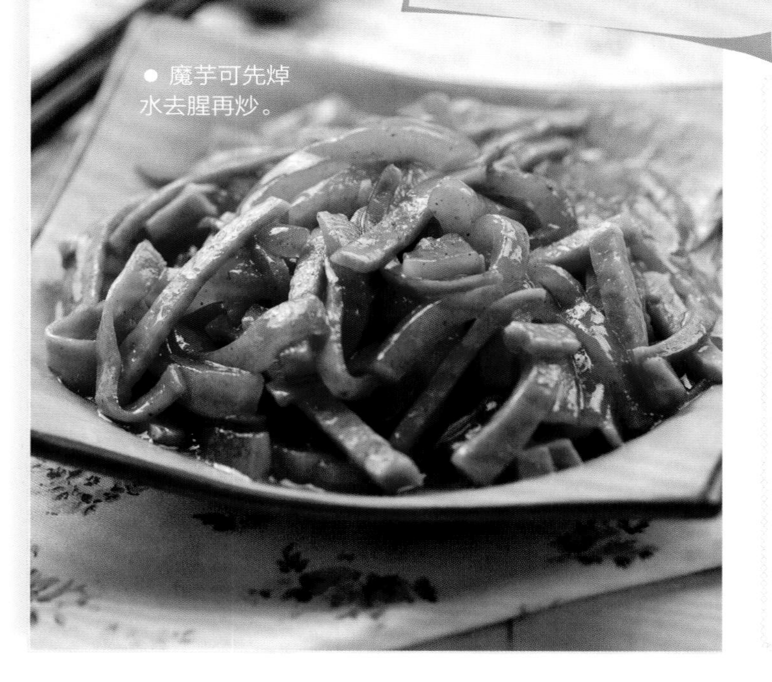

● 魔芋可先焯水去腥再炒。

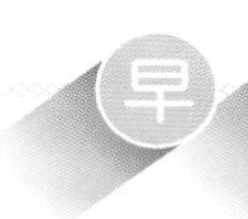

早 中 晚

总热量 ..... 225.91* 千焦
碳水化合物 .... 10.93* 克
蛋白质 .... 1.9* 克
脂肪 .... 3.04* 克

材料

魔芋 .... 300 克
火腿 .... 10 克
植物油 .... 适量
水淀粉 .... 适量
葱 .... 适量
姜 .... 适量
盐 .... 适量

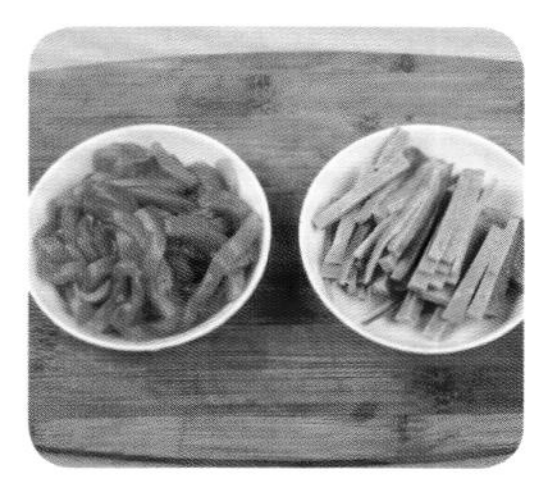

❶魔芋洗净切丝，火腿切丝。

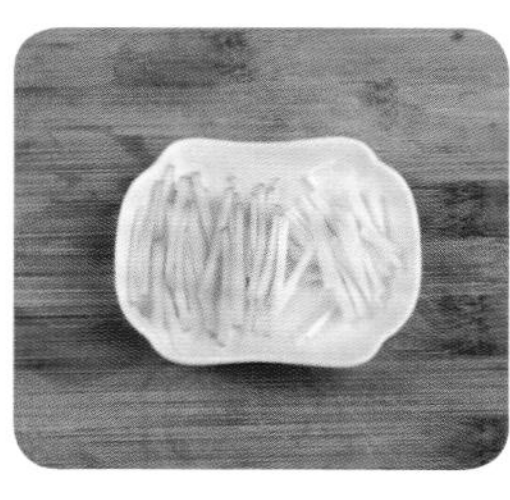

❷葱、姜洗净分别切丝备用。

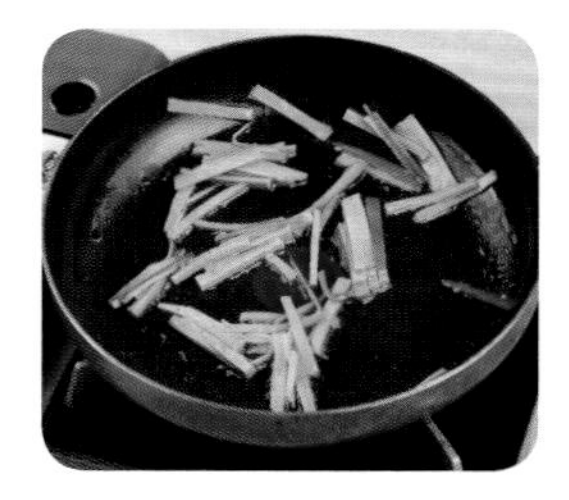

❸锅内倒植物油烧热，放入葱姜丝、火腿炒香。

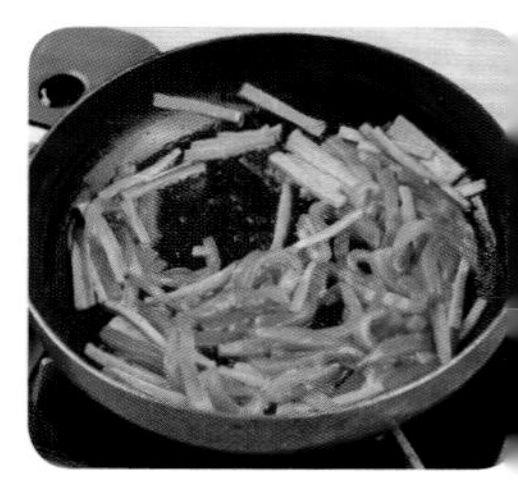

❹加入魔芋丝、盐炒入味，用水淀粉勾芡。

烧平菇

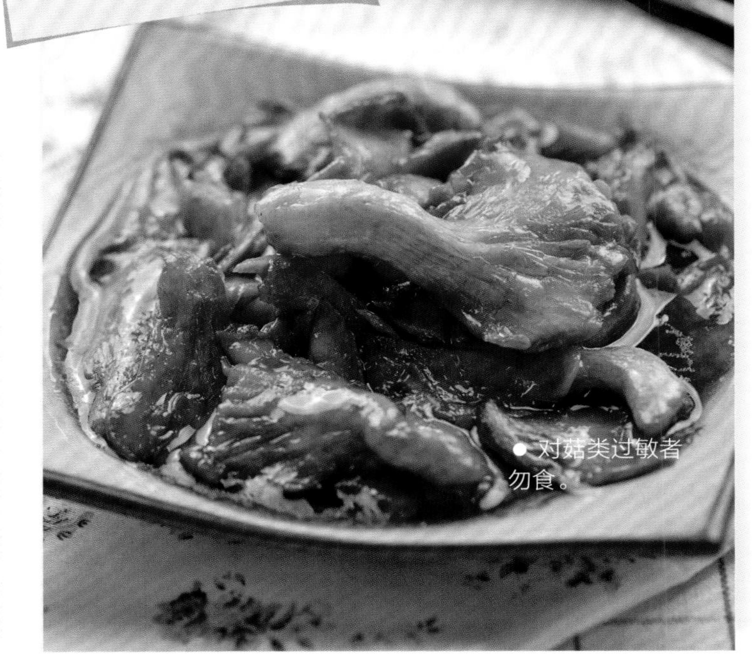

平菇中含有较丰富的硒，能降低血糖，改善糖尿病症状。香菇中的天门冬素和天门冬氨酸，具有降低血脂、维护血管的功能，加上它含有丰富的膳食纤维，经常食用能降低血液中的胆固醇，防止血管硬化，对防治脑出血及心脏病、肥胖症等老年病均有效。

升糖风险
平菇的热量比较低，但也应适量食用。

总热量 .... 303 千焦
碳水化合物 ....13.8 克
蛋白质 ....5.7 克
脂肪....................0.9 克

材料

平菇...................300 克
酱油......................适量
姜 ....适量
葱 ....适量
植物油 ....适量

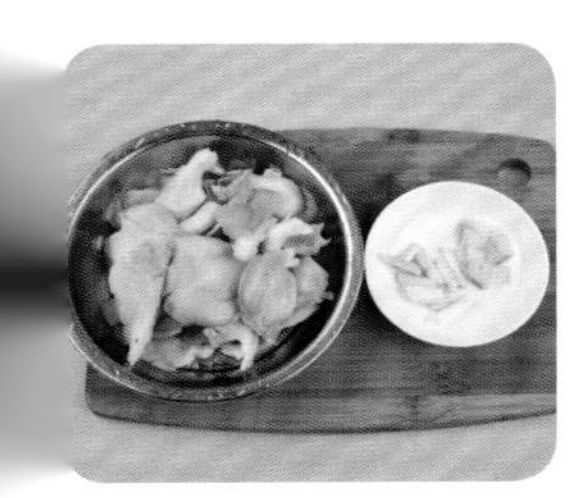

❶平菇去杂质，洗净；葱切小段，姜块拍松。

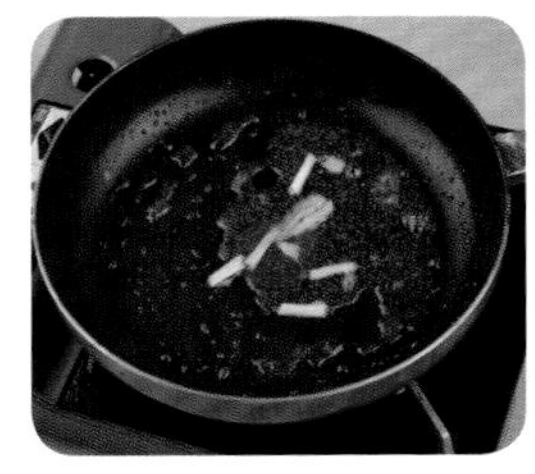

❷炒锅放植物油烧热，放入葱段、姜块炒香。

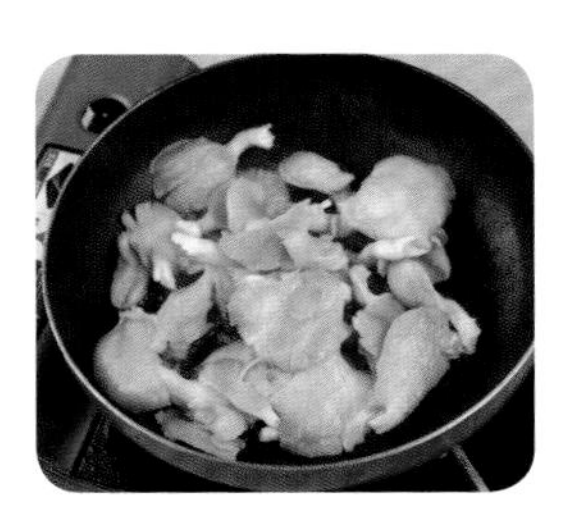

❸放入平菇，加酱油，烧沸后小火焖十分钟，大火收汁。

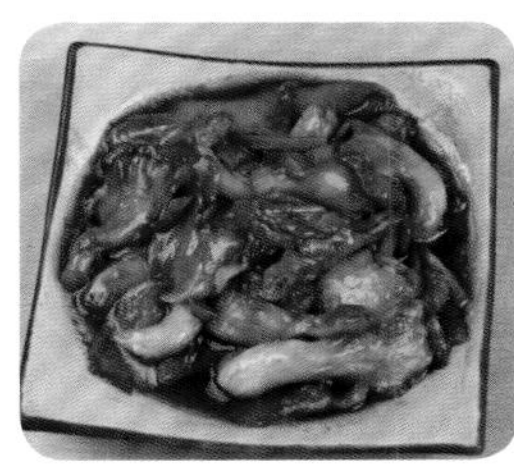

❹平菇装盘，浇上锅中汤汁即成。

凉拌豇豆

豇豆中含有烟酸，是天然的血糖调节剂，其所含磷脂更有促进胰岛素分泌，参加糖代谢的作用，是糖尿病患者的理想食品。豇豆中含有锰，锰是抗氧化剂的一种，能预防癌症和心脏病，预防更年期女性的骨质疏松症。

升糖风险

豇豆对糖尿病患者有诸多益处，但是其热量在蔬菜中偏高，需要适量食用。

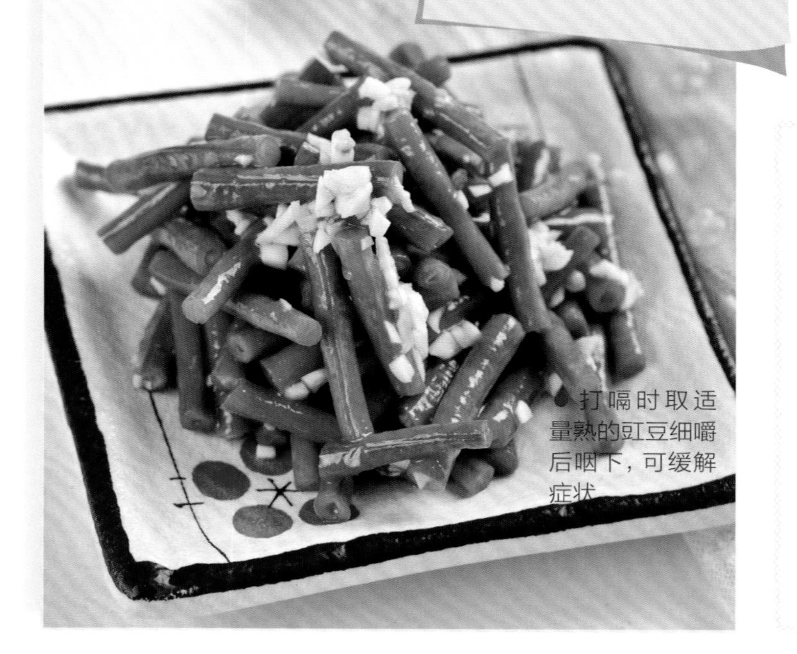

● 打嗝时取适量熟的豇豆细嚼后咽下，可缓解症状

总热量 .... 405 千焦
碳水化合物 ....17.4 克
蛋白质 ....8.1 克
脂肪....................0.6 克

材料

长豇豆 ....300 克
蒜末.......................适量
香油.......................适量
醋 ....适量
盐 ....适量

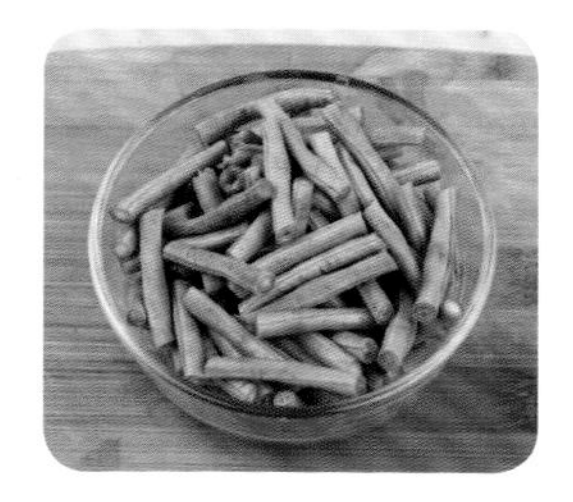

❶长豇豆洗净，去两端，切成6厘米长的段。

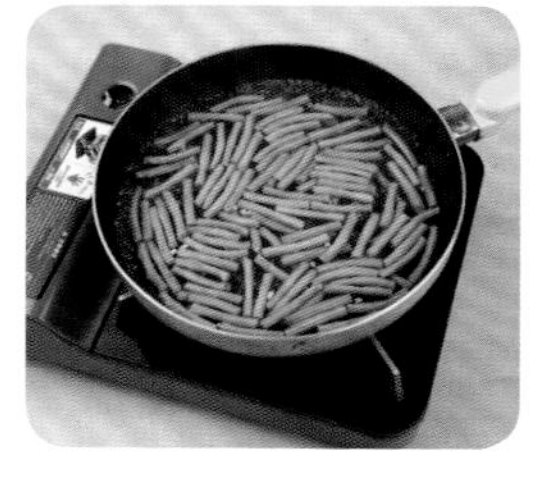

❷将豇豆段放入沸水汤锅烫至刚熟时捞起，晾凉。

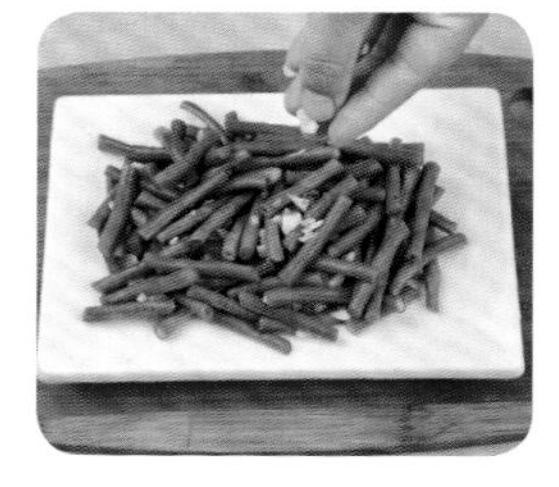

❸将豇豆倒入盘中，加上蒜末。

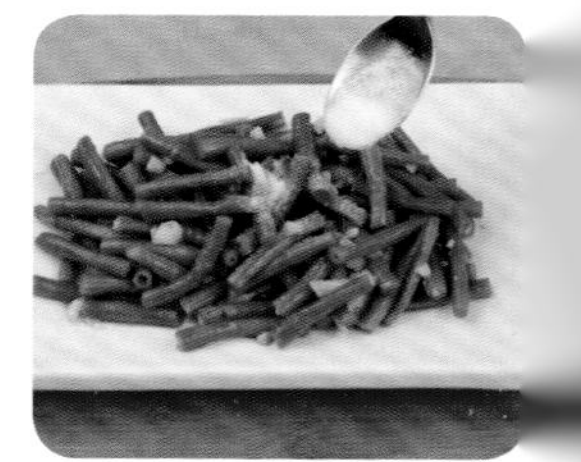

❹再加醋、盐、香油适量，拌匀即可食用。

木耳白菜

木耳中含有较多的银耳多糖，它对胰岛素降糖活性有明显作用，因此对糖尿病患者控制血糖有利。大白菜含较为丰富的维生素，能够清除糖尿病患者糖代谢过程中产生的自由基。大白菜能在人体内生成一种酶，可有效抑制癌细胞的生长和扩散。

升糖风险

木耳、大白菜的热量都很低，适合糖尿病患者经常食用。

早 中 晚

总热量 .... 241 千焦
碳水化合物 ....11.6 克
蛋白质 ....4.1 克
脂肪....................0.4 克

材料

木耳...................100 克
大白菜 ....200 克
植物油 .... 适量
水淀粉 .... 适量
花椒粉 .... 适量
葱段...................... 适量
盐 .... 适量
酱油...................... 适量
葱花...................... 适量

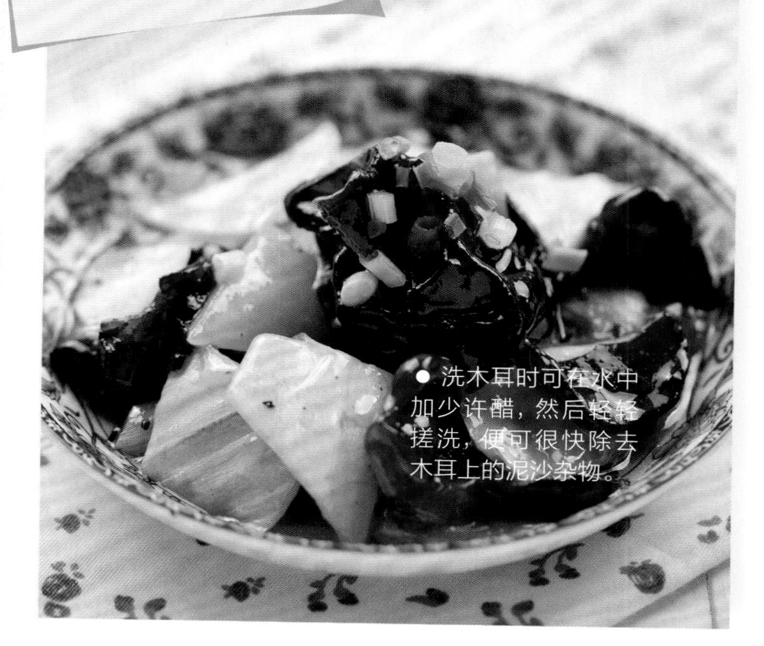

● 洗木耳时可在水中加少许醋，然后轻轻搓洗，便可很快除去木耳上的泥沙杂物。

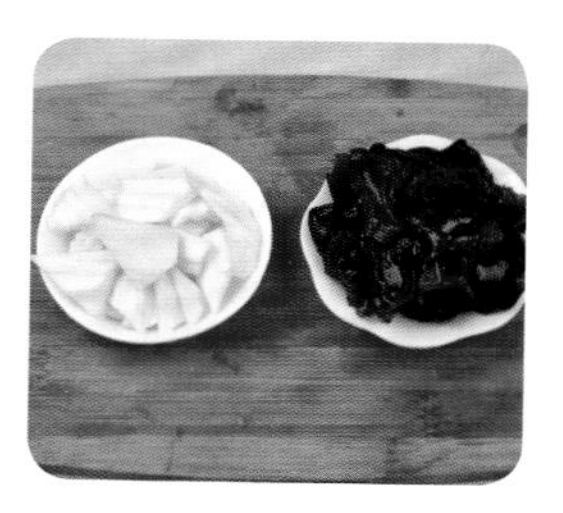

❶木耳洗净；大白菜选菜帮、菜心，去菜叶，洗净，将菜帮切成小斜片。

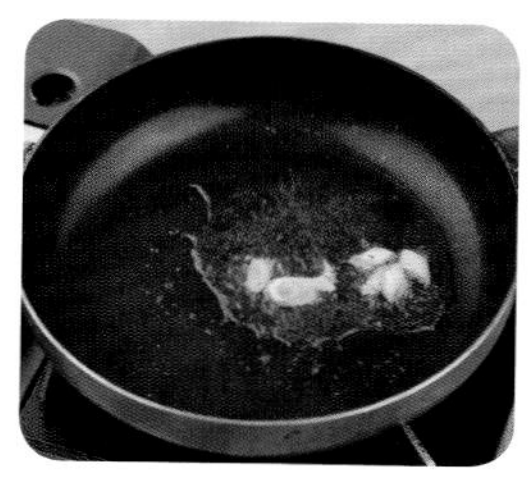

❷炒锅放植物油，加花椒粉、葱段炝锅。

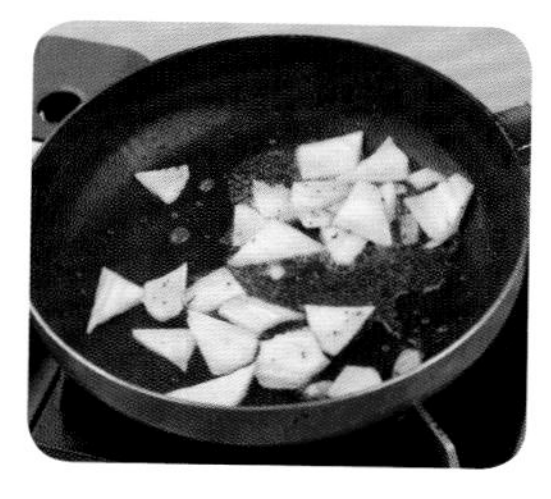

❸下白菜煸炒至油润透亮。

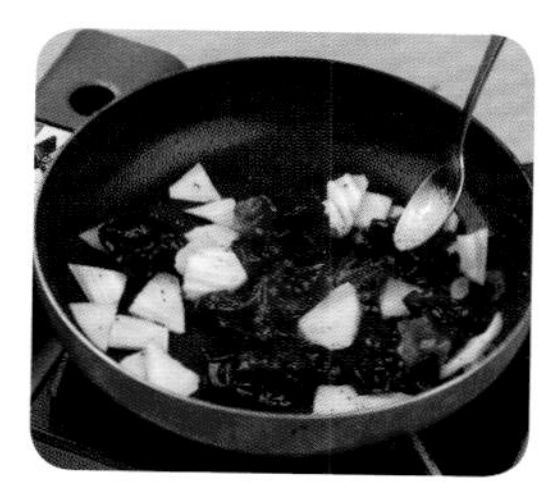

❹放入木耳，加酱油、盐适量煸炒，快熟时，用水淀粉勾芡出锅，撒上葱花，即可。

土豆拌海带丝

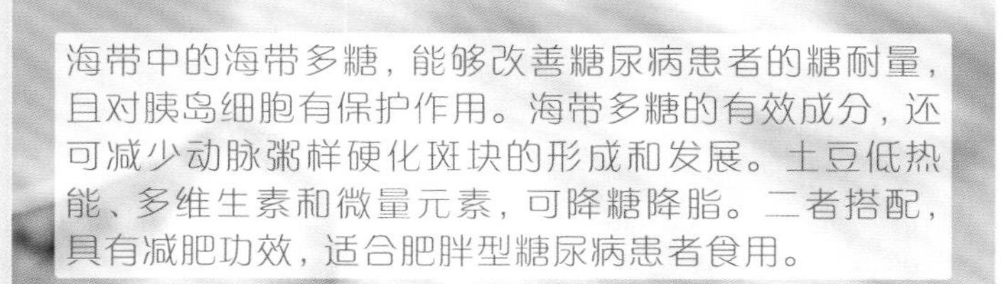

海带中的海带多糖，能够改善糖尿病患者的糖耐量，且对胰岛细胞有保护作用。海带多糖的有效成分，还可减少动脉粥样硬化斑块的形成和发展。土豆低热能、多维生素和微量元素，可降糖降脂。二者搭配，具有减肥功效，适合肥胖型糖尿病患者食用。

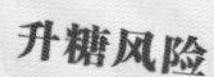

升糖风险

土豆拌海带丝虽然是凉菜，但是其碳水化合物含量高，所以建议适量食用，并相应减少主食的量。

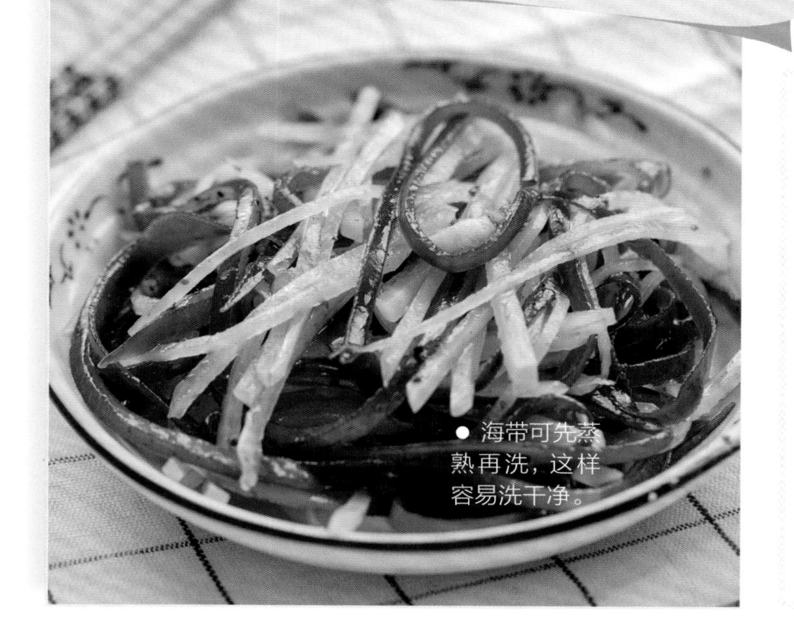

● 海带可先蒸熟再洗，这样容易洗干净。

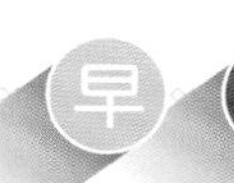
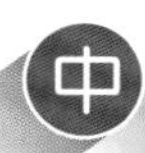

早 中 晚

总热量 .... 433 千焦
碳水化合物 ....21.4 克
蛋白质 ....4.4 克
脂肪....................0.4 克

材料

鲜海带 ....200 克
黄皮土豆............100 克
辣椒油 ....适量
蒜 ....适量
醋 ....适量
盐 ....适量

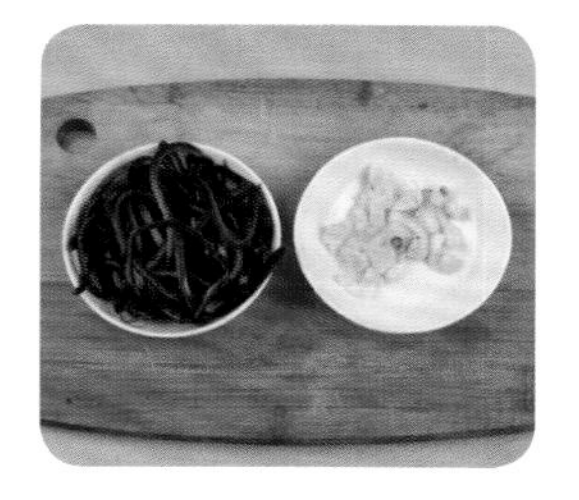

❶蒜去皮洗净剁成末，鲜海带洗净后切成丝。

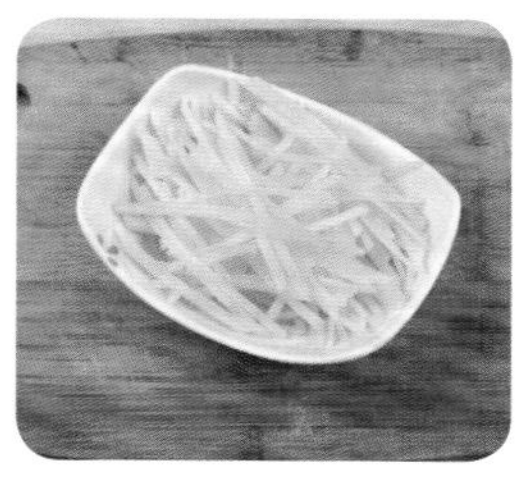

❷黄皮土豆洗净去皮后切成丝，放入沸水锅中焯一下。

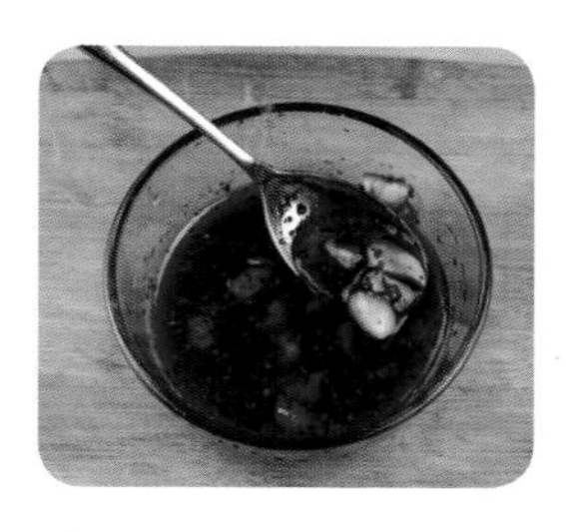

❸蒜末、醋、盐和辣椒油同放一碗内调成调味汁。

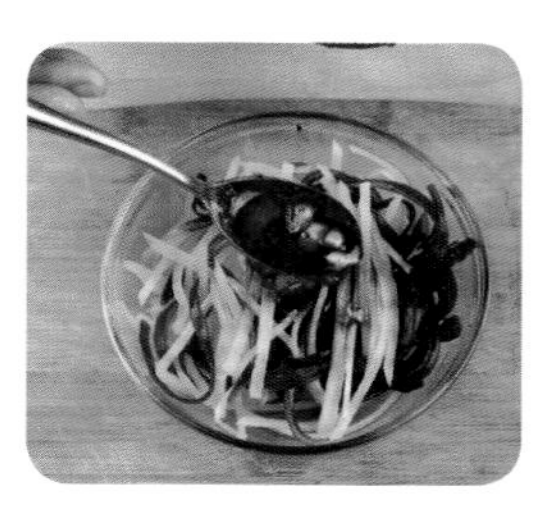

❹将调味汁浇入土豆丝和海带丝中，拌匀即成。

苦瓜芦笋

芦笋所含的香豆素有降低血糖的作用。芦笋中的铬含量高，这种微量元素可以调节血液中脂肪与糖分的浓度。苦瓜含有叶酸，搭配富含铁的芦笋食用，能使皮肤恢复血色，对治疗贫血、消除疲劳很有帮助。

升糖风险

芦笋、苦瓜的热量和升糖指数都很低，比较适合糖尿病患者，可经常食用。

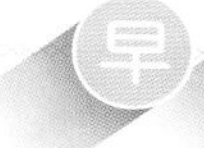

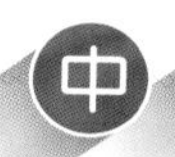

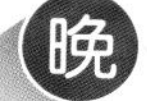

总热量 .... 275 千焦
碳水化合物 ....14.7 克
蛋白质 ....3.4 克
脂肪....................0.3 克

材料

苦瓜...................200 克
芦笋...................100 克
蒜 ....适量
盐 ....适量
植物油 ....适量

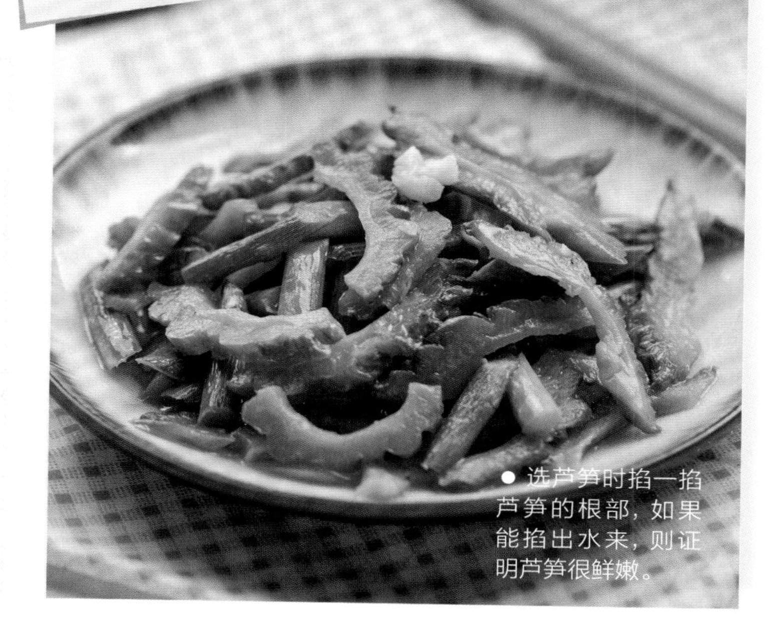

● 选芦笋时掐一掐芦笋的根部，如果能掐出水来，则证明芦笋很鲜嫩。

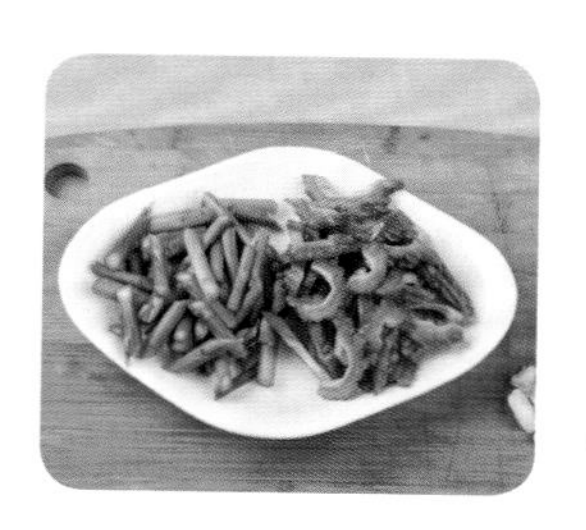

❶苦瓜洗净，切片；芦笋洗净，切斜段；蒜去皮，切末。

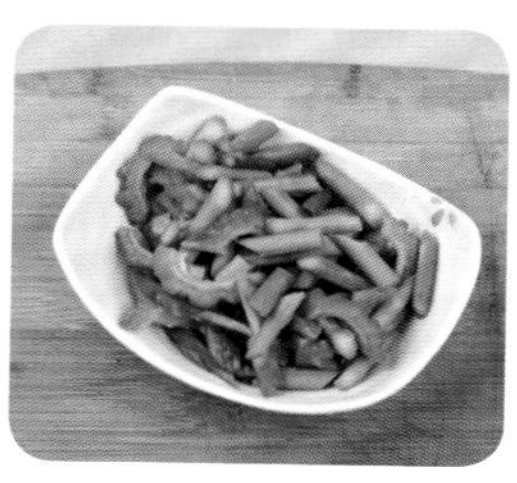

❷将苦瓜、芦笋分别焯一下，放入冷水中冷却，捞出沥干水分。

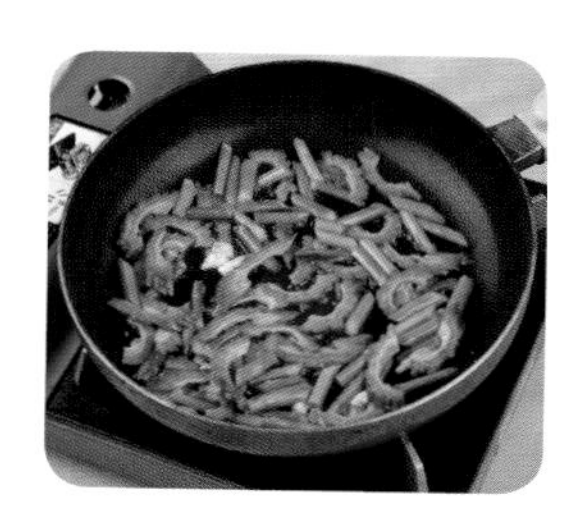

❸锅内放入植物油烧热，爆香蒜末，放入苦瓜和芦笋翻炒。

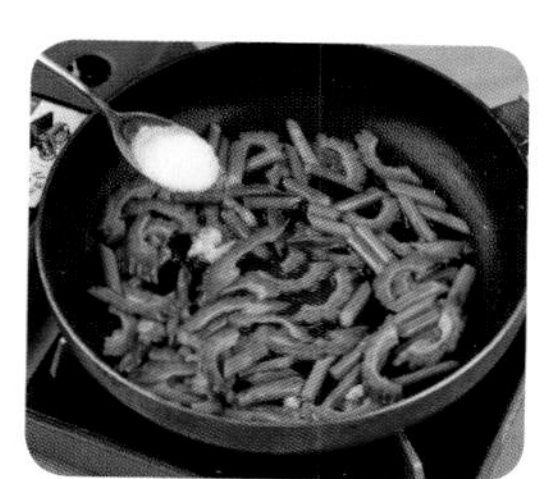

❹加入盐翻炒片刻，待菜炒熟，装盘即可。

莴笋炒山药 339.5 千焦

碳水化合物 16.9 克
蛋白质 3.65 克
脂肪 0.4 克

对糖尿病及并发症的益处：山药、莴笋都是含钾丰富的食品。莴笋中无机盐、维生素含量较丰富，尤其是含有较多的烟酸。烟酸是胰岛素的激活剂，糖尿病患者经常吃些莴笋，可改善糖代谢功能。

材料

山药50克，莴笋200克，胡萝卜50克，盐、胡椒粉、植物油各适量。

做法

山药、莴笋、胡萝卜分别洗净，去皮，切长条，用水焯一下；锅内入植物油烧热，放入原料，加其他调料炒匀即可。

升糖风险

山药的热量并不很低，所以建议适量食用，并相应减少主食的量。

早
中
晚
● 莴笋一旦不新鲜，它的杆会比较柔软，需注意。

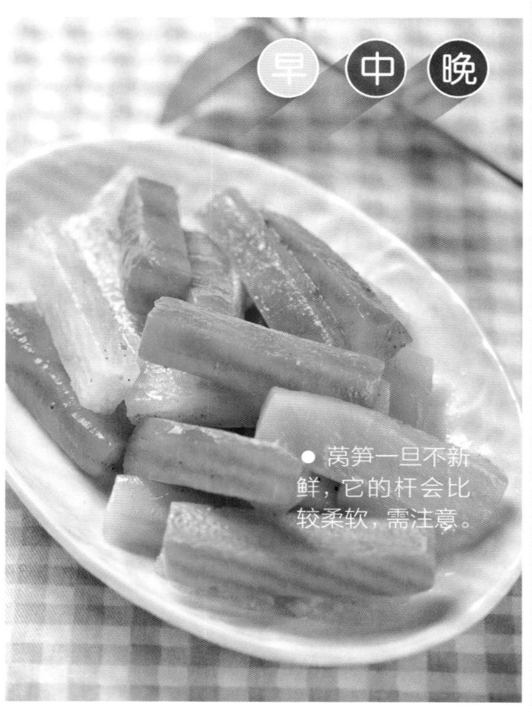

蒜姜拌菠菜 232 千焦

碳水化合物 9 克
蛋白质 5.2 克
脂肪 0.6 克

对糖尿病及并发症的益处：菠菜中含有较多的胡萝卜素及铬等微量元素，能稳定血糖。菠菜含有大量的膳食纤维，利于排出肠道中的有毒物质，润肠通便，对糖尿病并发便秘患者有益。

材料

菠菜200克，姜、蒜、香油、芝麻、盐、醋各适量。

做法

菠菜洗净切段；蒜、姜切末；菠菜稍焯；将蒜、姜、香油、芝麻、盐、醋淋在菠菜上即可。

升糖风险

蒜姜汁拌菠菜所含的热量很低，可以吃几粒花生或者喝一些牛奶，能预防糖类物质摄入过少而引发低血糖反应。

早
中
晚
● 菠菜所含草酸与钙盐能结合成草酸钙结晶，故肾炎和肾结石患者不宜食用。

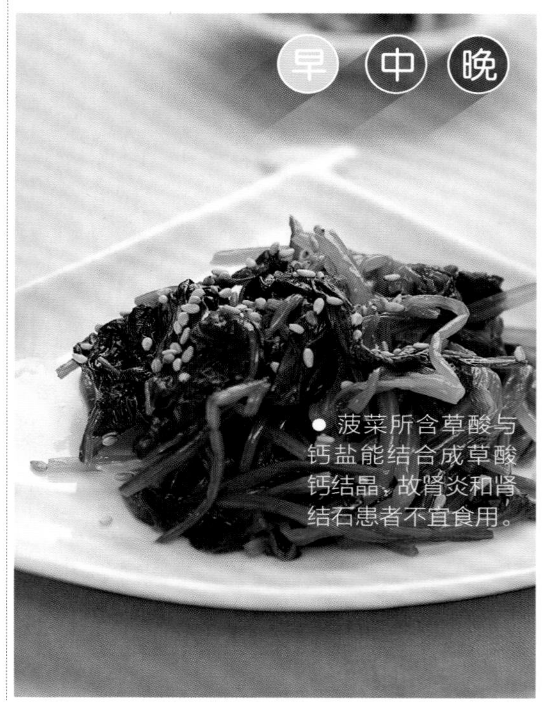

麻婆猴头菇

猴头菇所含的猴头菇多糖具有明显的降血糖功效。猴头菇含有的不饱和脂肪酸，有利于血液循环，能降低血液中胆固醇含量，有利于高血压、心血管疾病的治疗，是糖尿病性心血管疾病患者的理想食品。

升糖风险

猴头菇的热量和升糖指数很低，适合糖尿病患者食用，不过糖尿病患者不适宜吃太多辛辣的食物，这道菜可适当减少辣椒、花椒等的量。

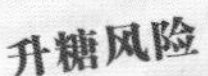

总热量……264 千焦
碳水化合物……14.7 克
蛋白质……6 克
脂肪……0.6 克

材料

猴头菇……300 克
植物油……适量
酱油……适量
淀粉……适量
葱……适量
姜……适量
红辣椒……适量
花椒粉……适量
盐……适量

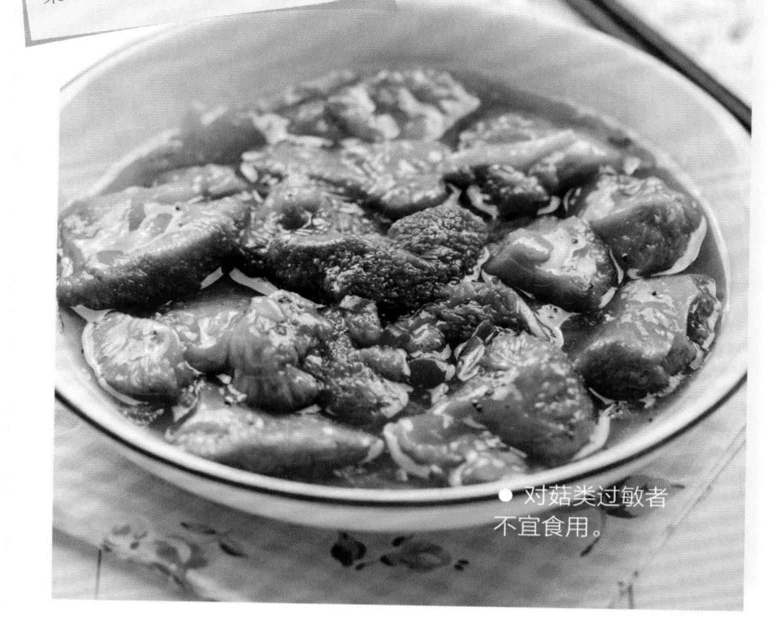

● 对菇类过敏者不宜食用。

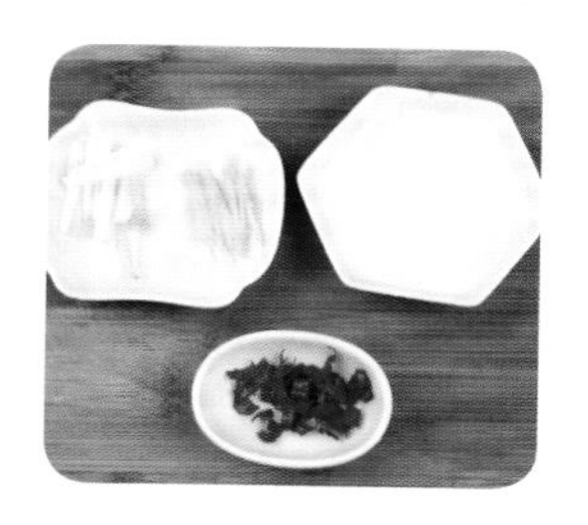

❶葱、姜切丝；淀粉放碗内加水调成水淀粉；红辣椒去子，切成末。

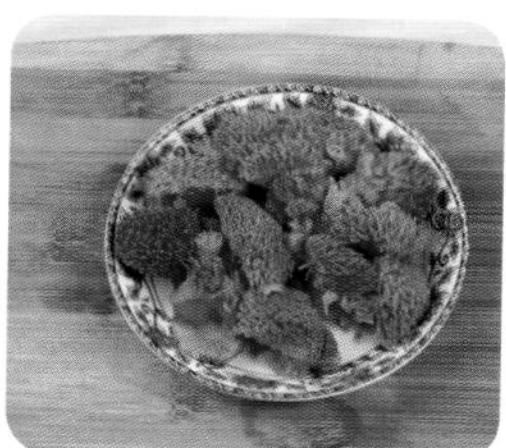

❷猴头菇去蒂，洗净切成小块，加水和葱、姜丝煮 5 分钟，捞出控水。

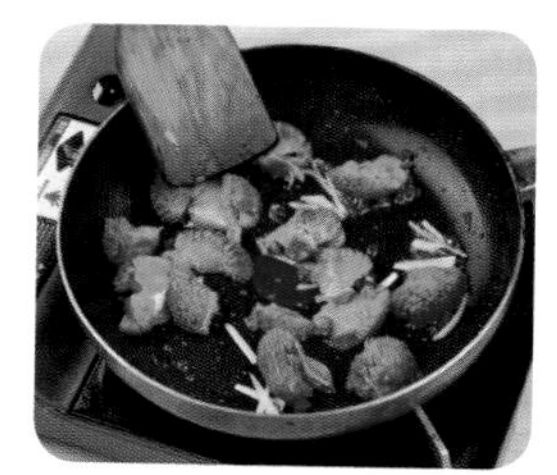

❸油锅烧热，下葱、姜、辣椒炝锅，放猴头菇略炒，加水烧开，再加酱油、盐，小火煮 5 分钟。

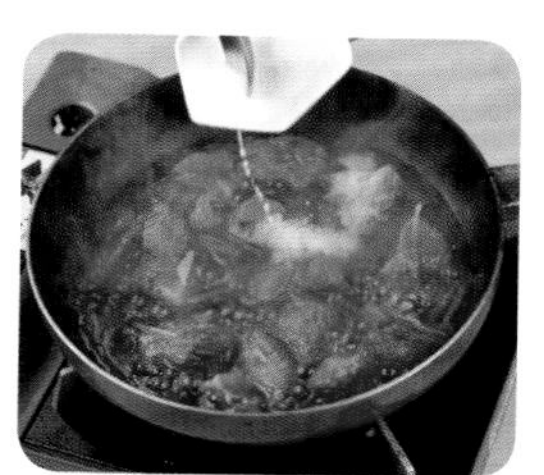

❹用水淀粉勾芡，撒入花椒粉即可。

豆腐干拌大白菜

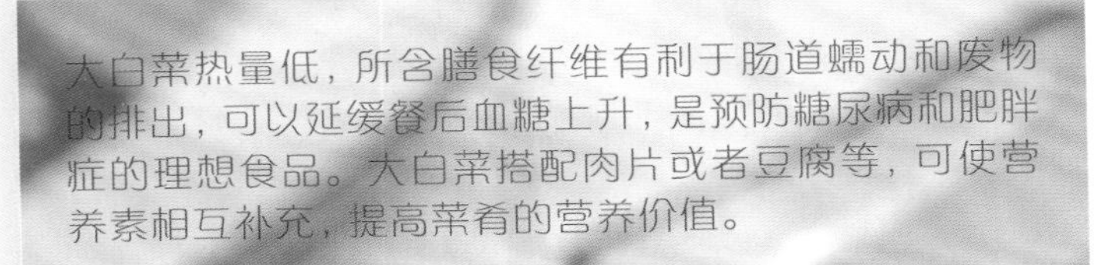

大白菜热量低，所含膳食纤维有利于肠道蠕动和废物的排出，可以延缓餐后血糖上升，是预防糖尿病和肥胖症的理想食品。大白菜搭配肉片或者豆腐等，可使营养素相互补充，提高菜肴的营养价值。

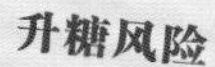

升糖风险

大白菜的热量很低，但豆腐干的热量并不低，所以建议适量食用，并相应减少主食的量。

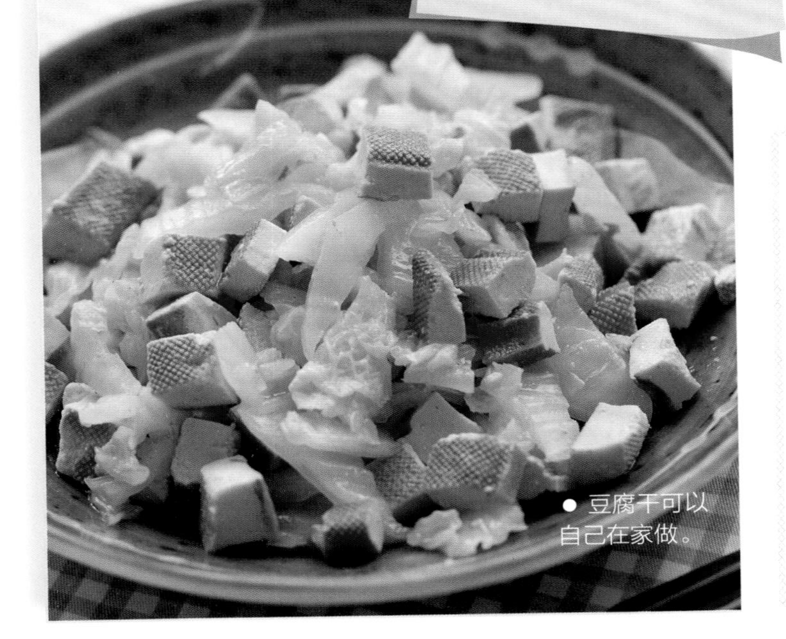

● 豆腐干可以自己在家做。

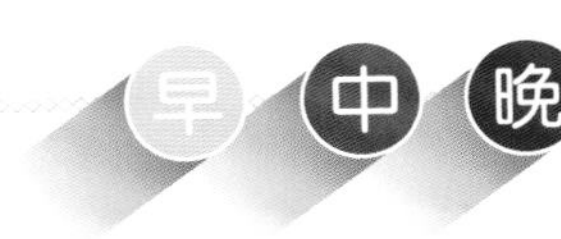

总热量 .... 504.5 千焦
碳水化合物 ....9.95 克
蛋白质 ....11.3 克
脂肪.....................4.3 克

材料

豆腐干 ....50 克
大白菜 ....200 克
盐 ....适量
香油.......................适量

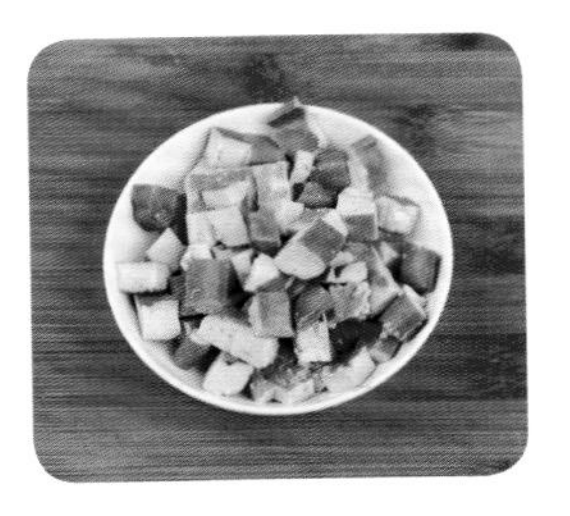

❶豆腐干洗净，用开水浸烫后捞出，切丁。

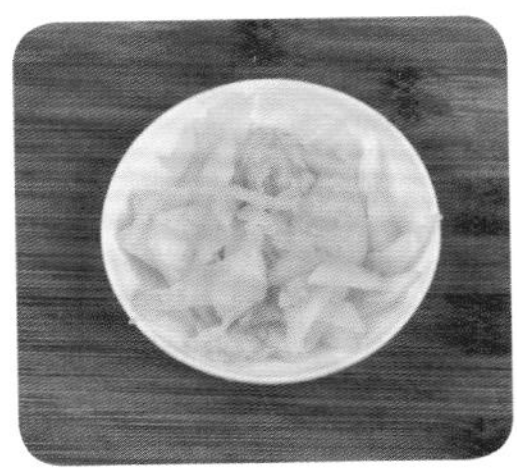

❷大白菜洗净，放入沸水锅中焯一下，在冷开水中浸凉，沥净水分，切成小片儿。

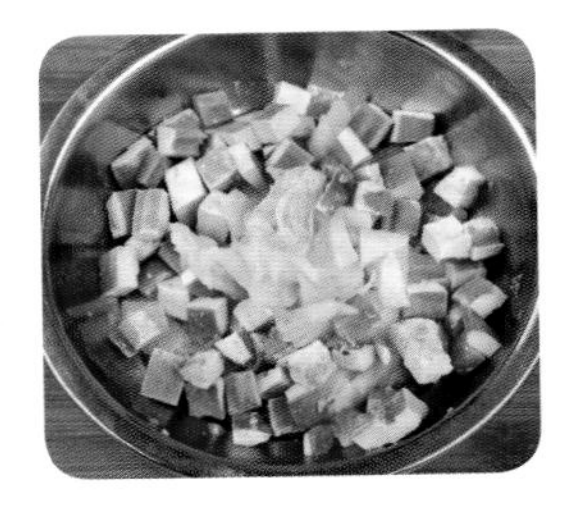

❸将豆腐干碎丁和大白菜小片儿装入盘内。

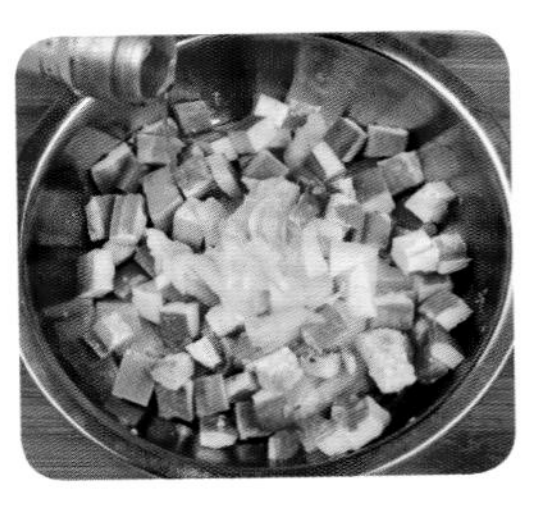

❹加入盐，浇上香油，拌匀即成。

圆白菜炒青椒

圆白菜富含铬，能调节血糖和血脂，帮助阻止糖类转变成脂肪，是糖尿病患者和肥胖者的理想食物。青椒中含有的硒，能防止胰岛 β 细胞被氧化破坏，促进糖分代谢，降低血糖和尿糖，改善糖尿病患者的症状，可以起到辅助调节血糖的作用。

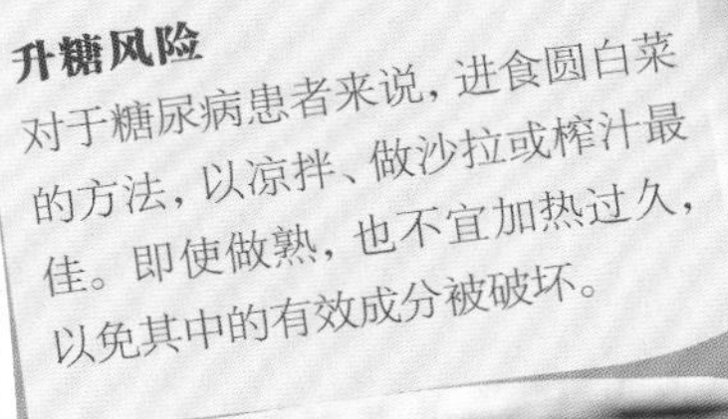

升糖风险

对于糖尿病患者来说，进食圆白菜的方法，以凉拌、做沙拉或榨汁最佳。即使做熟，也不宜加热过久，以免其中的有效成分被破坏。

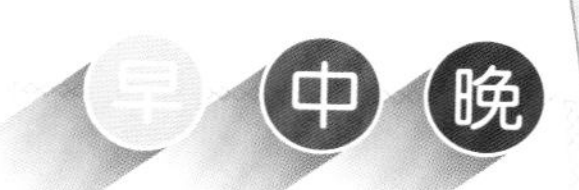

总热量 .... 349 千焦
碳水化合物 ....17 克
蛋白质 ....4.2 克
脂肪....................0.6 克

材料

圆白菜 ....200 克
胡萝卜 ....50 克
青椒.....................50 克
水淀粉 ....适量
植物油 ....适量
姜 ....适量
盐 ....适量
蒜 ....适量
葱 ....适量

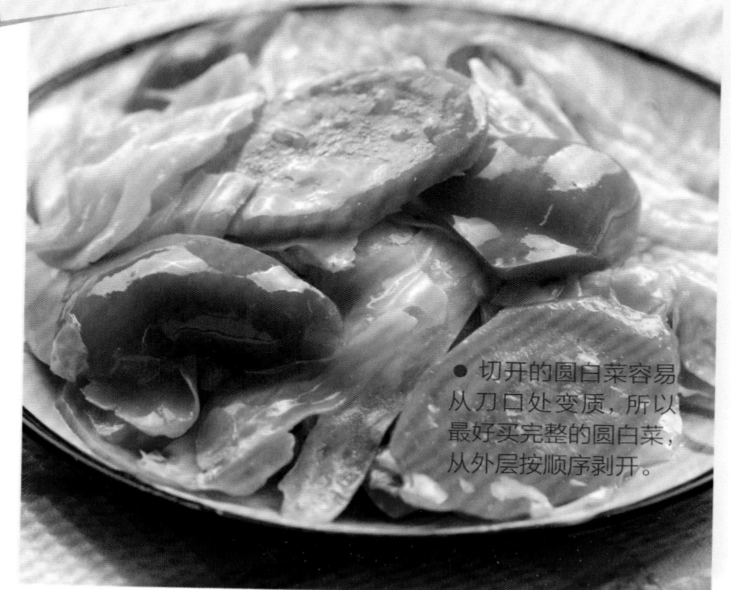

● 切开的圆白菜容易从刀口处变质，所以最好买完整的圆白菜，从外层按顺序剥开。

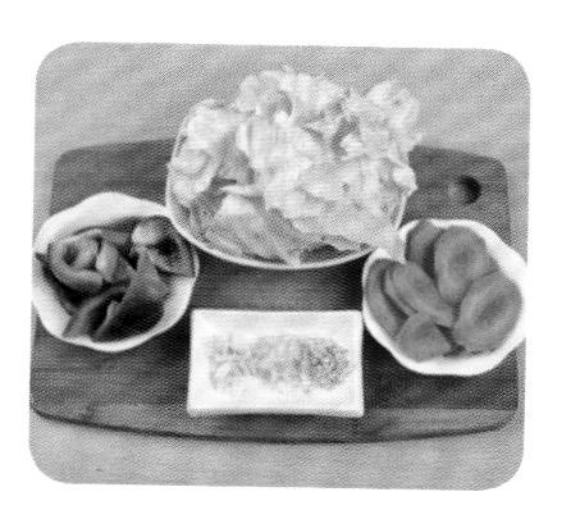

❶圆白菜洗净，撕成片；青椒、胡萝卜分别洗净，切片；葱、姜、蒜切成细末。

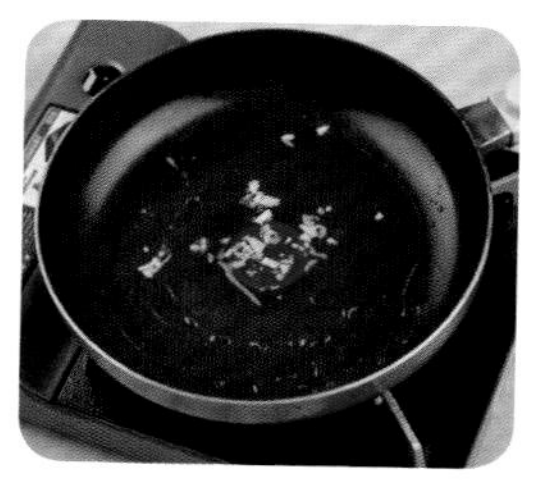

❷锅中加植物油烧热后，放入葱、姜、蒜末炒香。

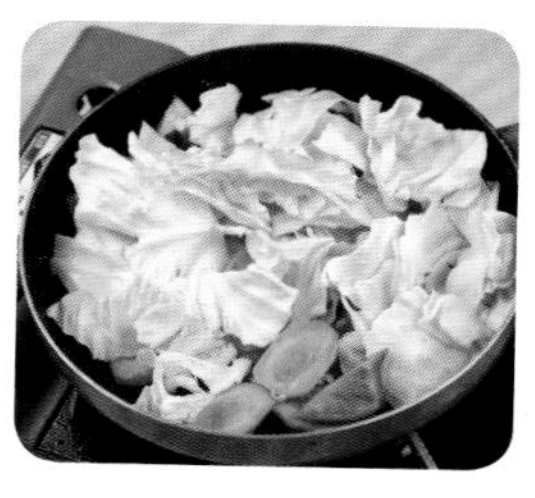

❸把青椒片倒入快速翻炒，再把胡萝卜片、圆白菜片放入一起炒熟。

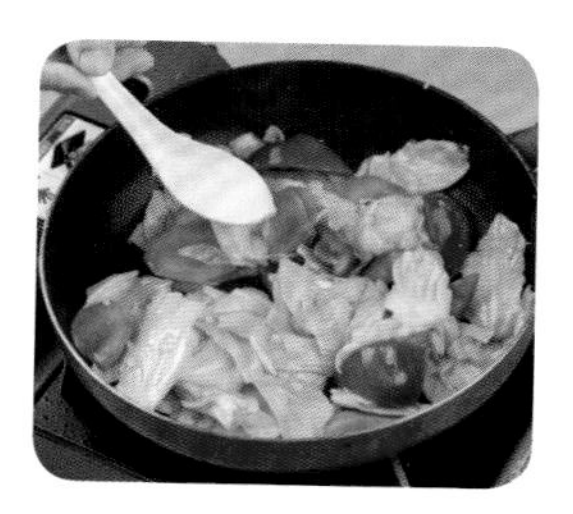

❹出锅前放入盐调味，并用水淀粉勾芡。

凉拌莴笋丝

莴笋中无机盐、维生素含量较丰富，尤其是含有较多的烟酸。烟酸是胰岛素的激活剂，糖尿病患者经常吃些莴笋，可改善糖的代谢功能。莴笋中还含有丰富的钾离子，有利于调节体内钠的平衡，具有利尿、降低血压、预防糖尿病并发症的作用。

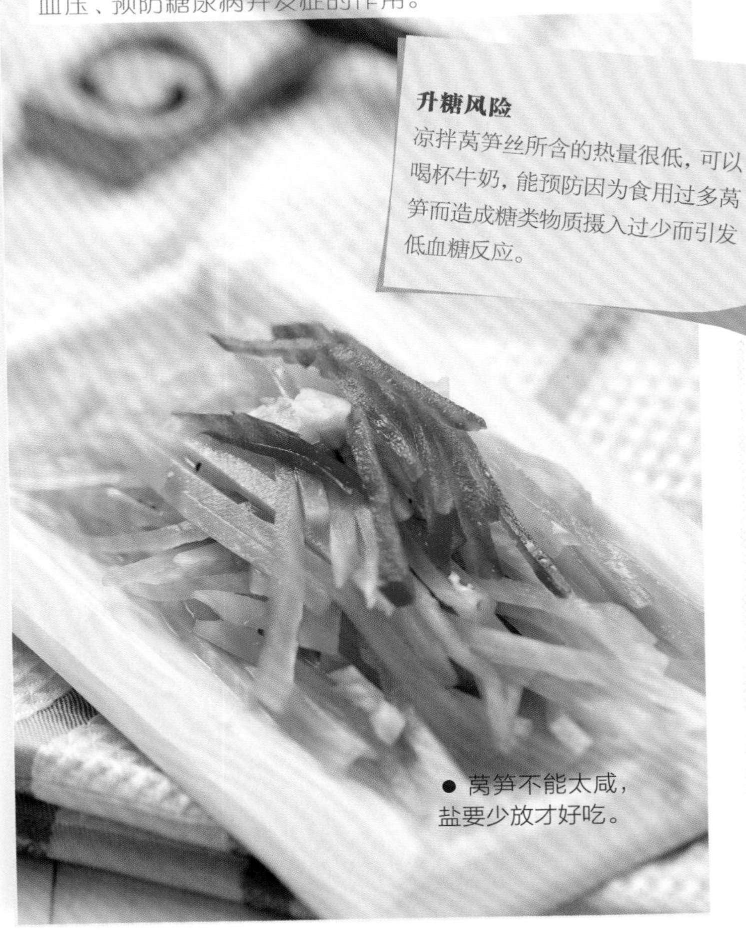

升糖风险

凉拌莴笋丝所含的热量很低，可以喝杯牛奶，能预防因为食用过多莴笋而造成糖类物质摄入过少而引发低血糖反应。

● 莴笋不能太咸，盐要少放才好吃。

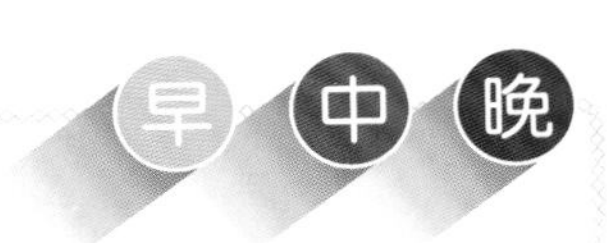

总热量 .... 186 千焦
碳水化合物 ....8.4 克
蛋白质 ....3.0 克
脂肪...................0.3 克

材料

莴笋...................300 克
红辣椒 ....适量
辣椒油 ....适量
蒜末......................适量
香油......................适量
盐 ....适量
醋 ....适量

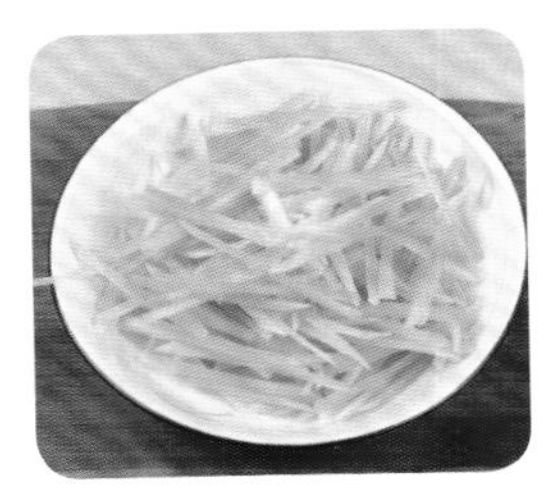

❶莴笋洗净切丝，加盐略腌，出水后，把水挤净，放入盘中。

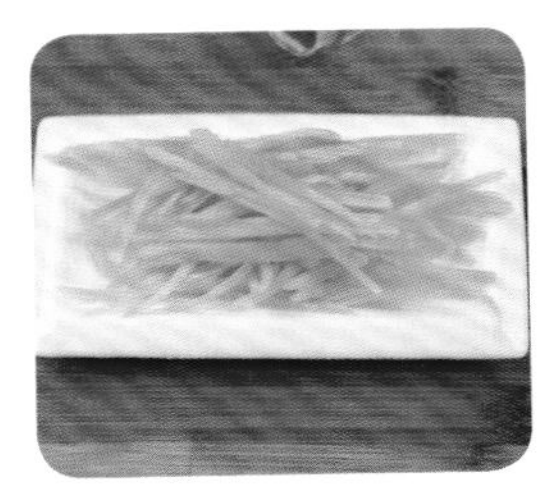

❷往盘中加入香油、盐。

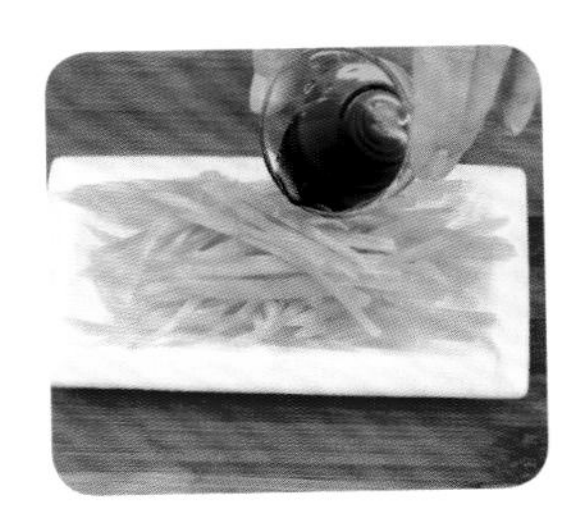

❸按个人口味加入一点儿醋、辣椒油和蒜末。

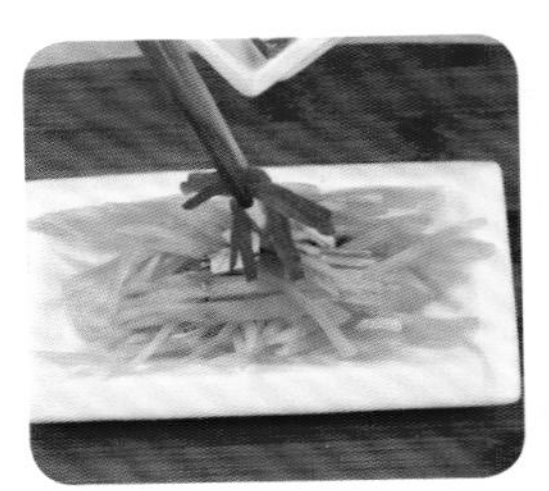

❹加红辣椒配色亦可。

煎番茄

番茄不仅热量低，还含有丰富的胡萝卜素、B族维生素和维生素C，尤其是维生素P的含量，居蔬菜之冠，适合糖尿病患者每日食用。番茄还有抗血小板凝结的作用，可以降低2型糖尿病患者由于血小板的过分“黏稠”而发生心血管并发症的风险。

升糖风险

番茄性偏寒凉，有清热凉血、生津止渴的作用，对于肠胃不好的老年人来说，做熟吃最好，生吃容易出现不耐受的情况，且容易导致腹泻。

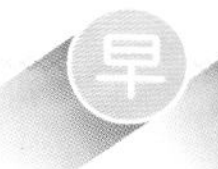

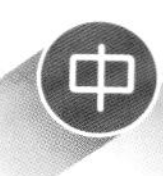

总热量 170千焦
碳水化合物 8.0克
蛋白质 1.8克
脂肪....................0.4克

材料

番茄....................200克
面包粉 ....适量
植物油 ....适量
熟芹菜末...............适量

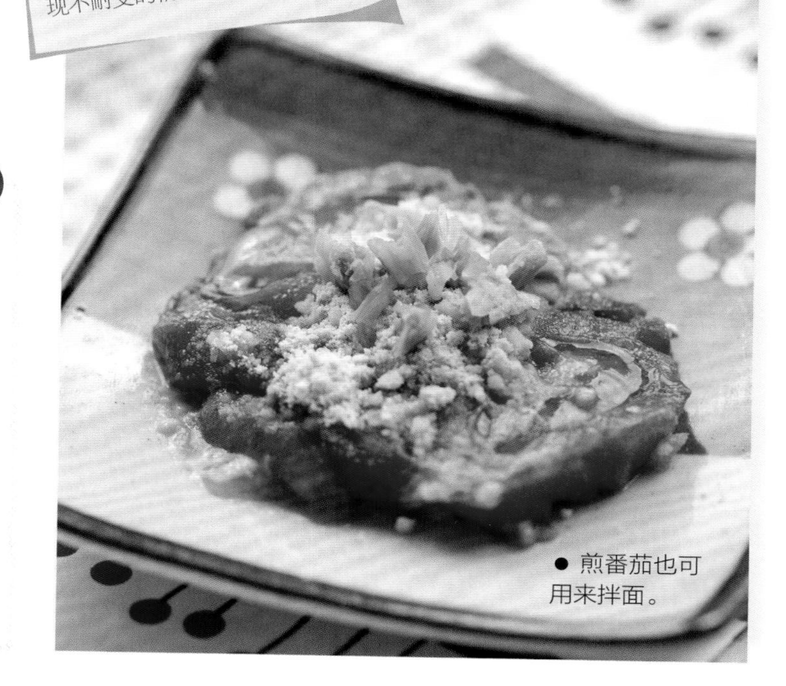

● 煎番茄也可用来拌面。

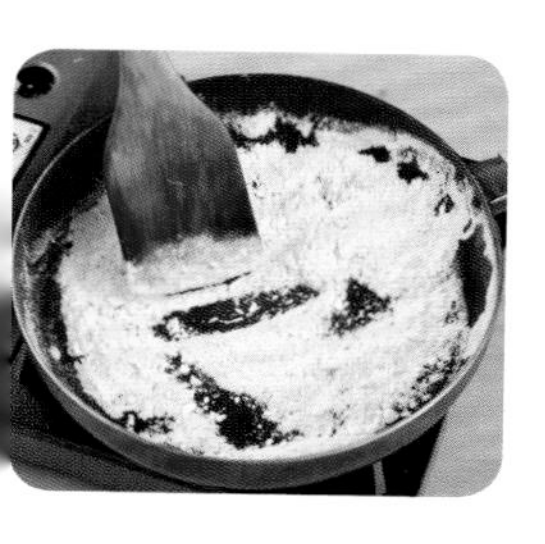

❶将面包粉放入平底锅内，烤成焦黄色。

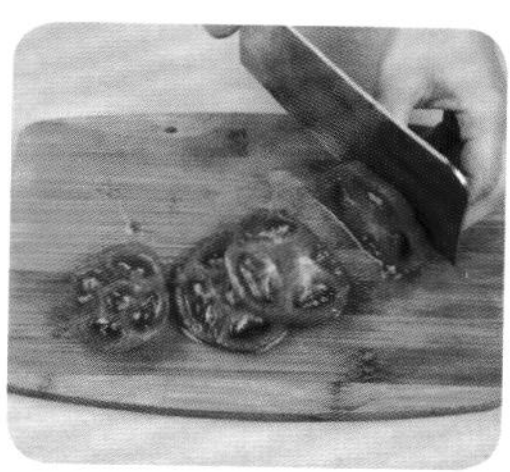

❷番茄用开水焯烫一下，剥去皮，切成薄片。

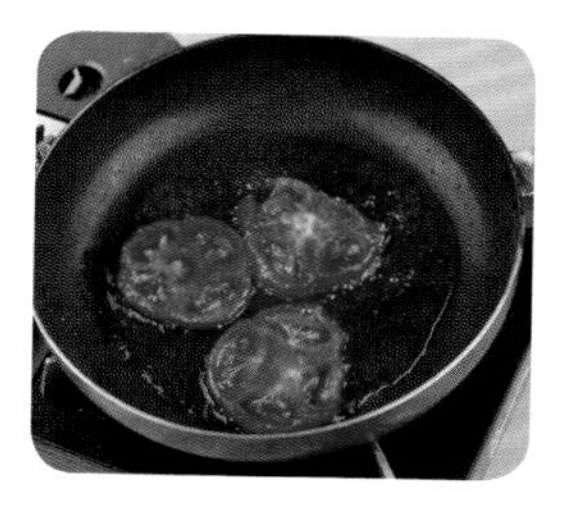

❸油锅烧热，放入番茄煎至两面焦黄，盛入小盘。

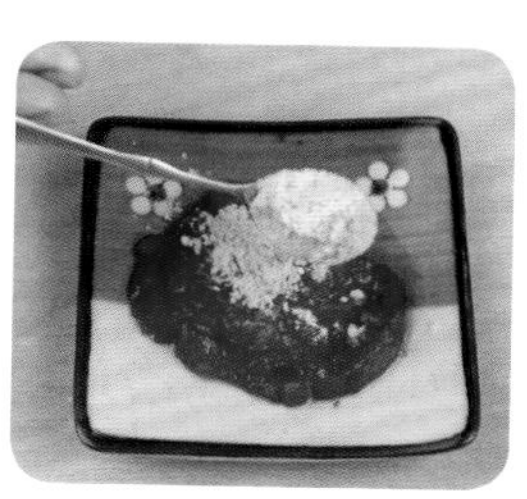

❹撒上面包粉、熟芹菜末即成。

炖五香黄豆

大豆是高营养食物，其含有丰富的营养元素，具有增强机体免疫功能、防止血管硬化、治缺铁性贫血、降糖降脂的功效。大豆中所含的不饱和脂肪酸还可以减少血液中的胆固醇。糖尿病、高血压人群均可食用此菜。

升糖风险

炖五香黄豆富含优质蛋白，但是由于其碳水化合物含量较高，需严格控制食用量，并减少相应的主食量。

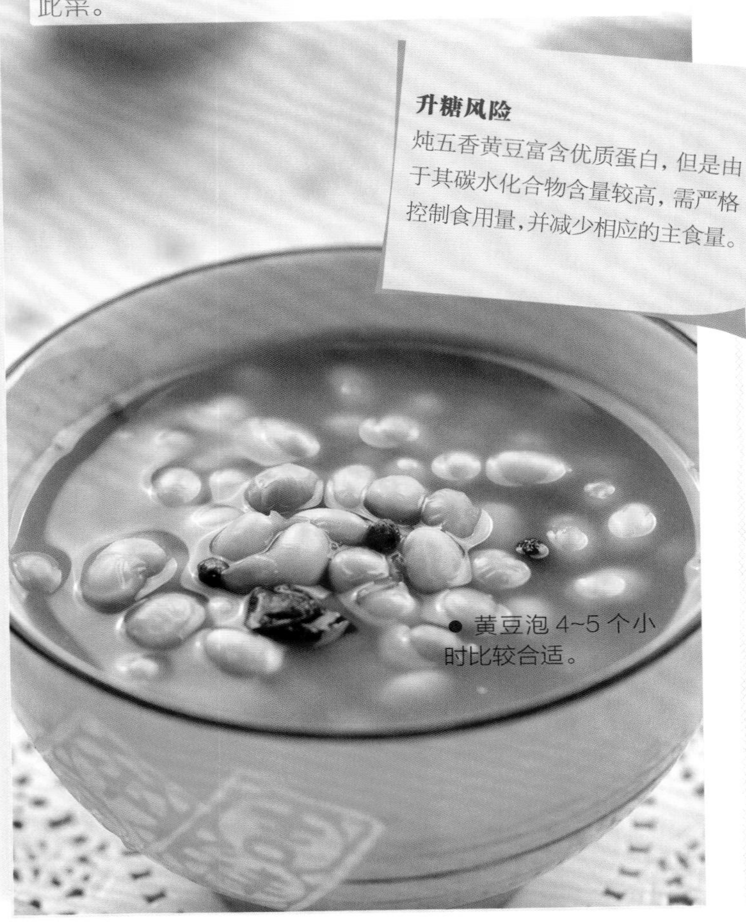

● 黄豆泡 4~5 个小时比较合适。

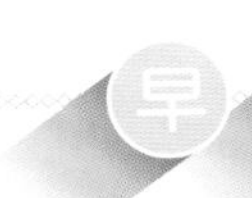

总热量 .... 3262 千焦
碳水化合物 ....68.4 克
蛋白质 ....70 克
脂肪......................32 克

材料

黄豆....................200 克
葱 ....适量
姜 ....适量
花椒.......................适量
桂皮.......................适量
八角.......................适量
盐 ....适量
香油.......................适量

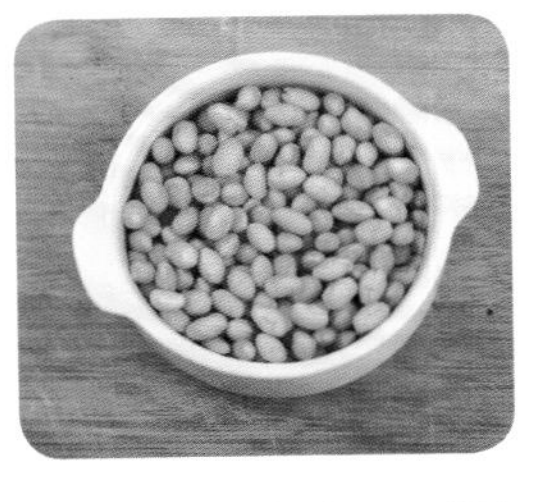

❶将黄豆去杂，用温水浸泡 4~5 小时，淘洗干净。

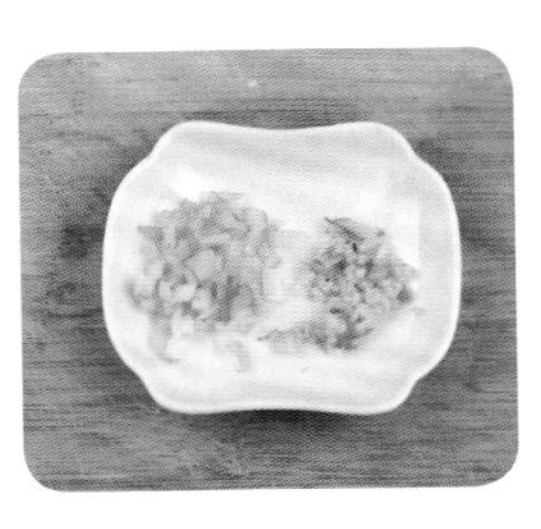

❷葱、姜洗净，切碎末。

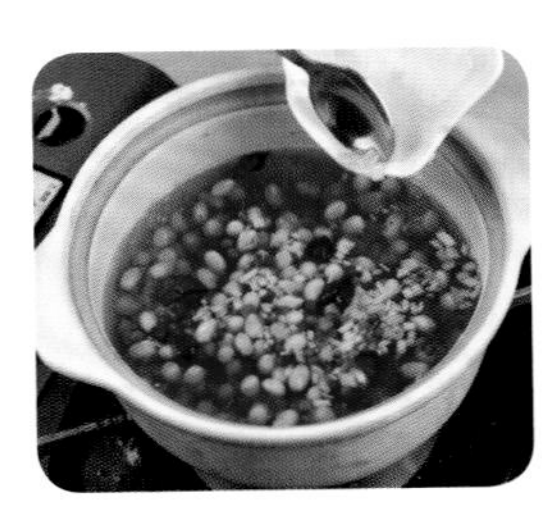

❸砂锅置大火上，放入水和黄豆烧沸，撒入八角、花椒、桂皮、葱末和姜末。

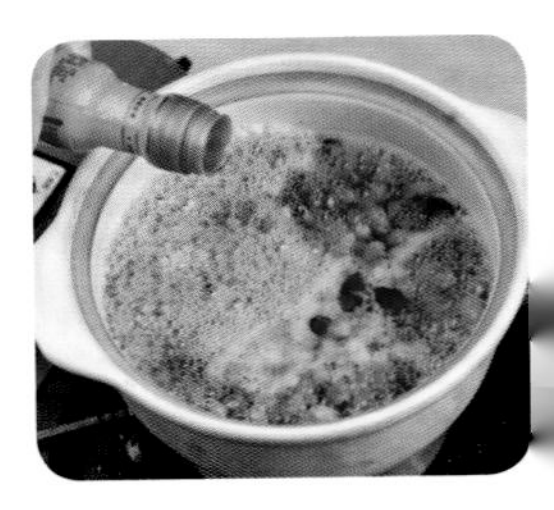

❹用小火炖至熟烂，加入盐烧至入味，淋上香油即可。

蒜蓉炒生菜

生菜中富含钾、磷、铁等矿物质和膳食纤维，可降血糖，减缓餐后血糖上升。生菜中含有膳食纤维和维生素，能消除体内多余脂肪，对糖尿病并发肥胖患者大有裨益。生菜中的矿物质和膳食纤维，还能防治由糖尿病引起的血管并发症。

升糖风险

蒜蓉炒生菜所含的热量很低，可以吃几粒花生或者喝杯牛奶，能预防因为食用过多生菜而造成糖类物质摄入过少而引发低血糖反应。

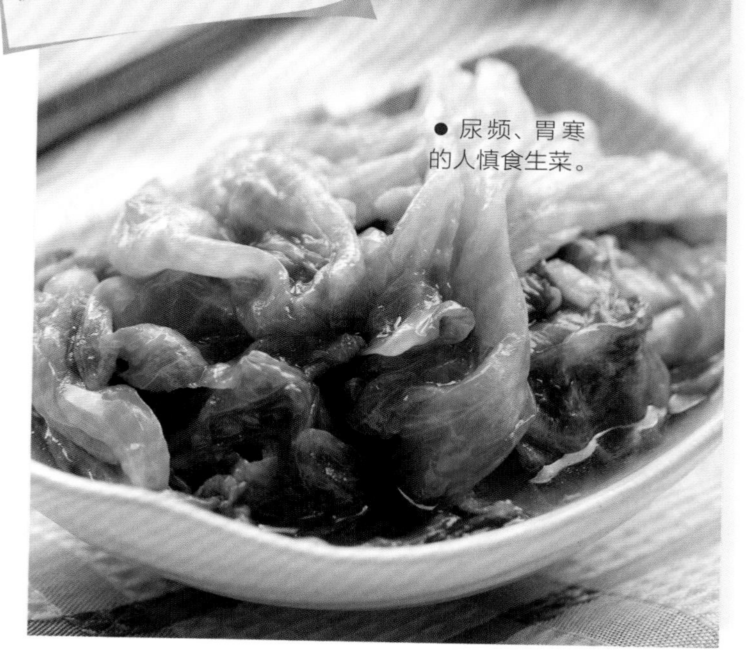

● 尿频、胃寒的人慎食生菜。

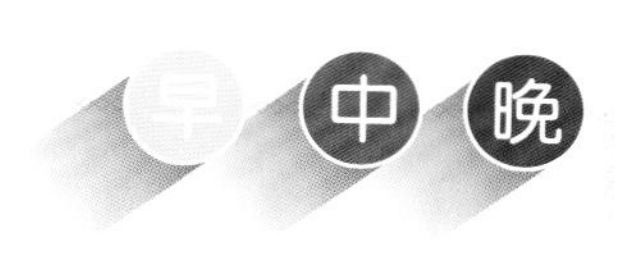

总热量………183 千焦
碳水化合物………6.0 克
蛋白质………3.9 克
脂肪………0.9 克

材料

生菜………300 克
植物油………适量
蒜………适量
盐………适量

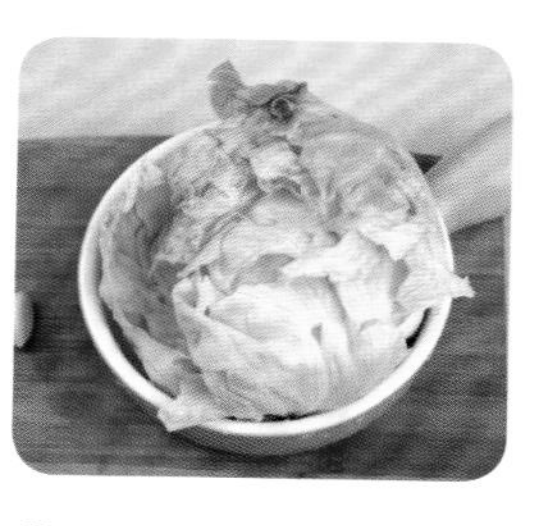

❶生菜流水冲洗，减少农药残留，拣好，洗净沥干；蒜洗净。

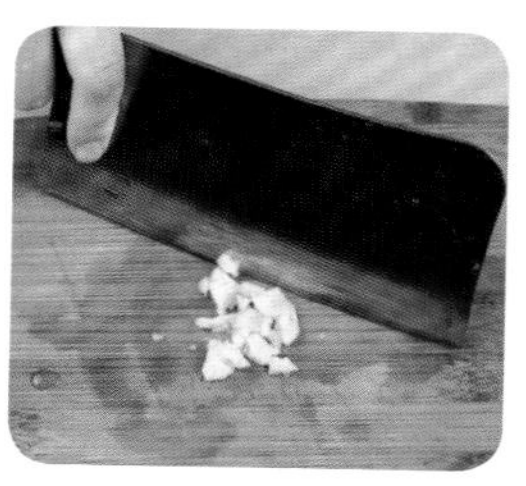

❷蒜拍扁切碎。

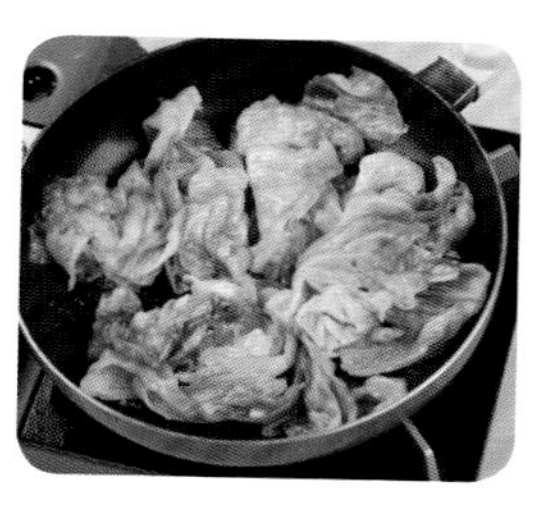

❸油锅烧热爆香蒜蓉，倒入生菜快炒。

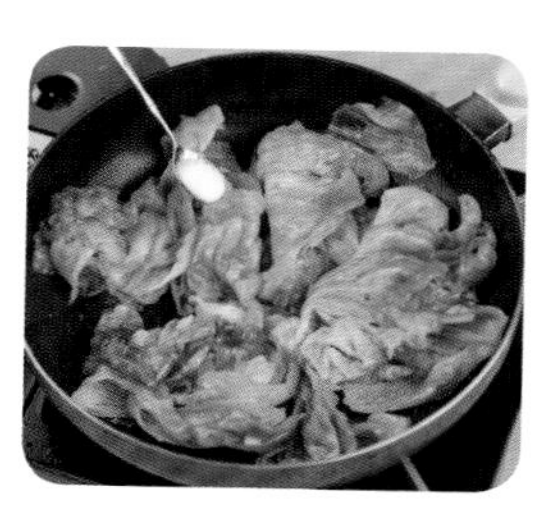

❹加盐炒匀即可。

清炒苋菜

苋菜含有的镁，能够帮助控制血糖，帮助减少糖尿病并发症，降低死亡率。苋菜富含易被人体吸收的钙质，对牙齿和骨骼的生长可起到促进作用，并能维持正常的心肌活动，防止肌肉痉挛，预防糖尿病骨质疏松。苋菜还富含铁，能增加血红蛋白含量，提高携氧能力。

升糖风险

苋菜对糖尿病患者有诸多好处，可经常食用。炒菜时需大火快炒，少油少盐。

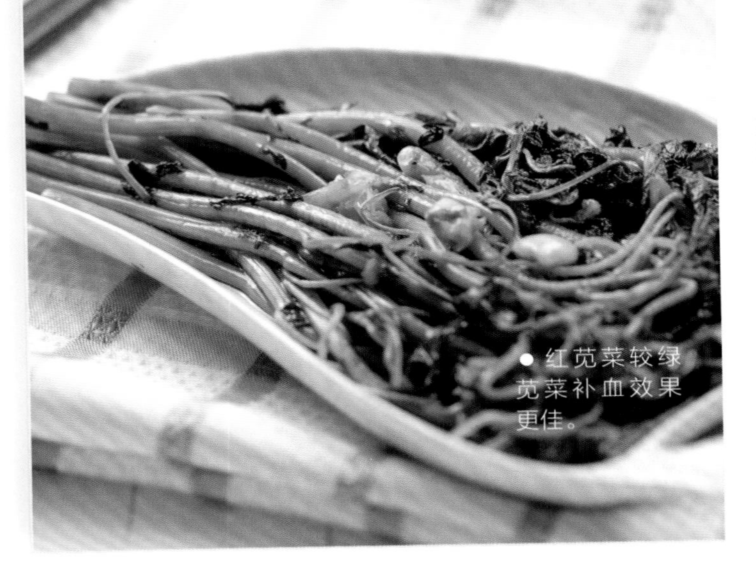

● 红苋菜较绿苋菜补血效果更佳。

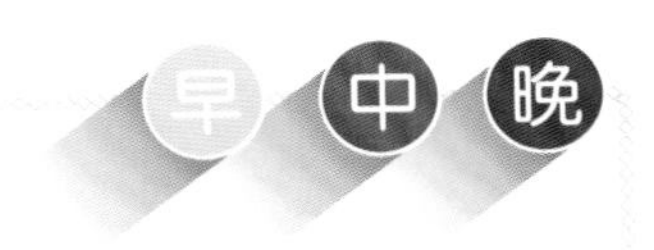

总热量 ………… 438 千焦
碳水化合物 …… 17.7 克
蛋白质 ……………… 8.4 克
脂肪 ………………… 1.2 克

材料

苋菜 ………………… 300 克
植物油 ……………… 适量
蒜 …………………… 适量
盐 …………………… 适量

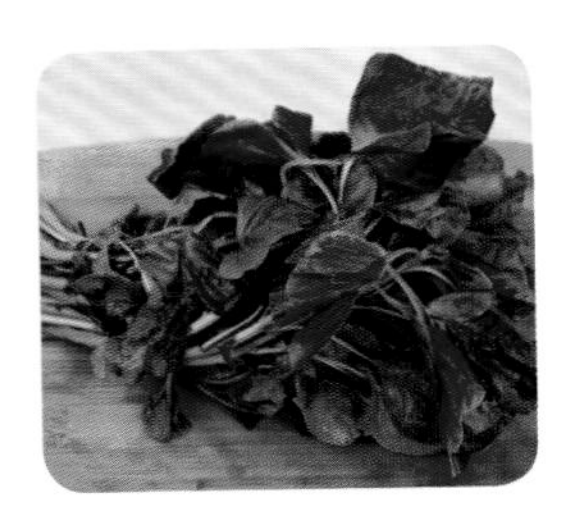

❶将苋菜去老梗，洗净。

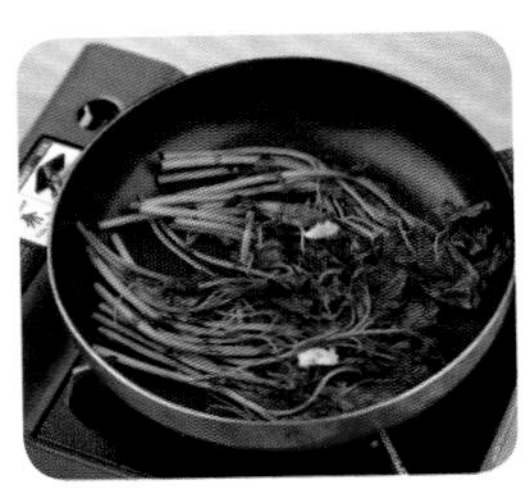

❷灶上放锅，锅内不用放油，直接将苋菜与拍碎的蒜放入，以中火将苋菜烤萎。

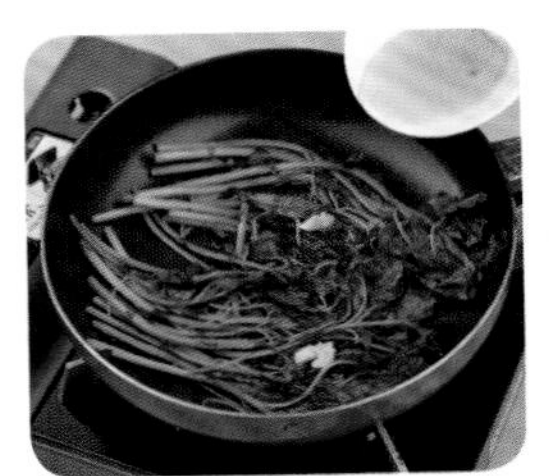

❸顺锅边倒入植物油，翻炒均匀。

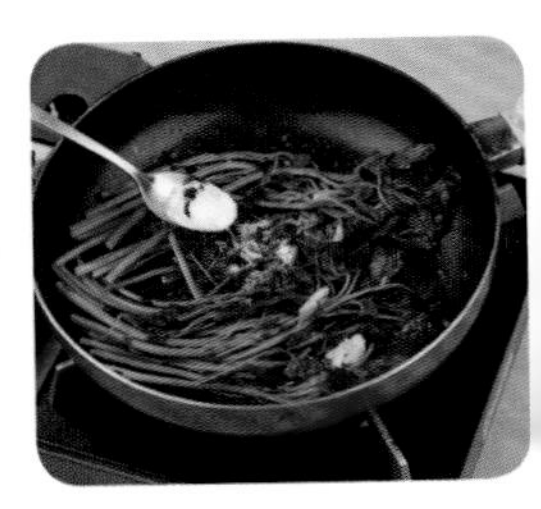

❹加入盐调味。以中小火将苋菜再烧七八分钟，使其汤汁完全渗出即成。

黄花菜炒黄瓜 244.4 千焦

碳水化合物 3.48 克
蛋白质 0.96 克
脂肪 0.24 克

对糖尿病及并发症的益处： 黄瓜热量低、含水量非常高，非常适合糖尿病患者。黄瓜中所含的葡萄糖苷、果糖等不参与通常的糖代谢，故对血糖影响较小。

材料

黄花菜 20 克，黄瓜 100 克，植物油、盐各适量。

做法

黄瓜洗净切片；黄花菜去硬梗漂洗干净，焯水；锅放炉上，倒入油烧热，倒入黄花菜、黄瓜，快速翻炒至熟透时加盐调味即成。

升糖风险

黄花菜炒黄瓜是低热量、低升糖指数的蔬菜，适合糖尿病患者经常食用。

早 中 晚

● 做黄花菜时要把黄花菜剥开，把花蕊全部去掉。

凉拌苦瓜 91 千焦

碳水化合物 4.9 克
蛋白质 1 克
脂肪 0.1 克

对糖尿病及并发症的益处： 苦瓜含一种类胰岛素物质，能使血液中的葡萄糖转换为热量，降低血糖，故其被有些人称为“植物胰岛素”。长期食用，可以减轻人体胰岛器官的负担。

材料

苦瓜 1 根（约 100 克），醋、蒜末、生抽、盐、香油各适量。

做法

苦瓜洗净，切成细片，放在碗中。加入各调味料拌匀即可。

升糖风险

凉拌苦瓜所含的热量很低，可以吃几粒花生或者喝杯牛奶，能预防因为食用过多苦瓜而造成糖类物质摄入过少而引发低血糖反应。

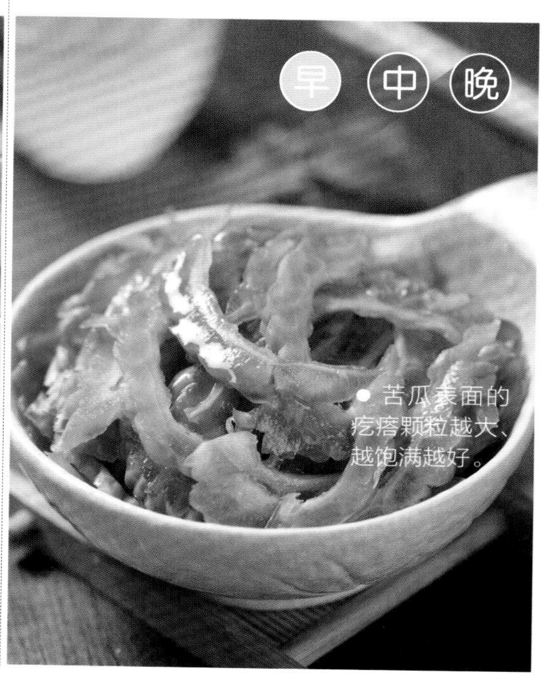

● 苦瓜表面的疙瘩颗粒越大、越饱满越好。

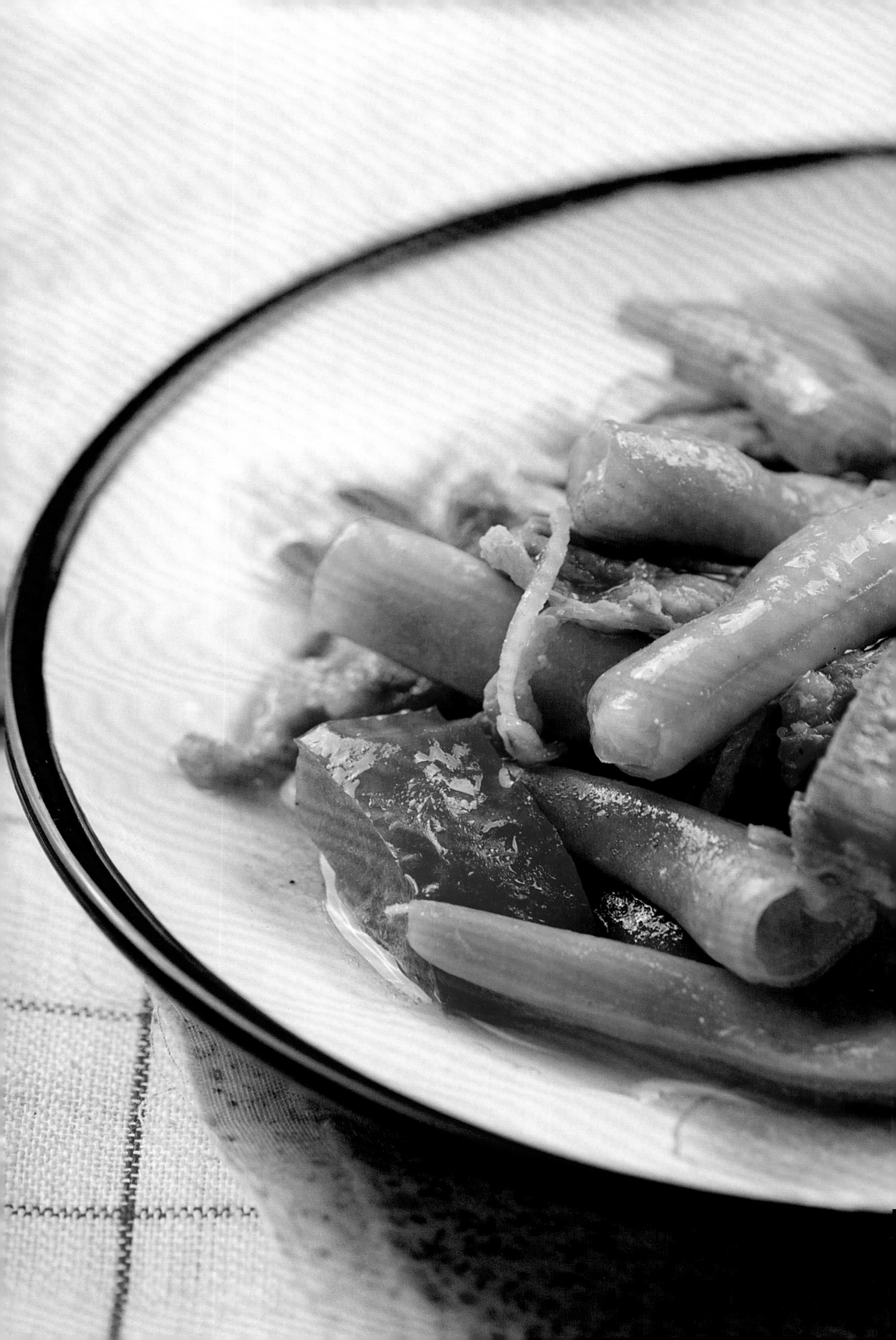

第四章 肉、蛋、奶、水产类，要选优质蛋白

蛋白质可提高人们的抗病能力。糖尿病患者每日蛋白质供应量应以总热量的 15%~20% 为宜，即每千克体重 0.8~1.2 克，日总量为 50~70 克。孕妇、哺乳期女性、儿童应考虑其生长发育及生理特点，增加蛋白质的供给，如 14 岁以下儿童糖尿病患者蛋白质的需要量为每千克体重 2~3 克。而 14~16 岁青少年每日应供给每千克体重 1.2~1.5 克的蛋白质。

为了提高蛋白质的使用价值，在糖尿病患者的日常膳食中，需要选择正确的食材来保障人体所需蛋白质的供给。

优质蛋白 TOP10！

蛋白质主要来源：动物蛋白（如鸡蛋、牛奶和各种肉类）和植物蛋白（豆类和豆制品），因为动物蛋白的生物利用度比植物蛋白要高，所以被认为是优质蛋白质。家禽、奶制品等所含的氨基酸齐全，但同时也是高脂肪、高热量、高胆固醇食品，需严格控制食用量。

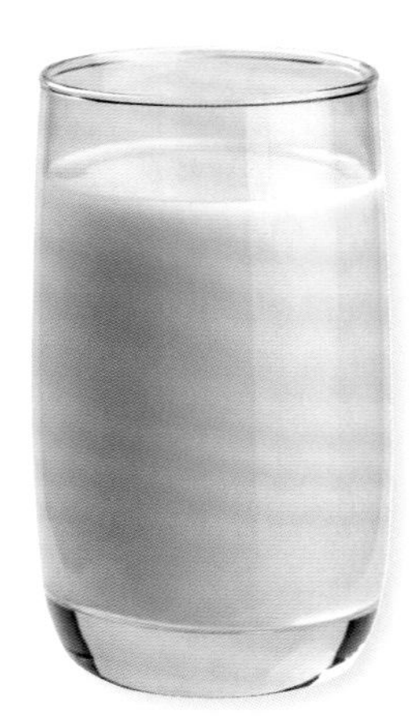

豆浆 66 千焦

豆浆含有丰富的植物蛋白质、磷脂，且营养极易被人体吸收，长期坚持饮用，可以增强人的抗病能力，非常适合糖尿病患者饮用。但其蛋白质利用率有限。

牛奶 226 千焦

牛奶是低升糖指数食物，能缓解糖尿病患者血糖升高。牛奶中含有大量的钙，且钙、磷比例搭配较合理，容易被吸收，能促进胰岛素的分泌，缓解糖尿病病情。

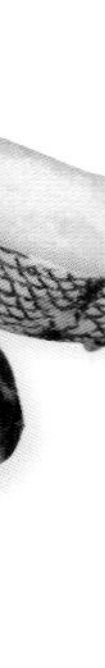

鳕鱼 368 千焦

鳕鱼富含 EPA 和 DHA，能够降低糖尿病患者血液中胆固醇、甘油三酯和低浓度脂蛋白的含量，从而降低糖尿病性脑血管疾病的发病率。其蛋白质含量高且易消化吸收。

黄鳝 372 千焦

黄鳝体内含有两种控制糖尿病的高效物质——黄鳝素 A 和黄鳝素 B，这两种物质具有调节糖代谢的作用。

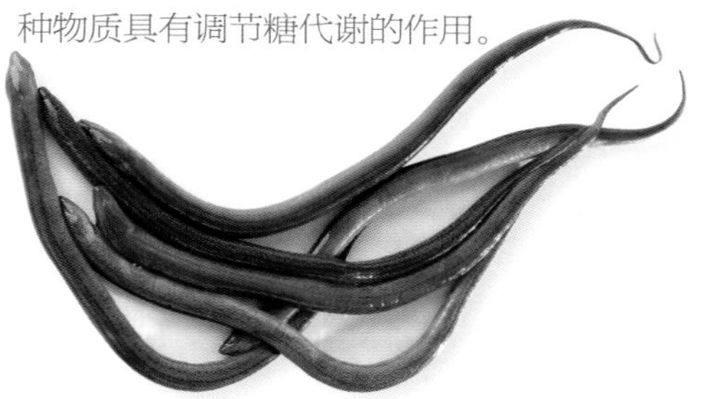

金枪鱼 828.04 千焦

金枪鱼肉含有较多的 n-3 脂肪酸，可改善胰岛功能，增强人体对糖的分解、利用能力，维持糖代谢的正常状态，是适合糖尿病患者的肉类食品。

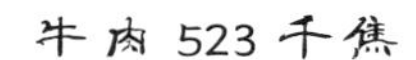

牛肉 523千焦

牛肉中锌含量很高，锌除了支持蛋白质的合成，增强肌肉力量外，还可提高胰岛素合成的效率。

驴肉 485千焦

驴肉属于高蛋白肉类，且其氨基酸含量丰富，驴肉中氨基酸构成比较全面，能给胰岛细胞提供营养，改善胰腺功能，促进胰岛素的分泌，调节血糖水平。

鲤鱼 456千焦

鲤鱼含有丰富的镁，利于降糖，保护心血管。糖尿病患者常食鲤鱼，可有效预防糖尿病性脑血管病、高脂血症、心血管疾病的发生。

牡蛎 305千焦

锌跟胰岛素联结成复合物，可以调节和延长胰岛素的降血糖作用。牡蛎含锌量很高，食用后可增加胰岛素的敏感性，辅助治疗糖尿病。

鹌鹑 460千焦

鹌鹑肉是典型的高蛋白、低脂肪食物，特别适合中老年人以及高血压、肥胖症患者食用。

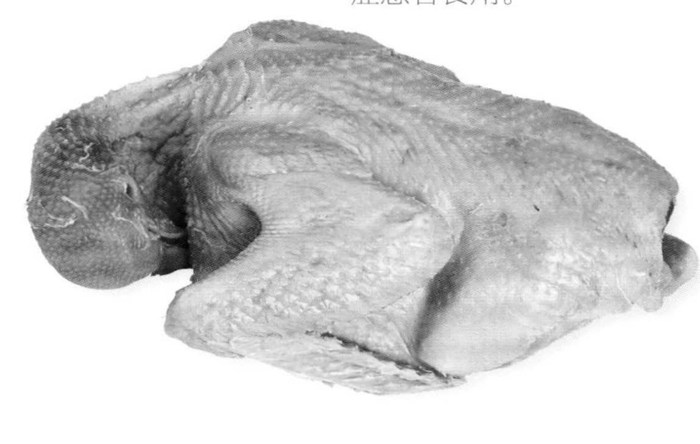

香菜蒸鹌鹑

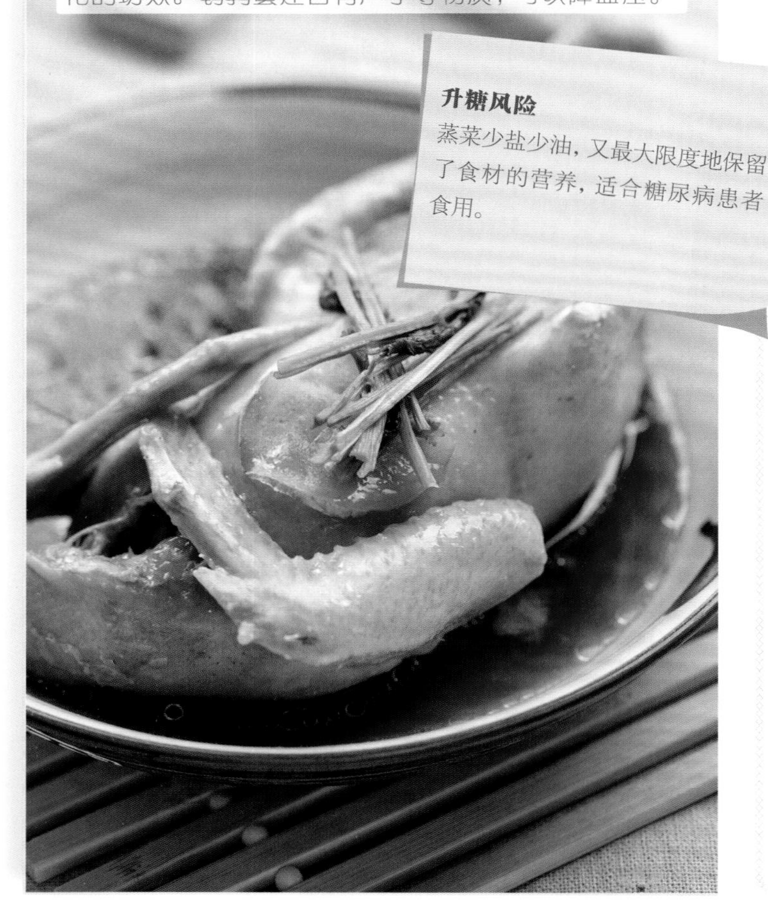

鹌鹑肉是典型的高蛋白、低脂肪食物，特别适合中老年人以及高血压、肥胖症患者食用。鹌鹑的肉、蛋，可辅助治疗糖尿病、水肿、肥胖型高血压等多种疾病。鹌鹑蛋含有维生素 P 等成分，有防治高血压及动脉硬化的功效。鹌鹑蛋还含有芦丁等物质，可以降血压。

升糖风险

蒸菜少盐少油，又最大限度地保留了食材的营养，适合糖尿病患者食用。

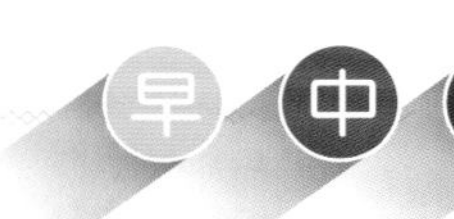

总热量 .... 920 千焦
碳水化合物 ....0.4 克
蛋白质 ....40.4 克
脂肪....................6.2 克

材料

鹌鹑..................200 克
香菜......................适量
姜 ....适量
水淀粉 ....适量
酱油......................适量
盐 ....适量
香油......................适量

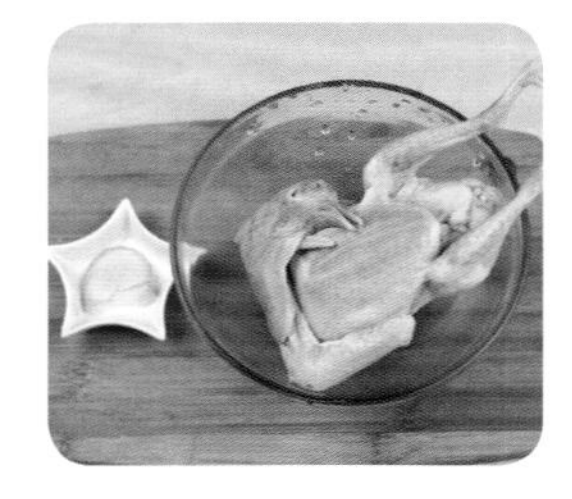

❶鹌鹑去毛、去内脏，洗净；姜切片。

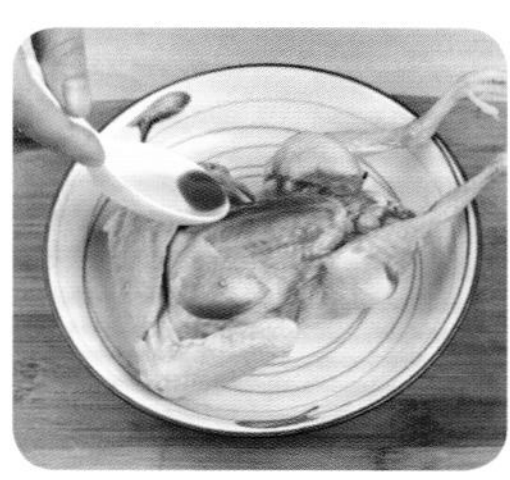

❷鹌鹑和姜放入盘中，酱油、水淀粉、盐搅拌后均匀倒在鹌鹑上，再淋上香油。

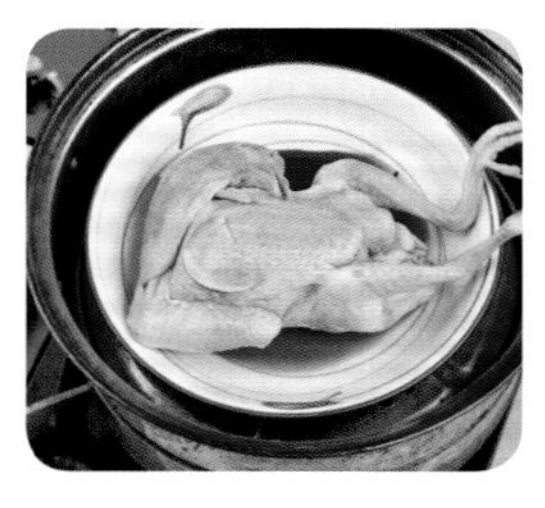

❸将盘放入蒸锅，隔水加盖蒸 10 分钟。

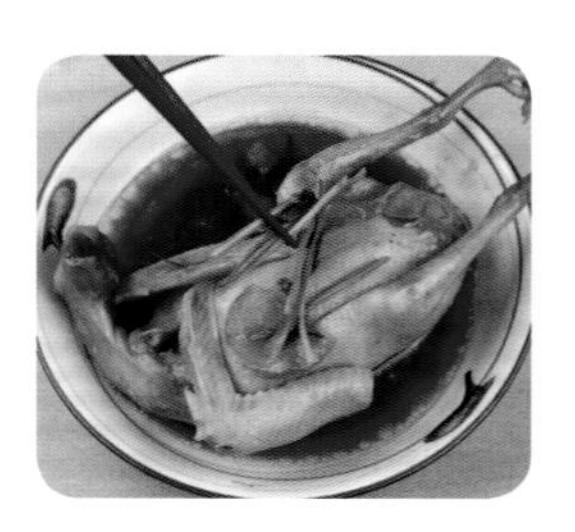

❹出锅，将香菜放于鹌鹑上即可。

地黄麦冬煮鸭

地黄能够增强胰岛素的敏感性，并对糖尿病患者的胰岛素抵抗有改善作用。鸭肉中的脂肪主要是不饱和脂肪酸，有助于降低胆固醇，对糖尿病患者有保健作用。鸭肉滋阴补血，姜味辛性温，一起烹调，可促进血液循环，有益糖尿病患者的血管健康。

升糖风险

糖尿病患者吃鸭肉时最好去掉鸭皮，尽量吃鸭胸脯肉，因为鸭的脂肪主要集中于皮下，鸭胸脯肉含脂肪最少，但也要严格控制食用量。

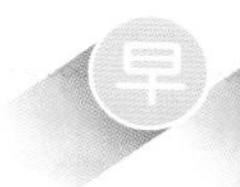

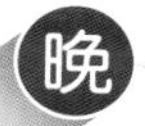

总热量……5020 千焦
碳水化合物……1.0 克
蛋白质……77.5 克
脂肪……98.5 克

材料

鸭肉……500 克
生地黄……适量
麦冬……适量
料酒……适量
姜……适量
盐……适量

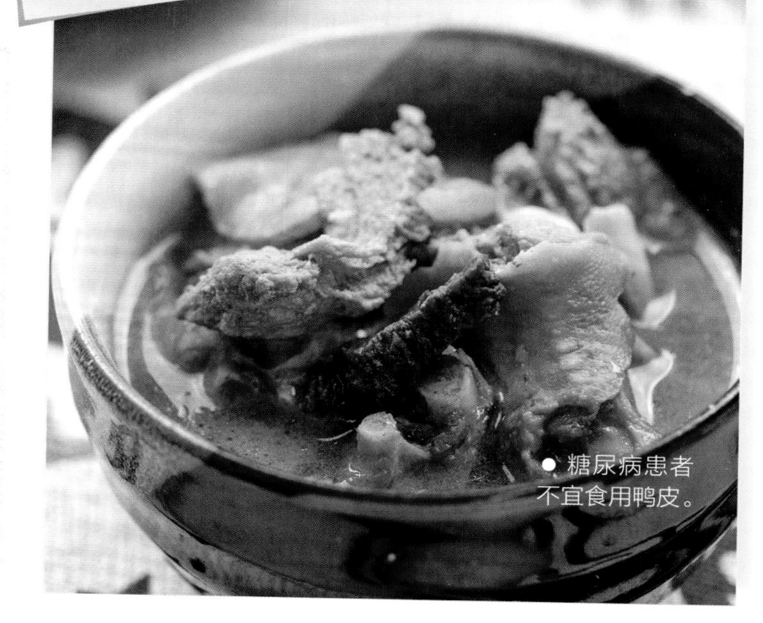

● 糖尿病患者不宜食用鸭皮。

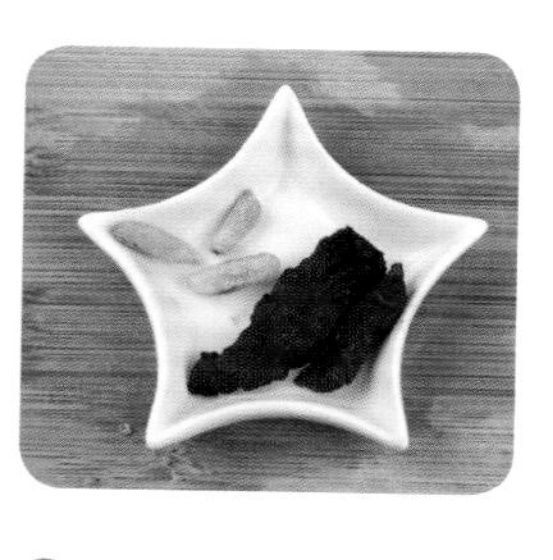

❶将生地黄洗干净，切片；将浸泡一夜后的麦冬去梗，洗净。

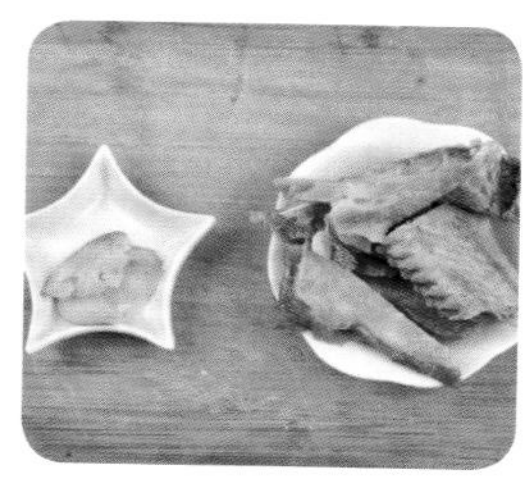

❷鸭肉洗净，切块；姜拍松。

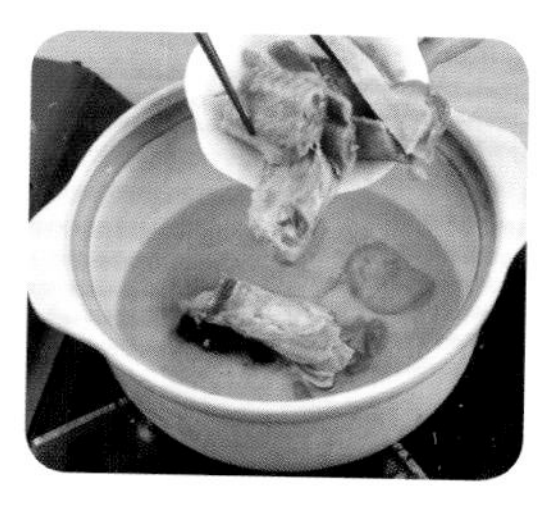

❸将生地黄、麦冬、鸭肉块、料酒、姜一起放入砂锅内，加适量水，大火烧开。

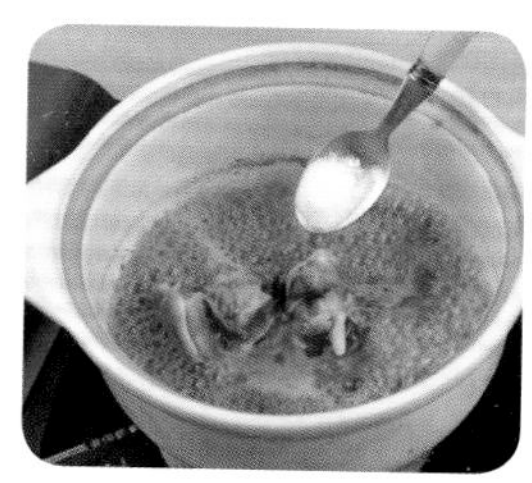

❹水烧开后改小火炖35分钟，加盐调味即可。

青椒炒鳝段

青椒中含有的硒能防止胰岛β细胞被氧化破坏，促进糖分代谢，降低血糖和尿糖，改善糖尿病患者的症状。黄鳝中含有的鳝鱼素，对高血糖者具有类似胰岛素的降血糖作用，对血糖过低者又有升高血糖到正常的作用。
升糖风险
黄鳝非常适合糖尿病患者食用，但这道菜调料偏多，口味偏重，糖尿病患者食用，可减少调料的量。
● 刚买回来的黄鳝最好用清水养一天一夜。

早
中
晚

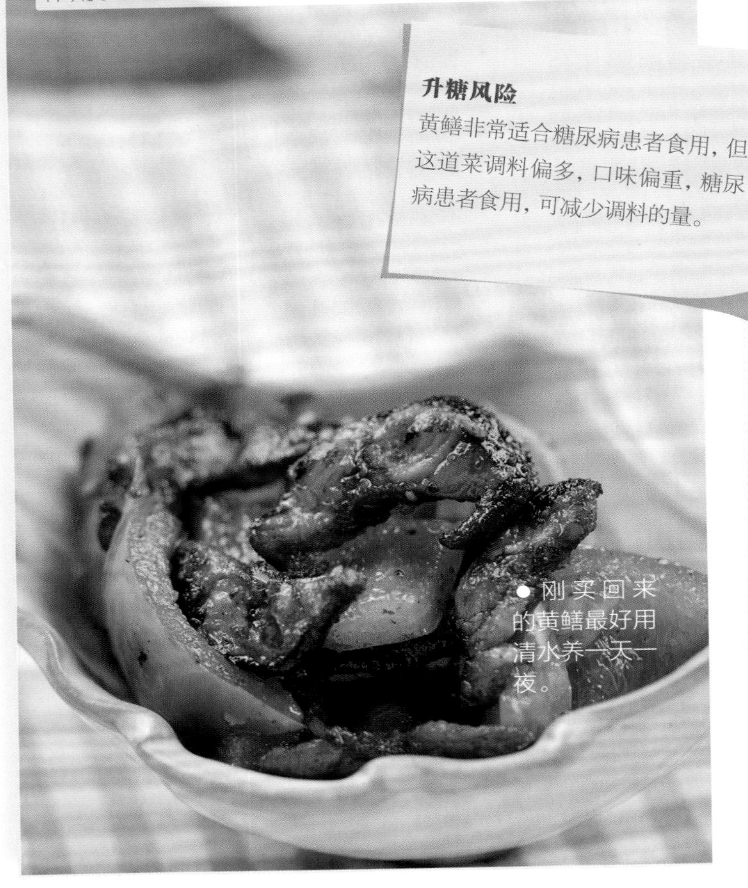

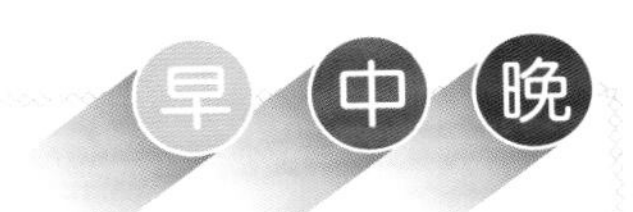

总热量……795.5 千焦
碳水化合物……5.1 克
蛋白质……36.5 克
脂肪……2.9 克

材料

黄鳝……200 克
青椒……50 克
植物油……适量
料酒……适量
鸡汤……适量
酱油……适量
姜……适量
盐……适量
蒜……适量

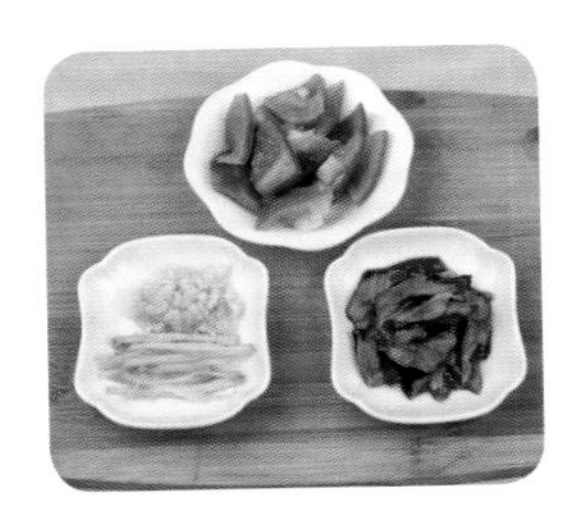

❶黄鳝洗净切片，加入盐、料酒拌匀，腌制 10 分钟。青椒洗净，切成滚刀块；姜切丝，蒜剁蓉。

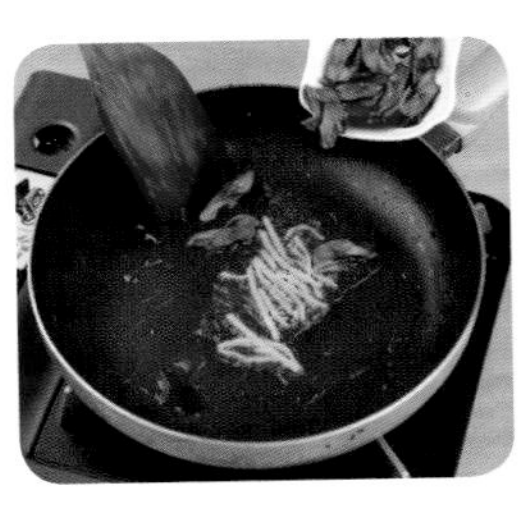

❷油锅爆香姜丝，倒入黄鳝片翻炒 30 秒，盛起待用。

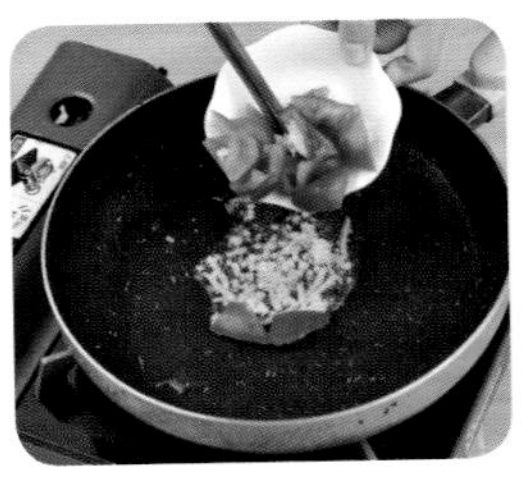

❸油锅续植物油，将姜丝、蒜蓉炒香，放入青椒块快炒 10 秒，倒入黄鳝片炒 3 分钟。

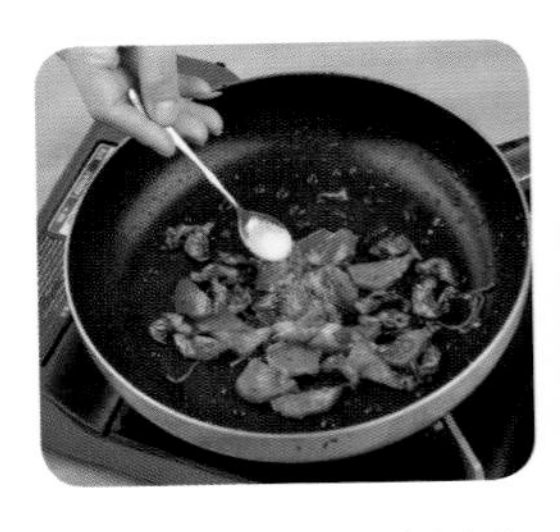

❹加入 5 汤匙鸡汤和适量料酒、盐、酱油拌炒入味即可。

洋参山楂炖乌鸡

乌鸡含有大量抗氧化作用的物质，可改善肌肉强度，延缓衰老，有利于预防糖尿病。乌鸡营养丰富，且胆固醇和脂肪含量较少，对于糖尿病患者有很好的补益身体的功效。山楂能活血通脉，降低血脂，抗动脉硬化，有良好的预防糖尿病血管并发症的作用。

升糖风险

乌鸡连骨炖，滋补效果最佳，适合糖尿病患者补益身体。炖煮时最好使用砂锅小火慢炖，能很好地保存营养。

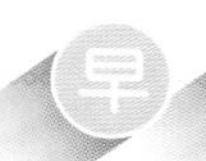
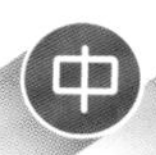

总热量 .... 2320 千焦
碳水化合物 ....1.5 克
蛋白质 ....111.5 克
脂肪..................11.5 克

材料

乌鸡..................500 克
西洋参 ....适量
山楂.....................适量
蒜 ....适量
大葱.....................适量
盐 ....适量
姜 ....适量

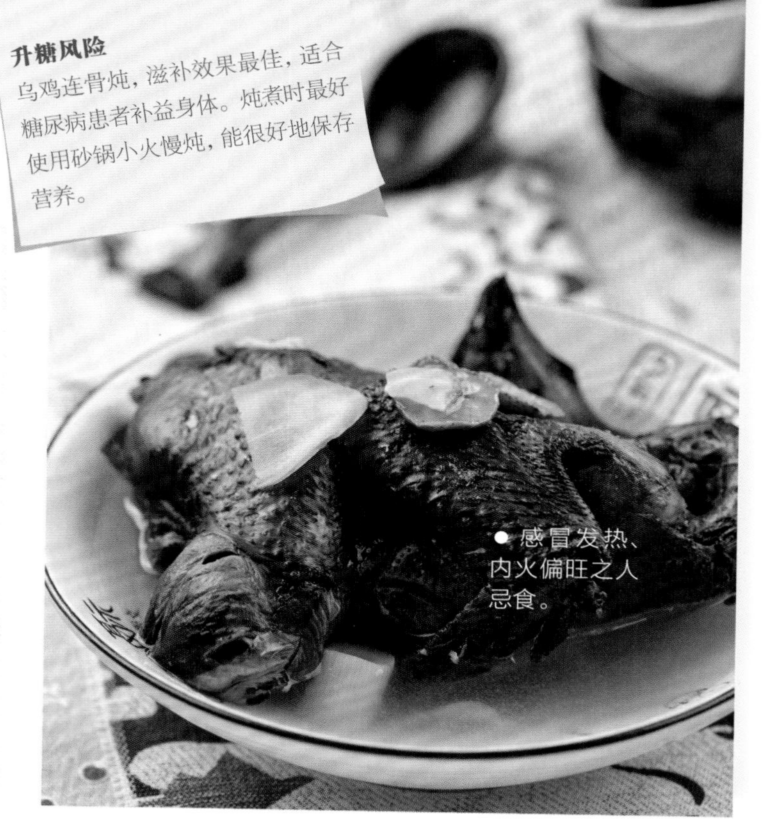

● 感冒发热、内火偏旺之人忌食。

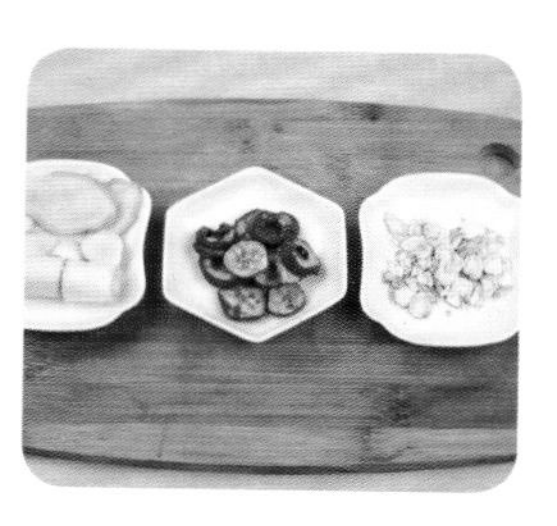

❶西洋参、山楂洗净后切成片；蒜去皮后一切两半；姜切片，大葱切段。

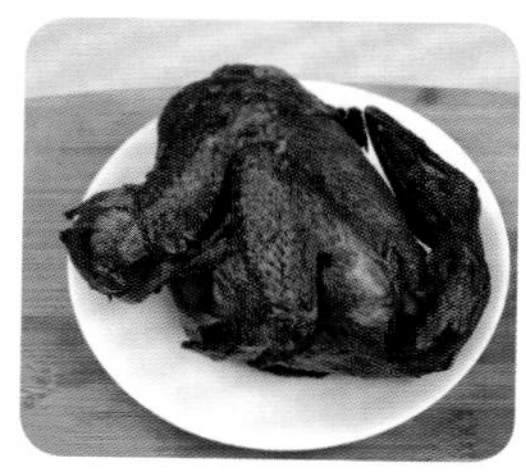

❷乌鸡宰杀后，去毛、内脏及爪并洗净。

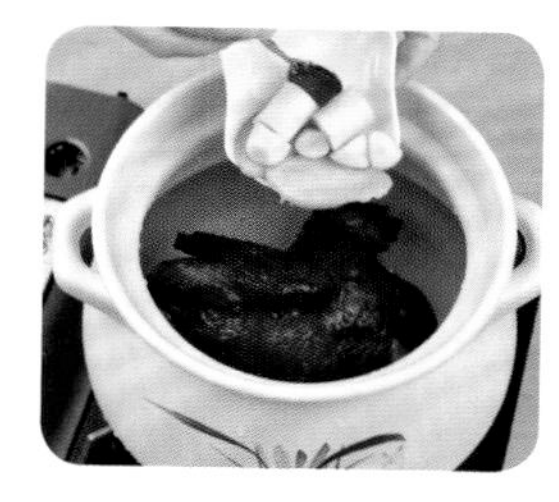

❸乌鸡置于炖锅内，加入西洋参、山楂、姜片、葱段、蒜瓣和1500 毫升清水。

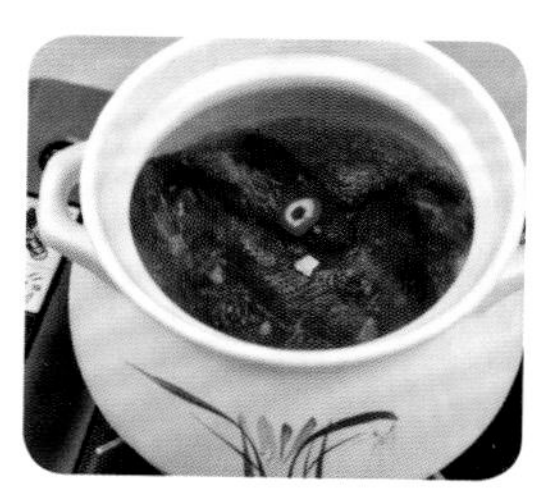

❹大火烧沸，撇去浮沫，再用小火炖煮 1 小时，加盐调味即成。

鸡蛋羹 602 千焦

碳水化合物 2.8 克
蛋白质 13.3 克
脂肪 8.8 克

对糖尿病及并发症的益处：鸡蛋中含有较多维生素 B_2，可以防治由高血糖引起的周围神经病变和眼部病变。鸡蛋中的维生素 B_2，还具有分解脂肪，维持脂类正常代谢的作用，可以预防动脉硬化和肥胖症，防治心血管疾病。鸡蛋中的蛋白质对肝脏组织的损伤有修复作用。

材料

鸡蛋2个，盐、生抽、葱花各适量。

做法

用打蛋器把鸡蛋打散后加入少量盐，再加温水，放蒸锅隔水蒸12分钟，蒸熟后放生抽、葱花即可。

升糖风险

鸡蛋的蛋白质含量很高，但其脂肪也不少，糖尿病者食用需严格控制量。

早
中
晚
● 最好加温水蒸，加冷水蒸出来不太嫩。

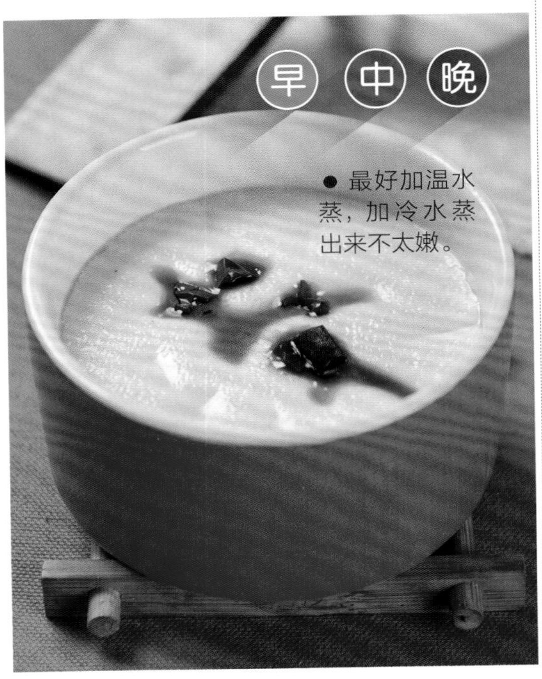

香菇烧海参 434 千焦

碳水化合物 7.7 克
蛋白质 18.7 克
脂肪 0.5 克

对糖尿病及并发症的益处：海参含有酸性黏多糖和海参皂苷，具有激活胰岛 β 细胞活性、降低高浓度血糖的作用。海参含胆固醇少且氨基酸组成模式理想，可有效补充维生素和矿物质，调节代谢紊乱，从而有效预防糖尿病并发症的发生。

材料

海参100克，香菇100克，料酒、姜片、盐各适量。

做法

将海参和姜片煮6分钟，捞出。锅中加清水、香菇，烧开后加入海参，煮20分钟后再加入料酒、盐，待收水即可。

升糖风险

海参和香菇都是低热量、低升糖指数的食材，适合糖尿病患者经常食用，但每餐的食用量也应精确控制。

早
中
晚
● 洗干净的海参可以稍微冻一下，比较好切。

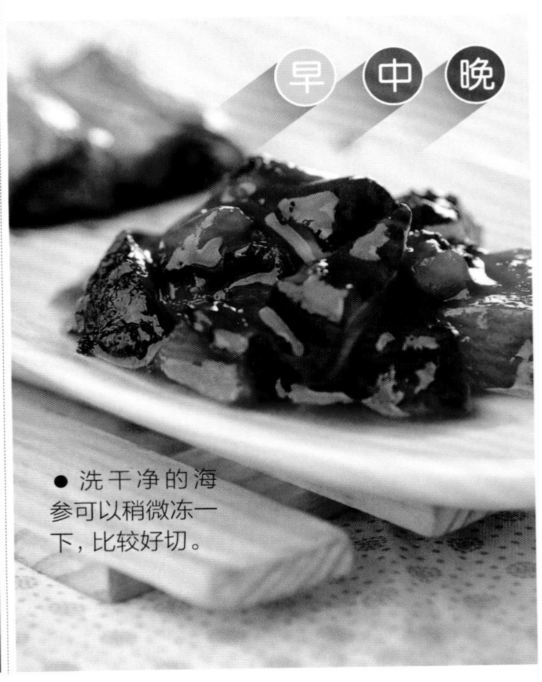

清蒸带鱼 1062 千焦

碳水化合物 6.2 克
蛋白质 35.4 克
脂肪 9.8 克

对糖尿病及并发症的益处：带鱼的脂肪多为不饱和脂肪酸，具有降低胆固醇的作用。带鱼含有丰富的镁，对心血管系统有很好的保护作用，有利于预防高血压等心血管疾病。

材料

带鱼200克，生抽、料酒、葱、姜、盐各适量。

做法

带鱼洗净，切段；姜切丝，葱切成段。带鱼加盐、料酒、姜丝、葱段抓匀腌制10分钟，上锅隔水蒸15分钟，淋上生抽即可。

升糖风险

带鱼的升糖指数在肉类里面属于非常低的，适合糖尿病患者食用，但热量还是偏高，食用需适量，或者适当减少主食的摄入量。

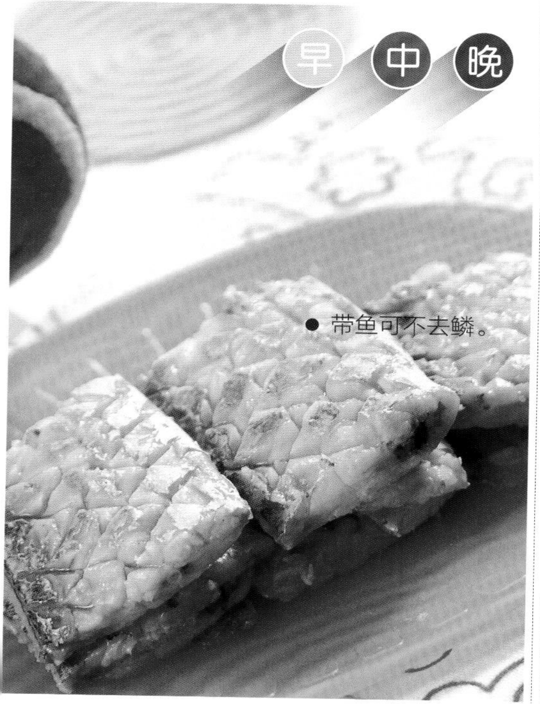

● 带鱼可不去鳞。

五香驴肉 970 千焦

碳水化合物 0.8 克
蛋白质 43 克
脂肪 6.4 克

对糖尿病及并发症的益处：驴肉中氨基酸含量丰富，而且驴肉中氨基酸构成比较全面，能营养胰岛细胞，改善胰腺功能，促进胰岛素的分泌，调节血糖水平。驴肉的不饱和脂肪酸含量远远高于牛肉，是典型的高蛋白肉类。

材料

驴肉200克，花椒、八角、葱、姜、蒜、料酒、酱油、盐各适量。

做法

将驴肉放入锅中，加入没过肉的清水，大火煮沸后撇去浮沫；再将全部调料放入锅中，大火煮沸后，用中火焖煮2个小时即可。

升糖风险

驴肉富含蛋白质，且热量较低，糖尿病患者在食用五香驴肉时可以切片与西芹等蔬菜一起炒。

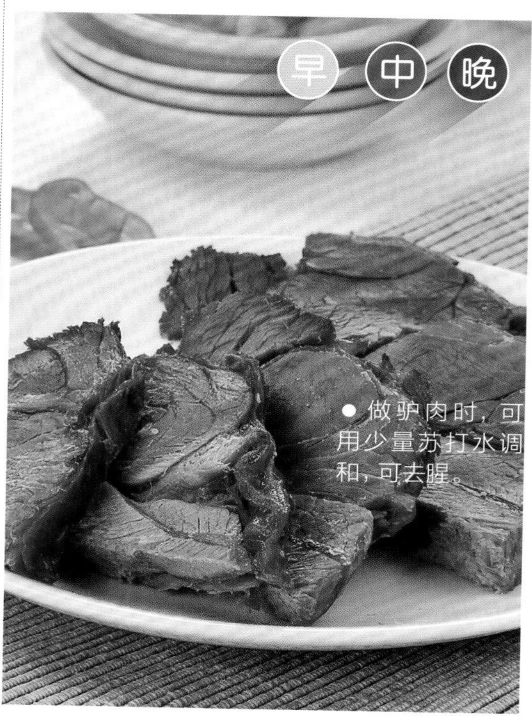

● 做驴肉时，可用少量苏打水调和，可去腥。

西蓝花豆酥鳕鱼

鳕鱼富含 EPA 和 DHA，能够降低糖尿病患者血液中胆固醇、甘油三酯和低密度脂蛋白的含量，从而降低糖尿病性脑血管疾病的发病率。鳕鱼富含的多烯脂肪酸具有防治心血管病的功效。西蓝花富含的膳食纤维能有效降低肠胃对葡萄糖的吸收，进而降低血糖。

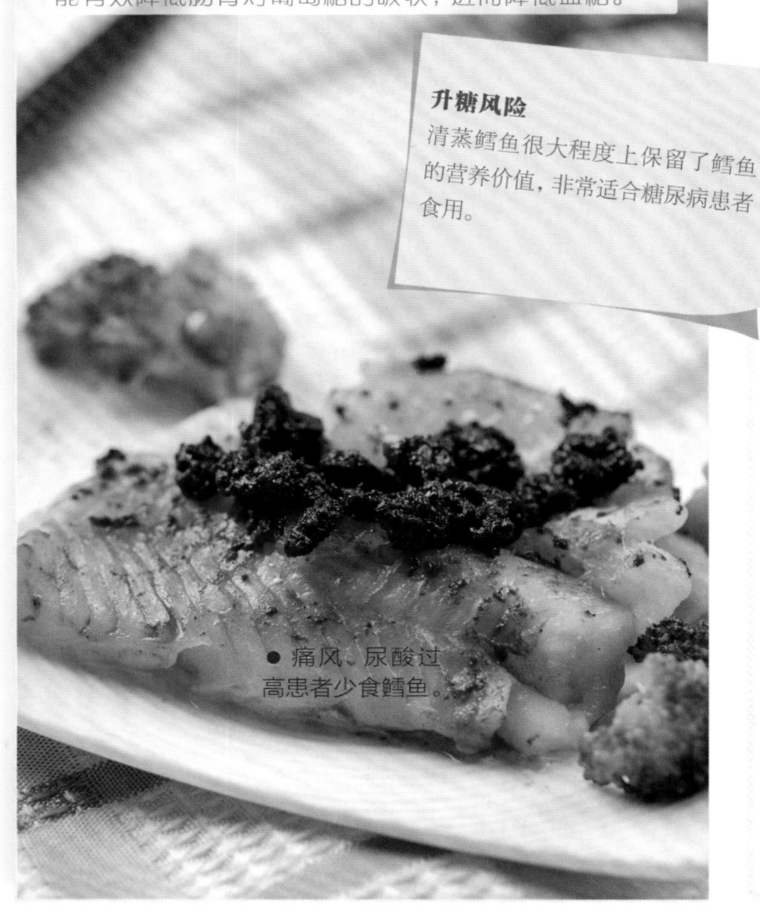

升糖风险

清蒸鳕鱼很大程度上保留了鳕鱼的营养价值，非常适合糖尿病患者食用。

● 痛风、尿酸过高患者少食鳕鱼。

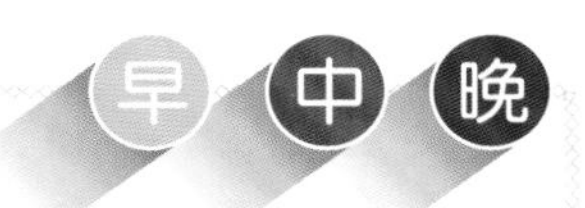

总热量 .... 811 千焦
碳水化合物 ....3.15 克
蛋白质 ....42.85 克
脂肪....................1.3 克

材料

鳕鱼...................200 克
西蓝花 ....50 克
豆豉........................适量
料酒........................适量
胡椒粉 ....适量
葱末........................适量
姜末........................适量
盐 ....适量
植物油 ....适量

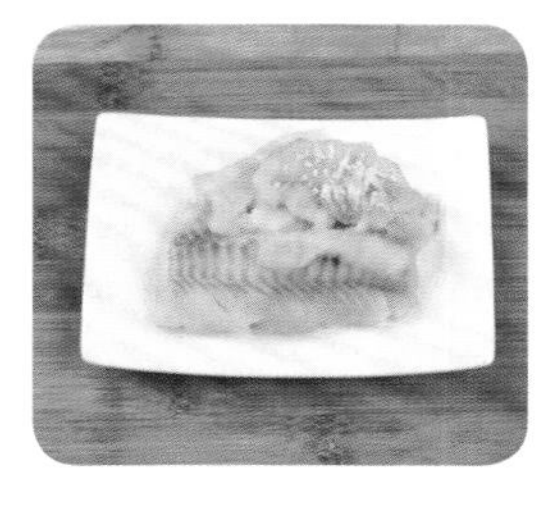

❶鳕鱼用适量盐和料酒腌一下，然后上笼蒸 8~10 分钟，取出待用。

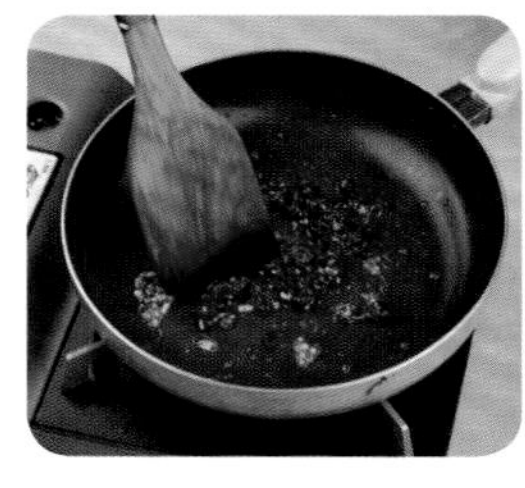

❷锅内放植物油，下入葱末、姜末和捣碎的豆豉炒香，再用盐、胡椒粉调味。

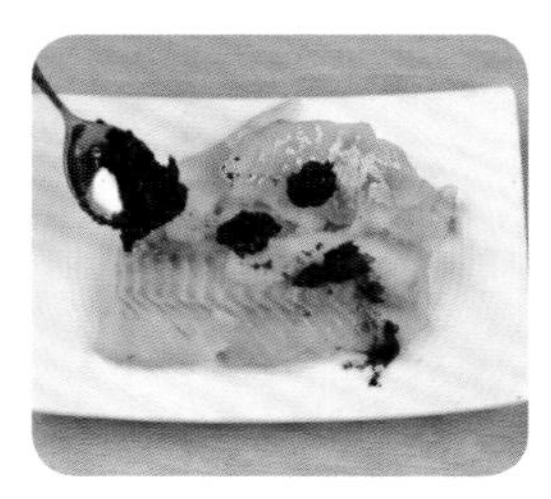

❸待豆豉炒酥后浇到加工好的鳕鱼上。

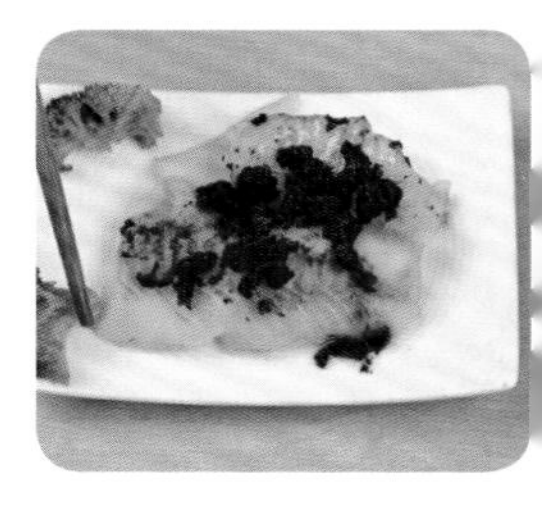

❹西蓝花用盐水焯熟，码在鳕鱼周围即成。

番茄三文鱼

三文鱼是含 n-3 不饱和脂肪酸最多的鱼之一，能减少患 2 型糖尿病的可能性，尤其适合肥胖人群。三文鱼脂肪中含的 n-3 不饱和脂肪酸对神经系统具有保护作用。番茄不仅热量低，其维生素 P 的含量居蔬菜之冠，适合糖尿病患者每日进补。

升糖风险

清蒸三文鱼既保存了三文鱼的营养，又没有过多的热量，最适合糖尿病患者食用。这道菜也可改成番茄蒸三文鱼。

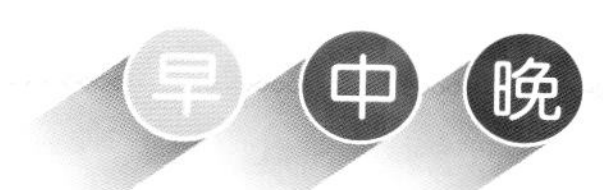

总热量……3261 千焦
碳水化合物……85.9 克
蛋白质……58 克
脂肪……24 克

材料

三文鱼……300 克
番茄……100 克
洋葱（白皮）……100 克
植物油……适量
蚝油……适量
盐……适量

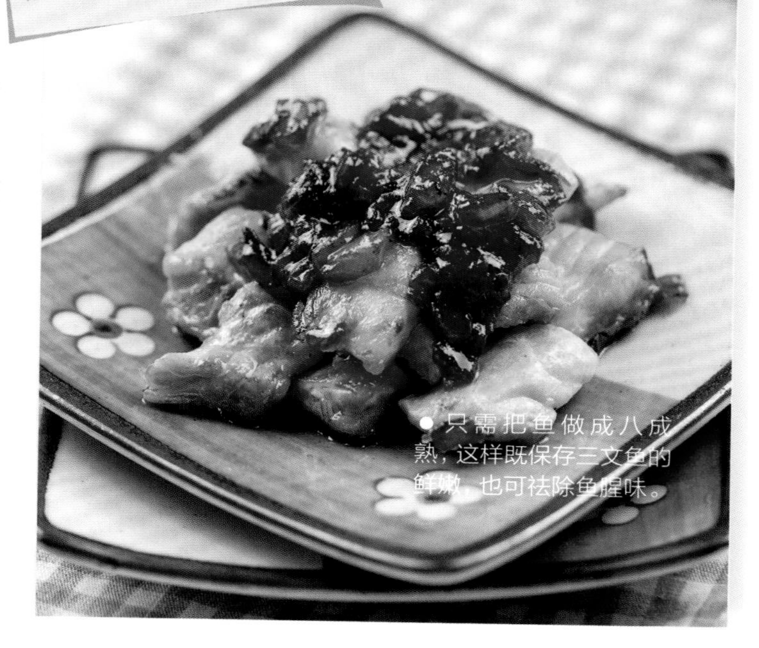

● 只需把鱼做成八成熟，这样既保存三文鱼的鲜嫩，也可祛除鱼腥味。

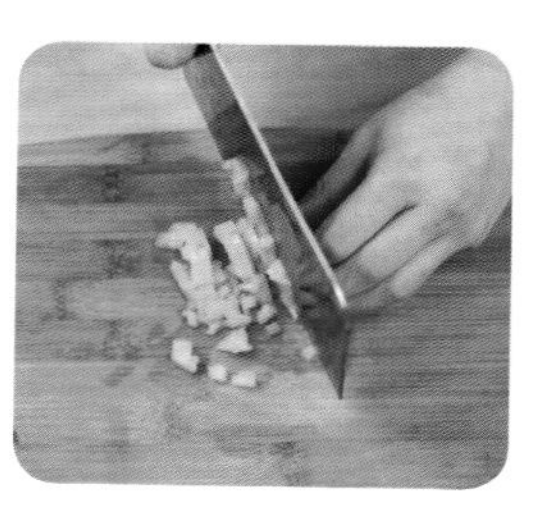

❶三文鱼块两面均匀抹一点盐，放置 20 分钟；番茄切块；洋葱切粒。

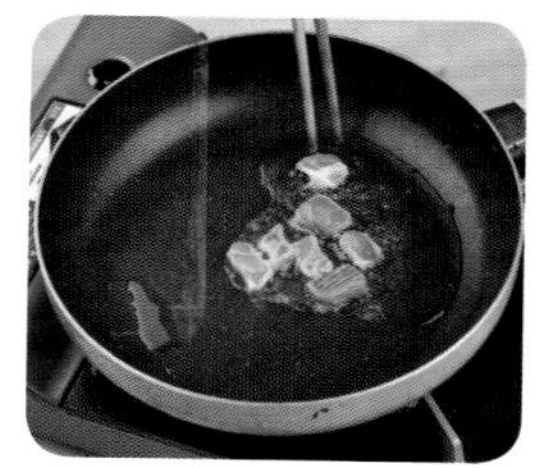

❷不粘锅上刷一层薄植物油，用中火把三文鱼块煎至两边金黄，放盘子上。

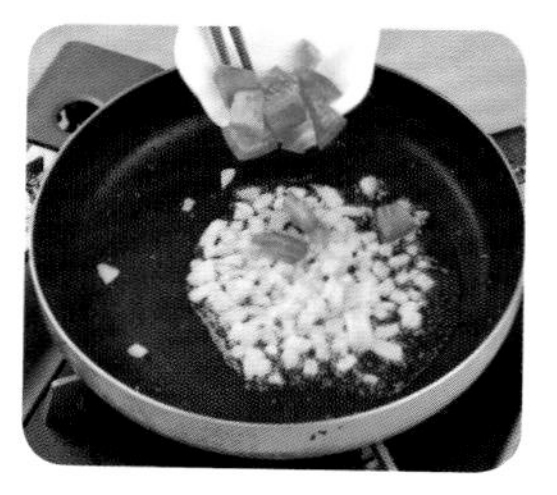

❸用剩下的油把洋葱炒香，放入番茄，翻炒。

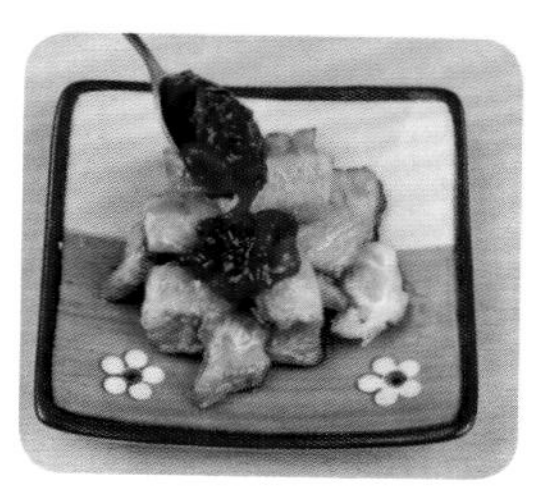

❹倒入盐、蚝油、小半杯水调味，煮至黏稠后倒在三文鱼块上。

番茄炒鸡蛋 772 千焦

碳水化合物 10.8 克
蛋白质 15.1 克
脂肪 9.2 克

对糖尿病及并发症的益处：鸡蛋中含有较多维生素 B_2，可以防治由高血糖引起的周围神经病变和眼部病变。番茄含有丰富的胡萝卜素、B 族维生素和维生素 C，尤其是维生素 P 的含量居蔬菜之冠，适合糖尿病患者每日进补。

材料

番茄 200 克，鸡蛋 2 个，植物油、水淀粉、盐各适量。

做法

番茄洗净，切块；鸡蛋加盐搅匀，用热油炒散，放入番茄翻炒片刻；加入盐翻炒，加水淀粉勾芡即成。

升糖风险

番茄炒鸡蛋是典型的家常菜，番茄和鸡蛋搭配非常适合糖尿病患者食用。

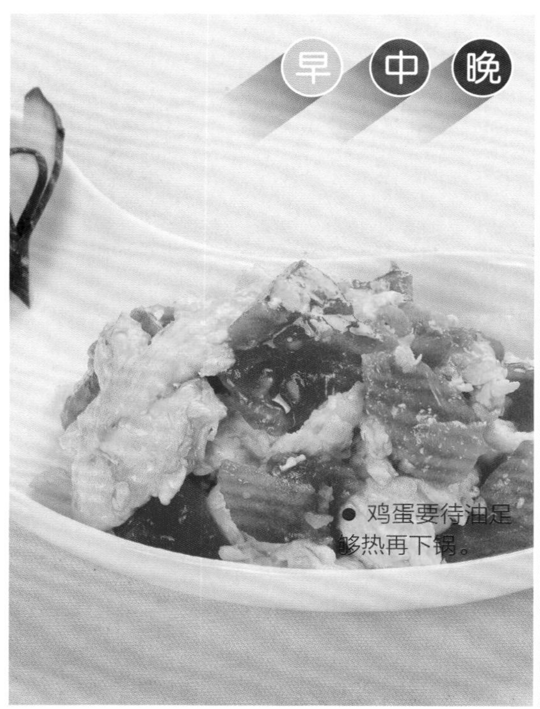

● 鸡蛋要待油足够热再下锅。

山药炖鲤鱼 1608 千焦

碳水化合物 13.9 克
蛋白质 54.7 克
脂肪 12.5 克

对糖尿病及并发症的益处：山药具有降低血糖的功效，可增加胰岛素的分泌，中医用其治疗糖尿病已有悠久的历史。鲤鱼含有丰富的镁，利于降糖，保护心血管。

材料

鲤鱼 300 克，山药 100 克，植物油、料酒、姜片、盐各适量。

做法

山药去皮，洗净切片；锅入植物油，上火烧热，放入鱼煎至皮略黄，再加入山药、料酒、姜片、盐、水，中火煮至山药烂熟即可。

升糖风险

山药和鲤鱼搭配有很好的温补作用，建议糖尿病患者将此菜放于饭前食用，增加饱腹感。

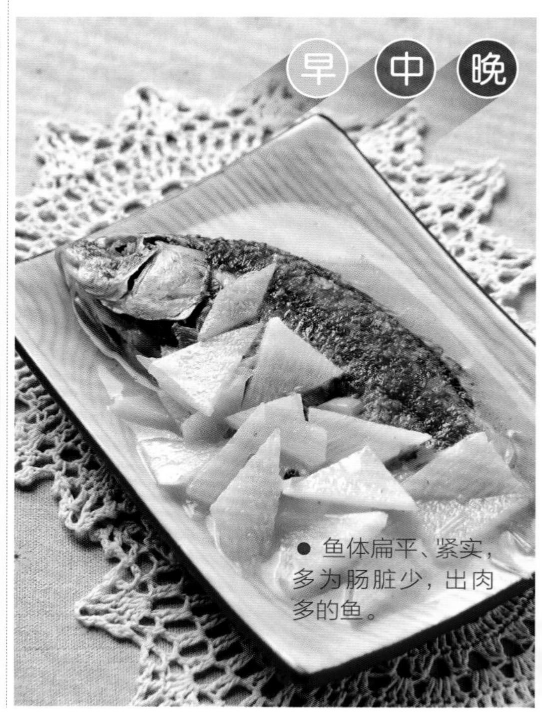

● 鱼体扁平、紧实，多为肠脏少，出肉多的鱼。

洋葱炒黄鳝

洋葱中含有烯丙基二硫醚，能刺激人体胰岛素的合成。此外，洋葱含有黄尿丁酸，该物质能明显降低血糖含量。黄鳝体内含有控制糖尿病的高效物质具有显著的降血糖和调节糖代谢的作用。

升糖风险

黄鳝也是富含优质蛋白的食材，适合糖尿病患者食用，但仍需控制食量。在炒食黄鳝的时候仍旧需要少油少盐。

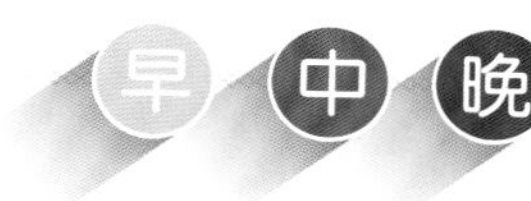

总热量………3604 千焦
碳水化合物……166.2 克
蛋白质……………47.0 克
脂肪…………………3.6 克

材料

黄鳝…………………200 克
洋葱（白皮）………200 克
植物油………………适量
酱油…………………适量
盐……………………适量
姜片…………………适量

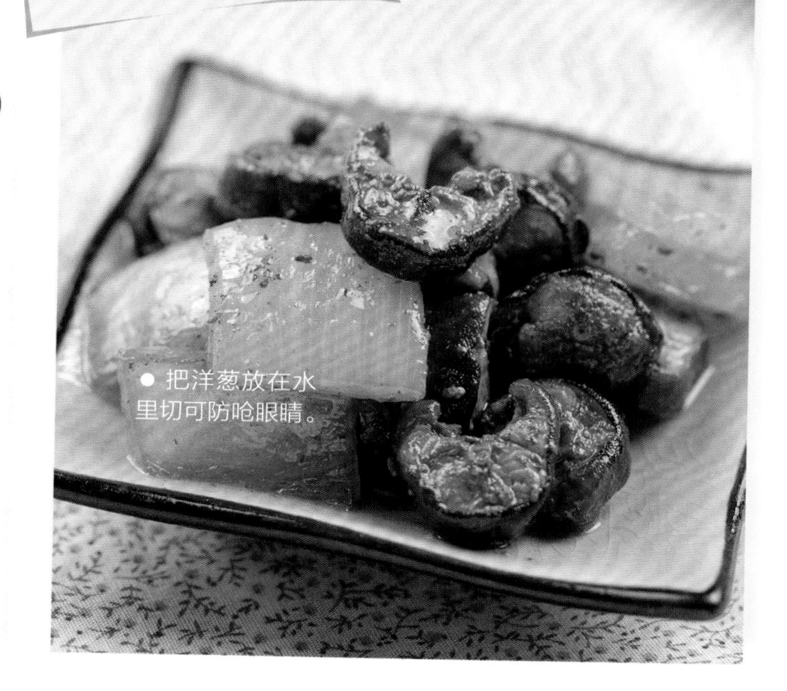

● 把洋葱放在水里切可防呛眼睛。

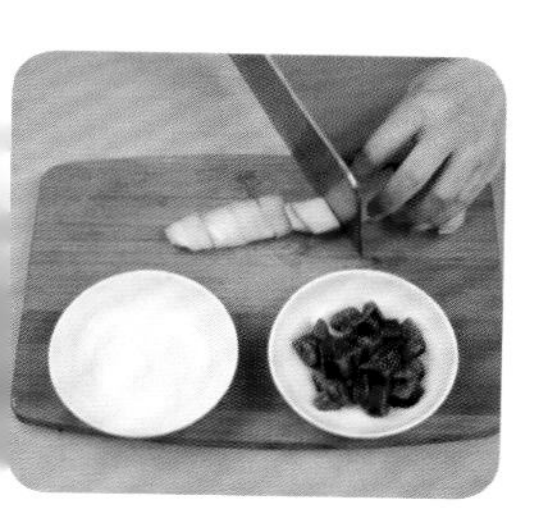

❶将黄鳝去肠杂切块；洋葱切片。

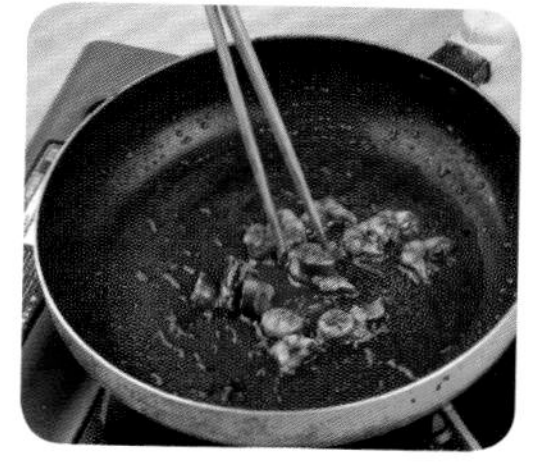

❷起油锅，先放入黄鳝煎半熟。

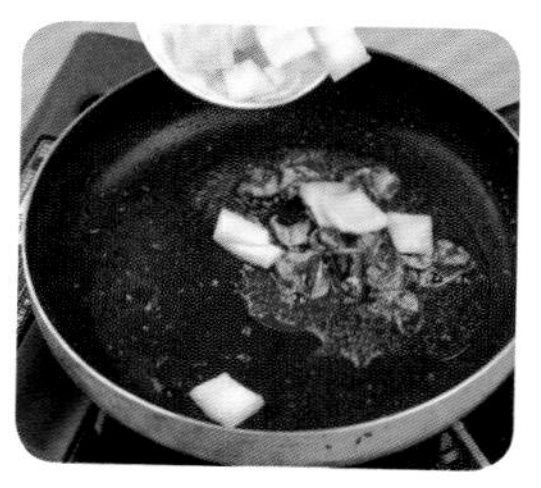

❸再放入洋葱，翻炒片刻。

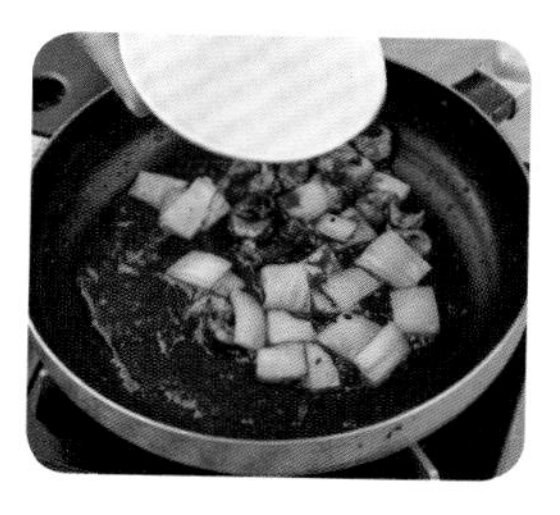

❹加盐、酱油、姜片、清水少量，焖片刻，至黄鳝熟透即可。

番茄豆角炒牛肉

番茄不仅热量低，还含有丰富的胡萝卜素、B 族维生素和维生素 C，尤其是维生素 P 的含量居蔬菜之冠，适合糖尿病患者每日进补。牛肉中锌含量很高，可提高胰岛素合成的效率。牛肉中的硒也可促进胰岛素的合成，所以适量吃些牛肉对控制血糖有一定好处。

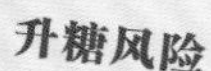

升糖风险

牛肉富含优质蛋白，适合糖尿病患者补充蛋白质。

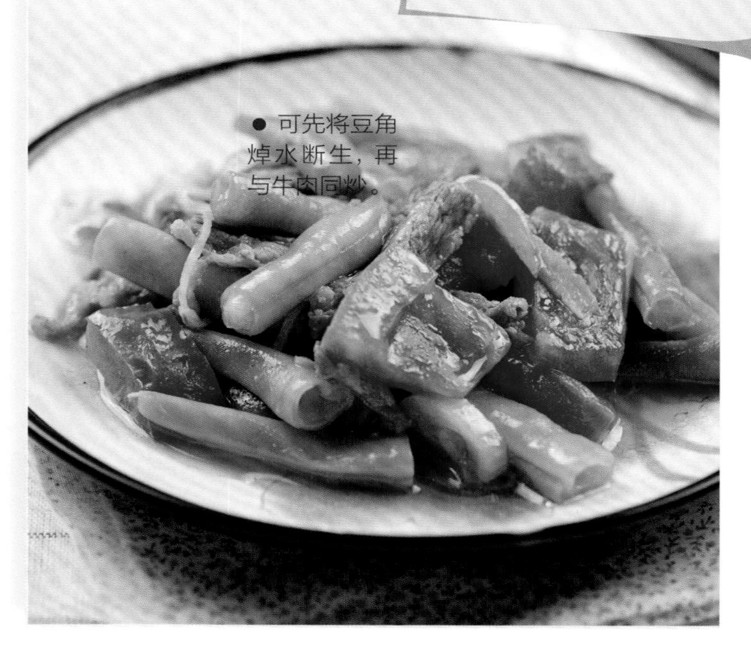

● 可先将豆角焯水断生，再与牛肉同炒。

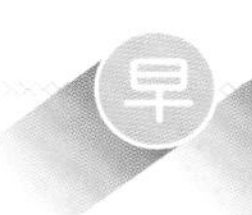

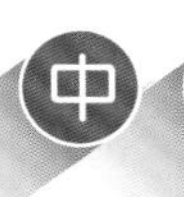

总热量 .... 686 千焦
碳水化合物 .....12.55 克
蛋白质 ....23.25 克
脂肪.....................2.8 克

材料

精牛肉 ....100 克
番茄...................200 克
豆角.................... 50 克
葱 ....适量
姜 ....适量
蒜 ....适量
盐 ....适量

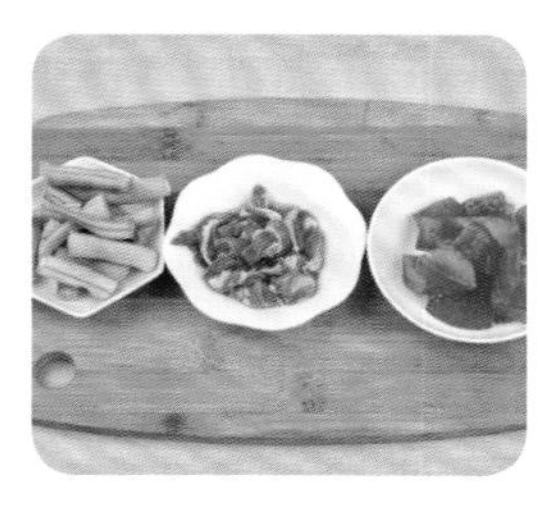

❶精牛肉切成薄片；番茄切成块状；豆角去筋，洗净，切成段。

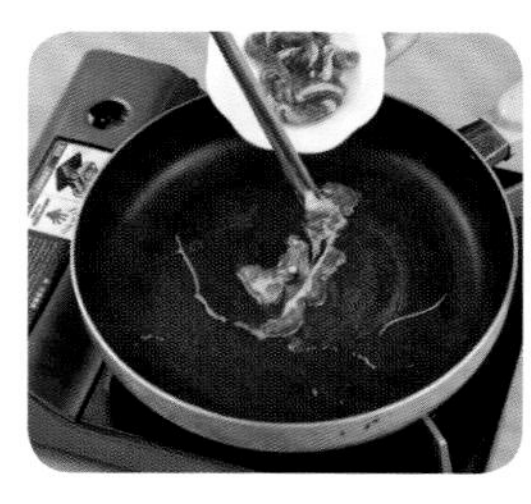

❷炒锅放少许油，上火烧至七成热，先下肉片、葱、姜、蒜煸炒。

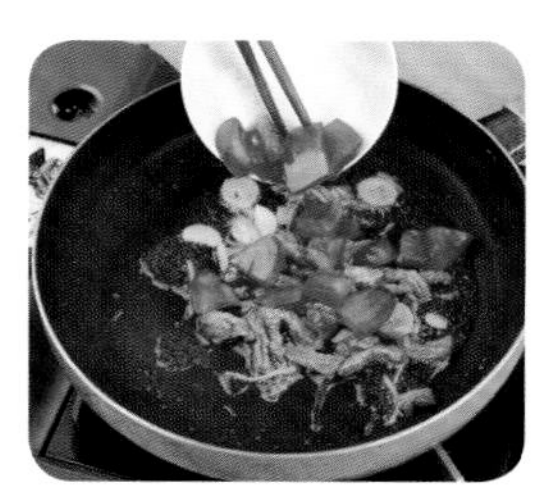

❸待肉片发白时，再下番茄、豆角略炒。

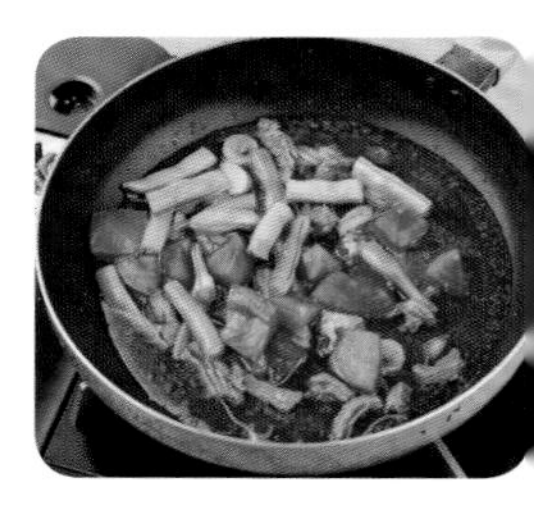

❹锅内加水适量，稍焖煮片刻，加盐搅匀即可。

翡翠鲤鱼

西瓜皮含有人体所需的多种营养成分，且不含脂肪和胆固醇，水分多，热量低，适合糖尿病患者食用。鲤鱼含有丰富的镁，利于降糖。鲤鱼的脂肪大部分是由不饱和脂肪酸组成，具有良好的降低胆固醇的作用。

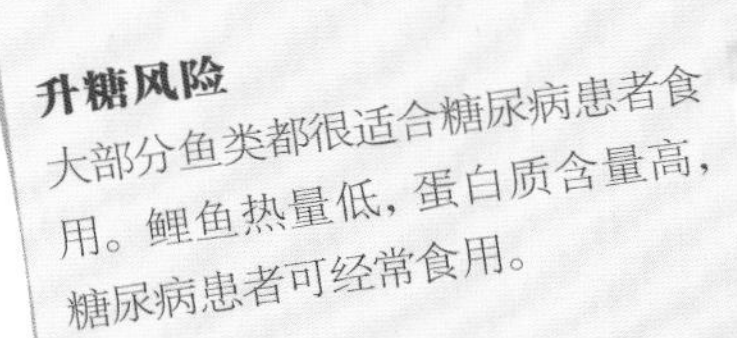

升糖风险

大部分鱼类都很适合糖尿病患者食用。鲤鱼热量低，蛋白质含量高，糖尿病患者可经常食用。

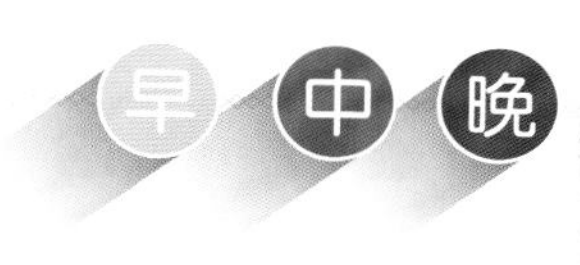

总热量 ……… 1368 千焦
碳水化合物 ………1.5 克
蛋白质 ……………52.8 克
脂肪………………12.3 克

材料

鲤鱼………………300 克
西瓜皮 ……………… 适量
茯苓皮 ……………… 适量
生抽…………………… 适量
醋 …………………… 适量
盐 …………………… 适量

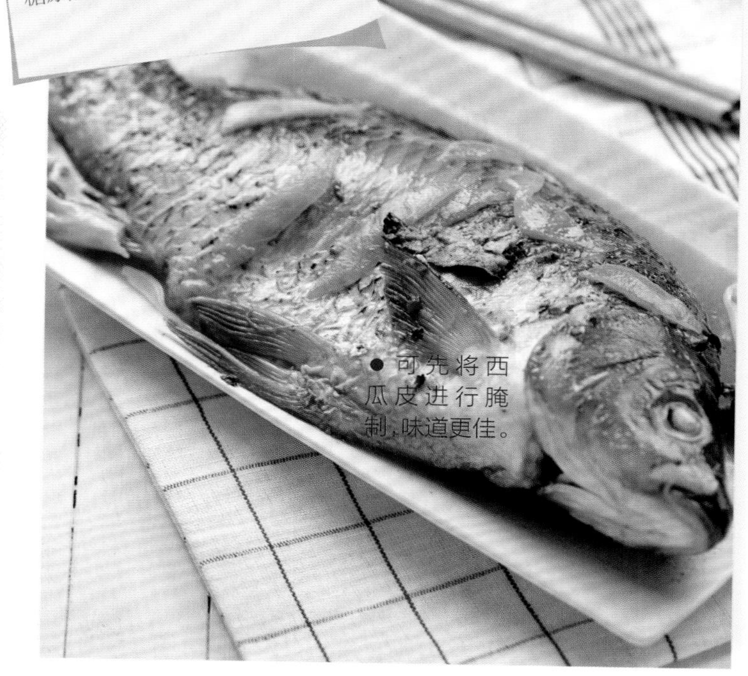

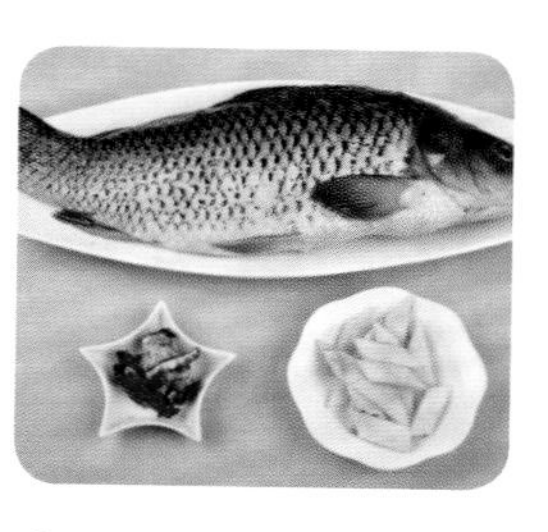

❶西瓜皮洗干净，削去表面绿色硬皮，切成菱形片。茯苓皮洗净，鲤鱼洗净。

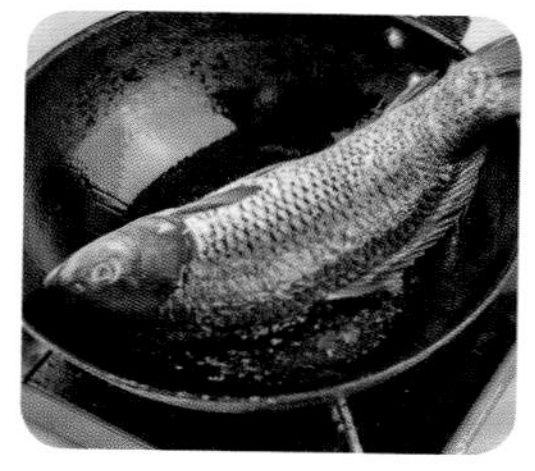

❷炒锅烧热，倒入油，放入鲤鱼稍煎，再加入生抽、醋，盖上锅盖稍焖。

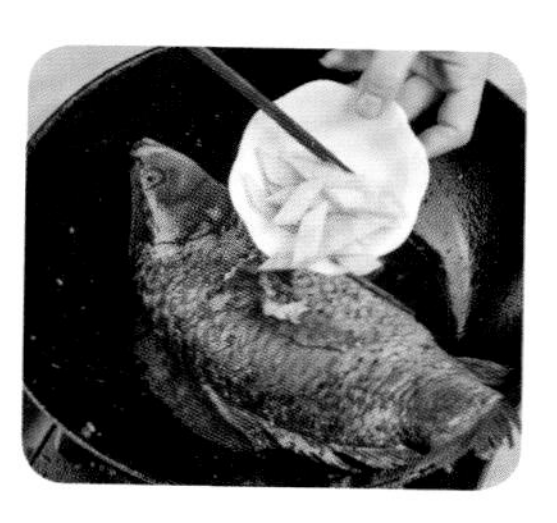

❸加入西瓜皮、茯苓皮和 1 杯半清水，用小火焖煮入味。

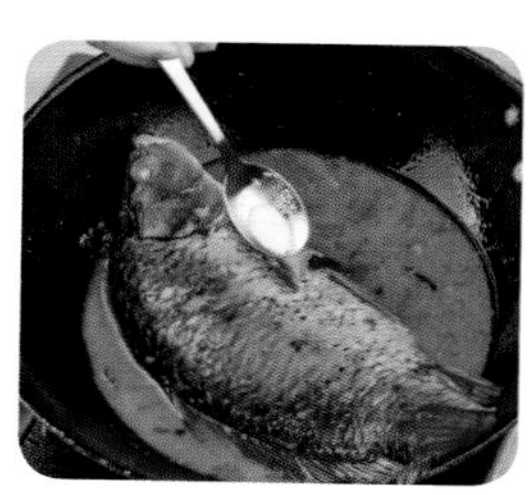

❹最后放盐即可出锅。

鸡丝炒豇豆

鸡肉中的蛋白质含量高，而且消化率高，容易被人体吸收利用，可以增强体力，对糖尿病患者有很好的补虚功效。鸡胸脯肉中含有的B族维生素，具有清除疲劳、保护皮肤的作用。豇豆中含有烟酸，这是对糖尿病患者很重要的维生素，是天然的血糖调节剂。

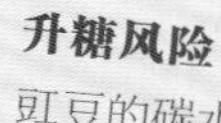

升糖风险

豇豆的碳水化合物含量较高，在人体内会转化成热量，建议糖尿病患者控制食用量。

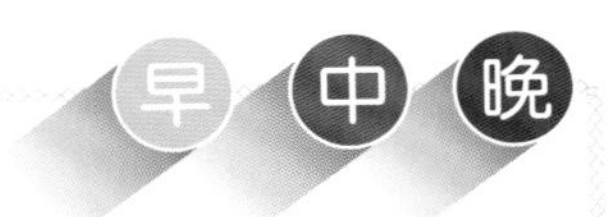

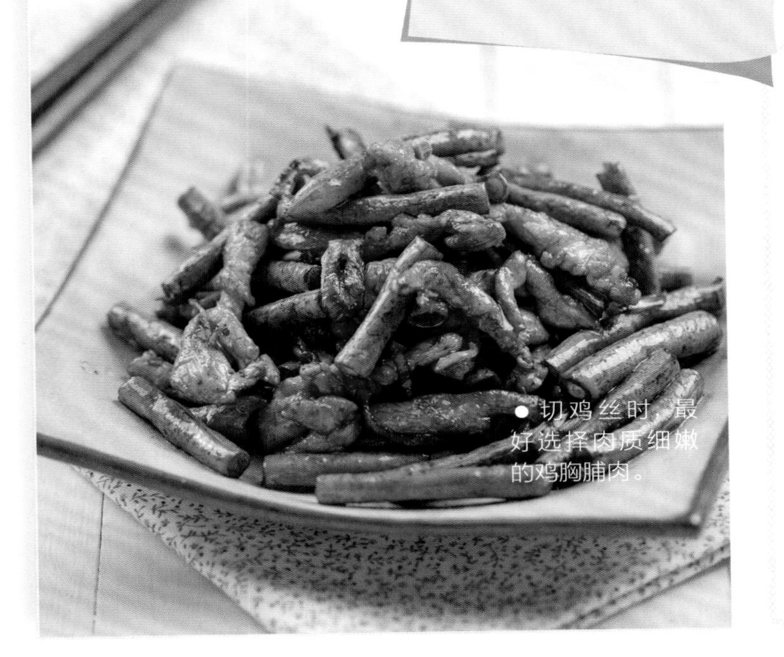

● 切鸡丝时，最好选择肉质细嫩的鸡胸脯肉。

总热量……826千焦
碳水化合物……14.1克
蛋白质……24.8克
脂肪……5.4克

材料

长豇豆……200克
鸡胸脯肉……100克
植物油……适量
酱油……适量
葱……适量
姜……适量
盐……适量

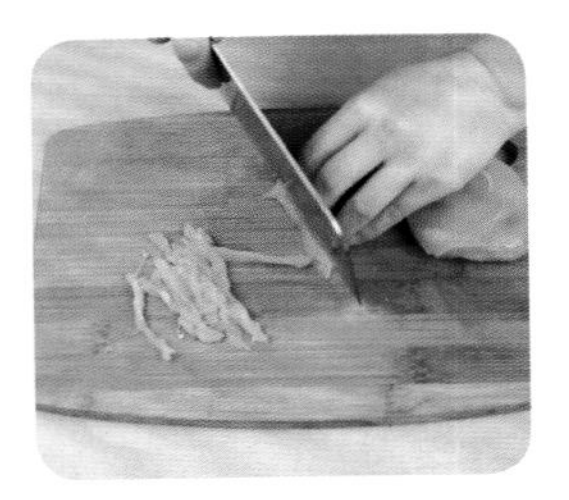

❶鸡胸脯肉切丝，加少许植物油拌匀。

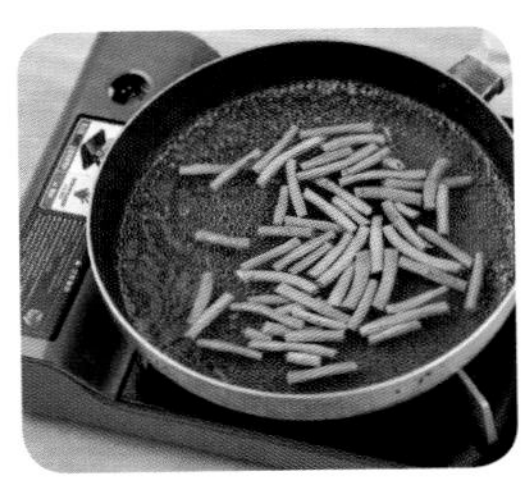

❷长豇豆切寸段，用大火沸水焯至变色，捞出控水。

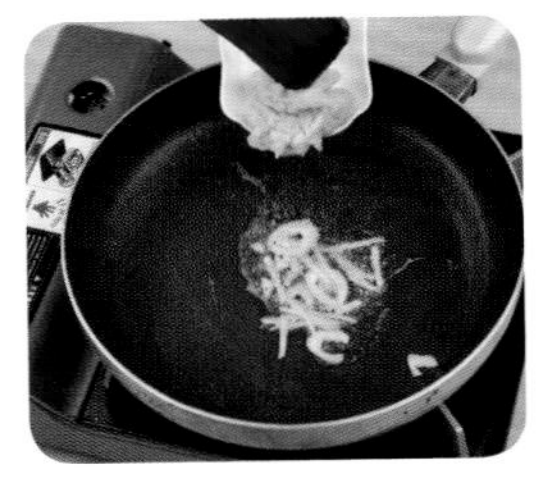

❸炒锅放植物油，下葱、姜炝锅后放鸡丝，炒至变色。

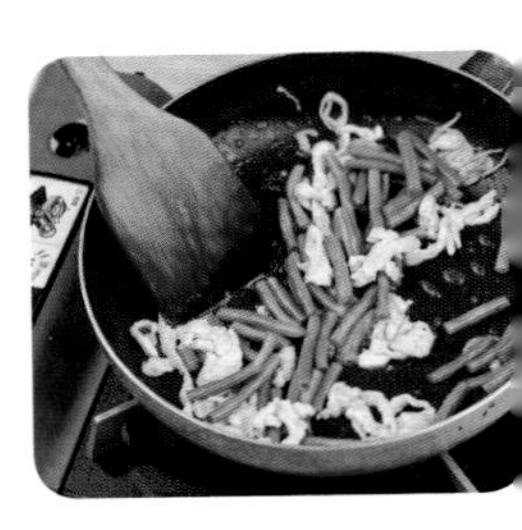

❹加入豇豆、酱油、盐炒入味即可。

苹果炖鱼

苹果所含的果胶，能预防胆固醇增高，减少血糖含量。苹果中的膳食纤维，可调节机体血糖水平，预防血糖骤升骤降，所以适量食用苹果，对防治糖尿病有一定的作用。草鱼有利湿、暖胃和平肝、祛风等功效，与苹果一起炖食，补心养气、补肾益肝。

升糖风险

红枣放入锅中炖可使汤更美味，但糖尿病患者不宜过量食用红枣，因为红枣含糖分丰富，尤其是晒干后的干枣需慎吃。

早 中 晚

总热量…………999 千焦

碳水化合物……14.25 克

蛋白质…………26.95 克

脂肪……………8.5 克

材料

苹果……………100 克

草鱼……………100 克

猪瘦肉…………50 克

植物油…………适量

红枣……………适量

盐………………适量

姜………………适量

胡椒粉…………适量

料酒……………适量

高汤……………适量

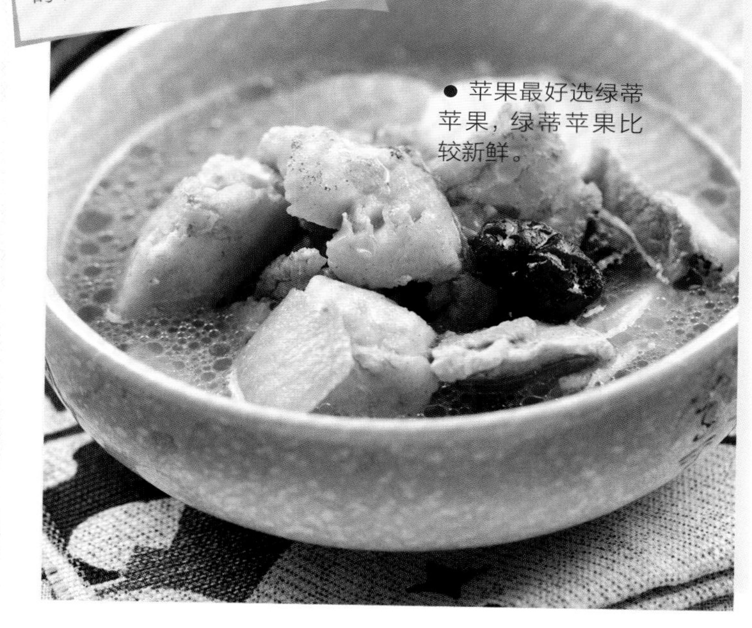

● 苹果最好选绿蒂苹果，绿蒂苹果比较新鲜。

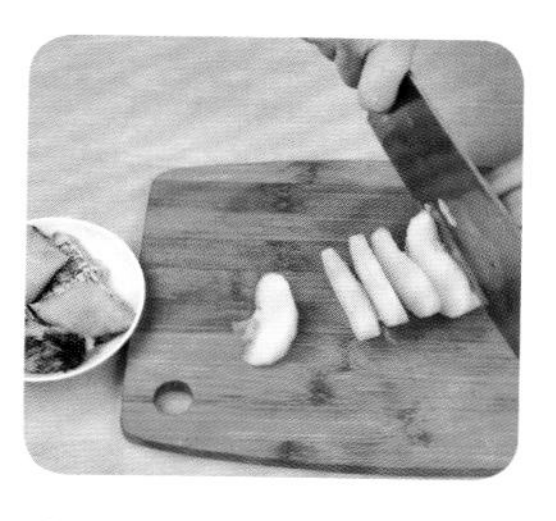

❶苹果去核、去皮，切成片，用清水浸泡；草鱼洗净斩成块；猪瘦肉切片。

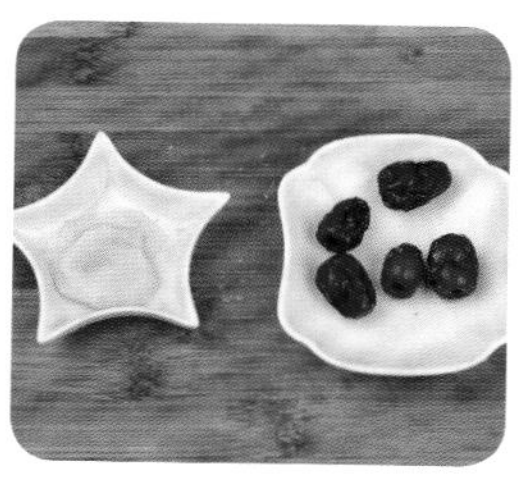

❷红枣泡洗干净；姜去皮切片。

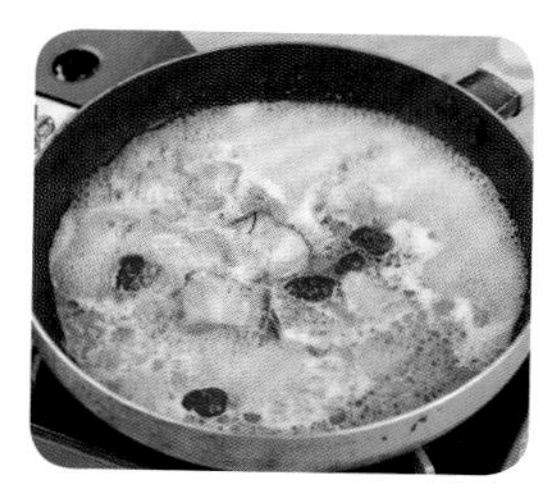

❸烧锅下植物油，下姜片略煎，放入鱼块，小火煎至两面稍黄，倒入料酒，加瘦肉片、红枣、高汤，中火炖。

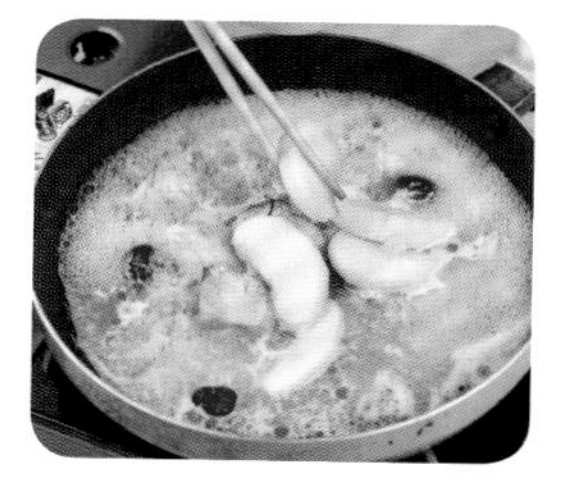

❹待炖汤稍白，加入苹果片，调入盐、胡椒粉，再炖 20 分钟即可出锅食用。

猕猴桃肉丝 1453千焦

碳水化合物 17.5 克
蛋白质 41.4 克
脂肪 13 克

对糖尿病及并发症的益处：猕猴桃中的肌醇是天然糖醇类物质，对调节糖代谢很有好处。猕猴桃属于膳食纤维丰富的低脂肪食品，是糖尿病患者较为理想的水果。特别是猕猴桃中富含维生素C，有助于糖尿病患者增强抗感染的能力。

材料

猪瘦肉200克，猕猴桃100克，料酒、胡椒粉、水淀粉、盐各适量。

做法

猪瘦肉、猕猴桃切丝；用碗将盐、料酒、胡椒粉、水淀粉兑成芡汁；油锅烧热，猪肉丝炒散，下猕猴桃丝略炒，倒入芡汁，收汁起锅即可。

升糖风险

猕猴桃的热量很低，但是瘦肉的热量较高，所以这道菜总热量还是比较高，要控制食用量。

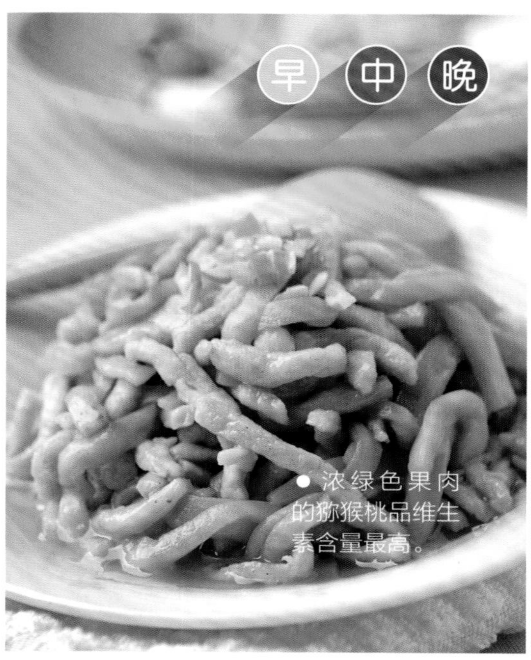

● 浓绿色果肉的猕猴桃品维生素含量最高。

药芪炖母鸡 5403千焦

碳水化合物 31.48 克
蛋白质 102.45 克
脂肪 84.04 克

对糖尿病及并发症的益处：黄芪能改善人体糖耐量异常的状况，增强胰岛素敏感性，但不影响胰岛素分泌。鸡肉中的蛋白质含量高，而且消化率高，容易被人体吸收利用，可以增强体力，对糖尿病患者有很好的补虚功效。

材料

山药20克，母鸡500克，黄芪适量，料酒、盐各适量。

做法

母鸡放入锅中；放入黄芪、料酒，加适量水；煮至八成烂，再放入山药煮烂；待煮好后，放入适量盐即可。

升糖风险

鸡汤营养丰富，有滋补效果，糖尿病患者可适量食用。糖尿病患者在食用的时候建议不要食鸡皮并要控制食量。

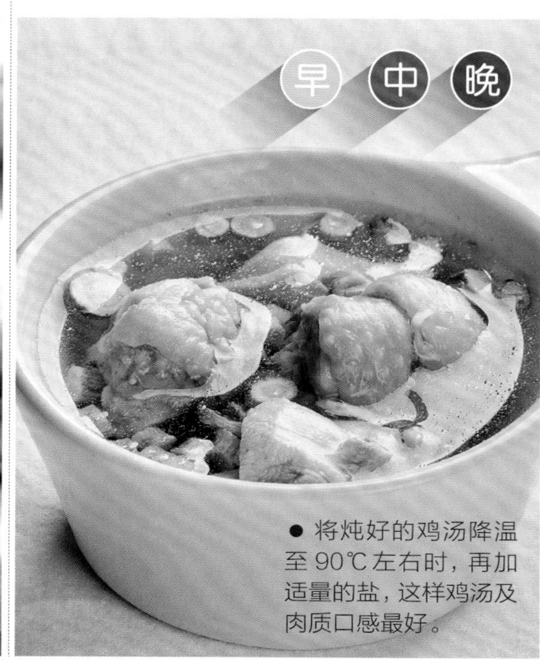

● 将炖好的鸡汤降温至90℃左右时，再加适量的盐，这样鸡汤及肉质口感最好。

鸳鸯鹌鹑蛋

鹌鹑蛋可辅助治疗糖尿病、水肿、肥胖型高血压等多种疾病。鹌鹑蛋中含有丰富的卵磷脂，有健脑的作用。鹌鹑蛋含有维生素P等成分，有防治高血压及动脉硬化的功效。鹌鹑蛋还含有芦丁等物质，可以降血压。

升糖风险

鹌鹑蛋的营养价值要比普通鸡蛋高，胆固醇、脂肪等的含量要比鸡蛋低，适合糖尿病患者食用。

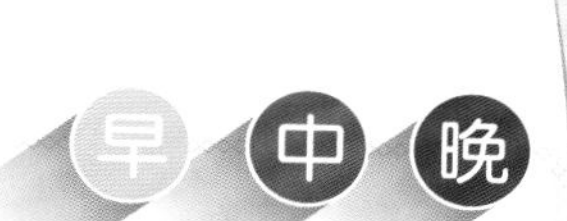

总热量 .... 861 千焦
碳水化合物 .... 9.48 克
蛋白质 .... 16.2 克
脂肪 .... 11.71 克

材料

鹌鹑蛋 .... 100 克
木耳 .... 10 克
北豆腐 .... 10 克
豌豆 .... 10 克
水淀粉 .... 适量
盐 .... 适量
料酒 .... 适量
高汤 .... 适量

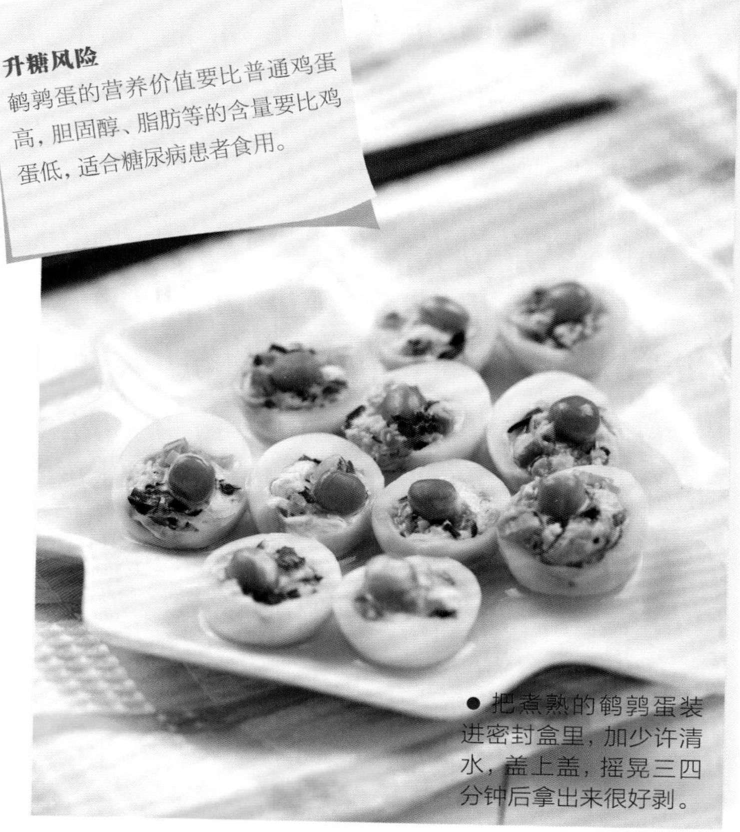

● 把煮熟的鹌鹑蛋装进密封盒里，加少许清水，盖上盖，摇晃三四分钟后拿出来很好剥。

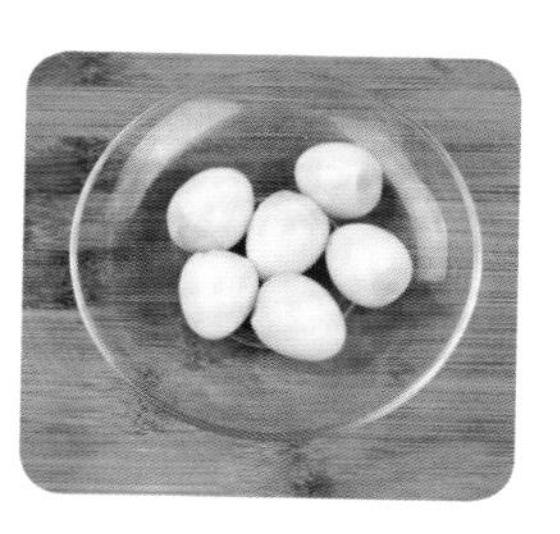

❶将1个鹌鹑蛋磕开，把蛋清蛋黄分别放碗内，其余6个煮熟去壳。

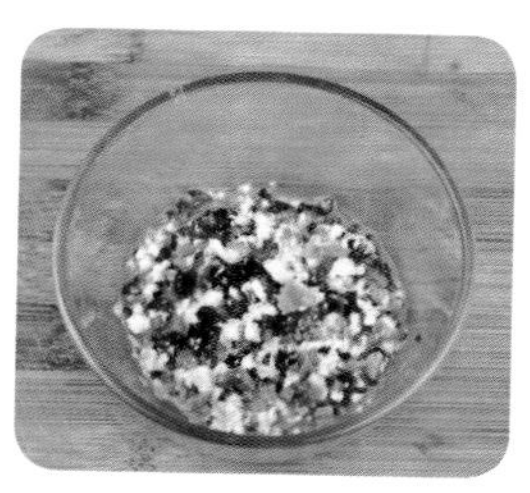

❷木耳、北豆腐剁碎，加盐和蛋清调匀成馅。

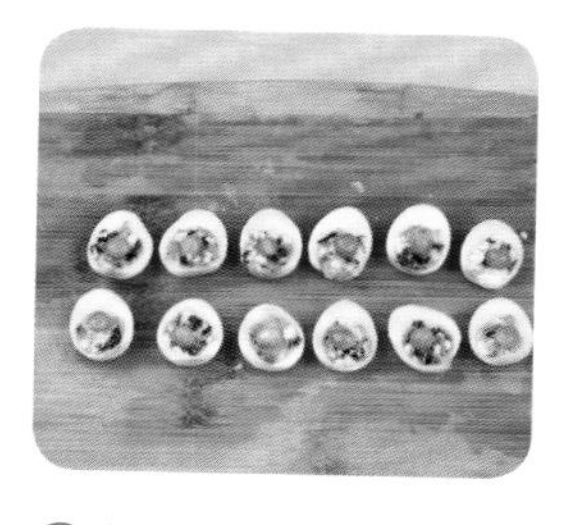

❸将每个鹌鹑蛋切开，去蛋黄，填入馅料，用豌豆点成眼睛，制成鸳鸯蛋生坯，上笼蒸10分钟。

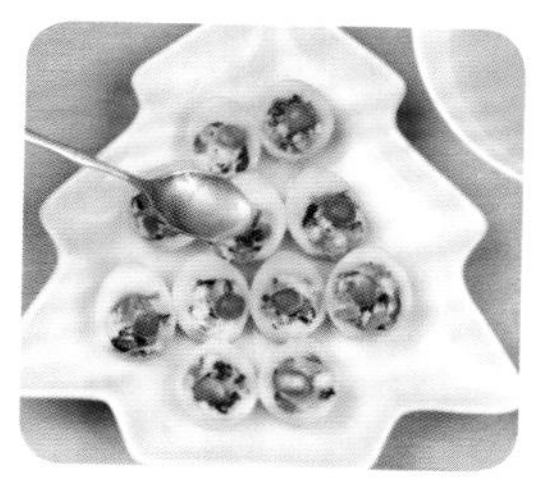

❹炒锅上火，放入高汤，加盐、料酒，汤沸时用水淀粉勾兑成水芡，浇在蛋上即成。

牛奶牡蛎煲

牡蛎是高蛋白、低糖食品，且易于消化吸收。牡蛎中锌含量很高，食用后可增加胰岛素的敏感性，帮助治疗糖尿病。牛奶是低升糖指数食物，能缓解糖尿病血糖升高。牛奶中含有大量的钙，且钙、磷比例搭配较合理，容易被吸收，牛奶能促进胰岛素的分泌，缓解糖尿病病情。

升糖风险

牡蛎汤适量饮用有辅助治疗糖尿病的效果。牡蛎和牛奶都富含钙，搭配食用，可强化骨骼，有利于糖尿病患者预防骨质疏松。

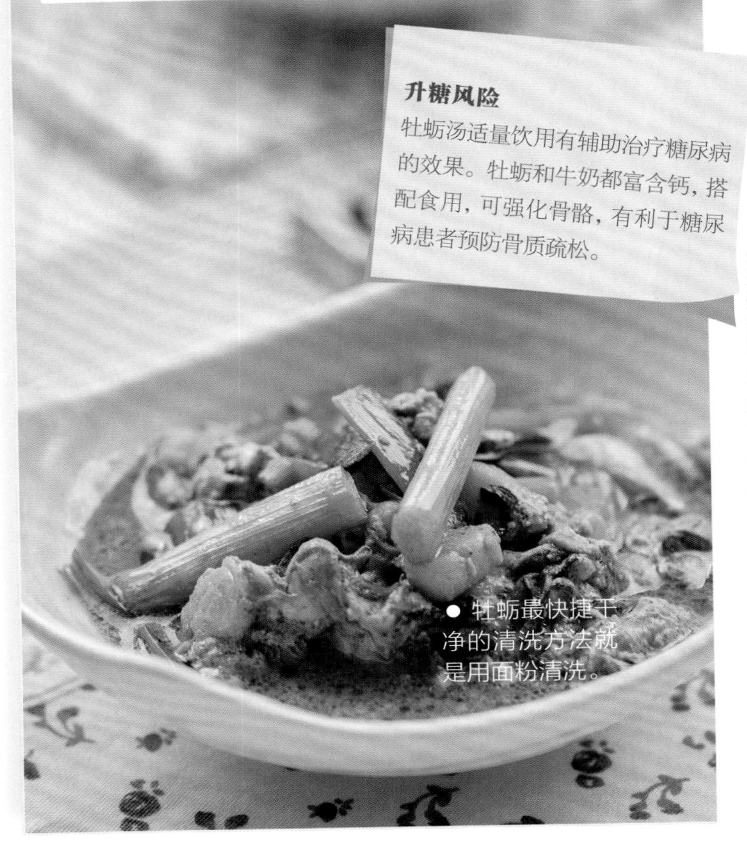

● 牡蛎最快捷干净的清洗方法就是用面粉清洗。

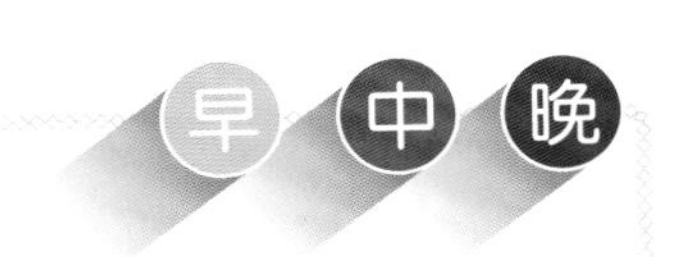

总热量……531 千焦
碳水化合物……11.6 克
蛋白质……8.3 克
脂肪……5.3 克

材料

牛奶……100 克
牡蛎肉……100 克
葱……适量
青蒜……适量
姜……适量
盐……适量
蒜……适量

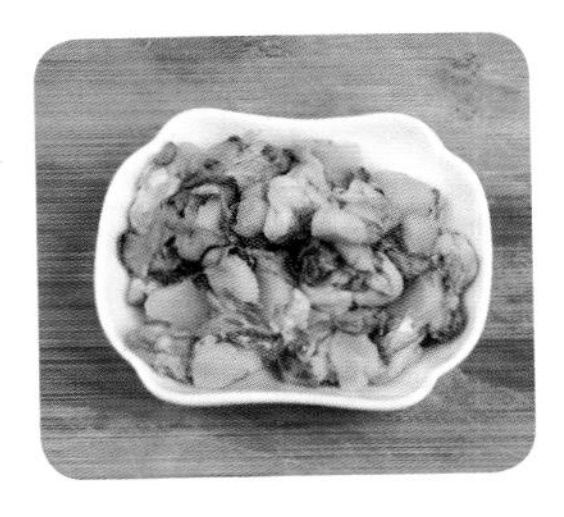

❶牡蛎肉洗净，放入沸水内稍烫即捞起，备用。

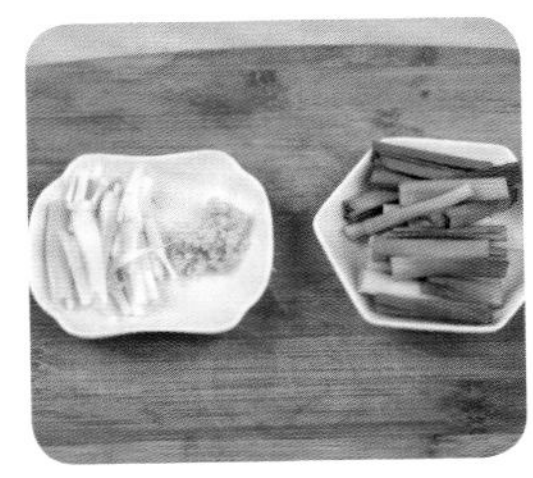

❷蒜拍扁，切碎；葱、姜切丝；青蒜切段。

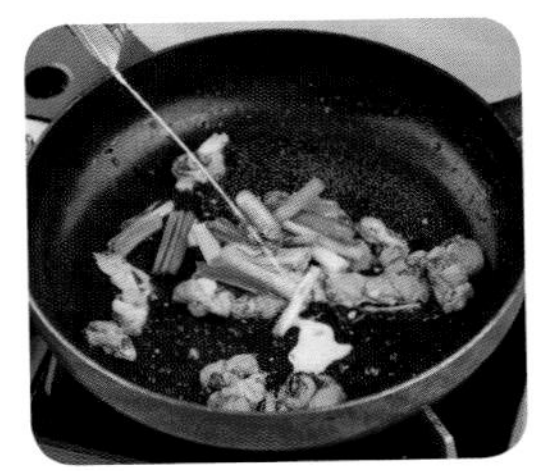

❸烧热砂锅，下油，放入姜、蒜、葱、青蒜爆香，下牡蛎同爆片刻，倒入牛奶。

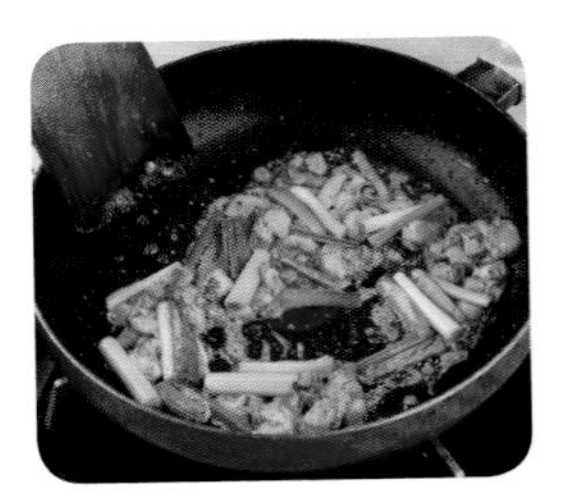

❹加盖煮七八分钟，加入剩下的葱，少许盐，炒匀即成。

魔芋鸭

魔芋所含的大量水溶性膳食纤维可吸附糖类，有效降低餐后血糖，魔芋中的葡甘露聚糖有抑制胆固醇吸收的作用。鸭肉中的脂肪主要是不饱和脂肪酸，有助于降低胆固醇。魔芋与鸭肉一起炖食，在滋补的同时，可抑制体内糖类吸收，尤其适合糖尿病患者。

升糖风险

糖尿病患者吃鸭肉时最好去掉鸭皮，吃鸭胸脯肉，因为鸭的脂肪主要集中于皮下，鸭胸脯肉含脂肪最少。

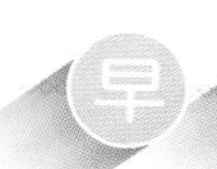
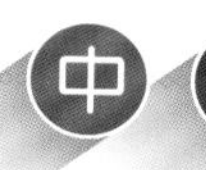

早 中 晚

总热量……3095.27* 千焦
碳水化合物……6.5* 克
蛋白质……47.7* 克
脂肪……59.35* 克

材料

精瘦鸭……300 克
魔芋……100 克
香菇……50 克
植物油……适量
红辣椒……适量
青蒜……适量
料酒……适量
葱段……适量
姜片……适量
盐……适量

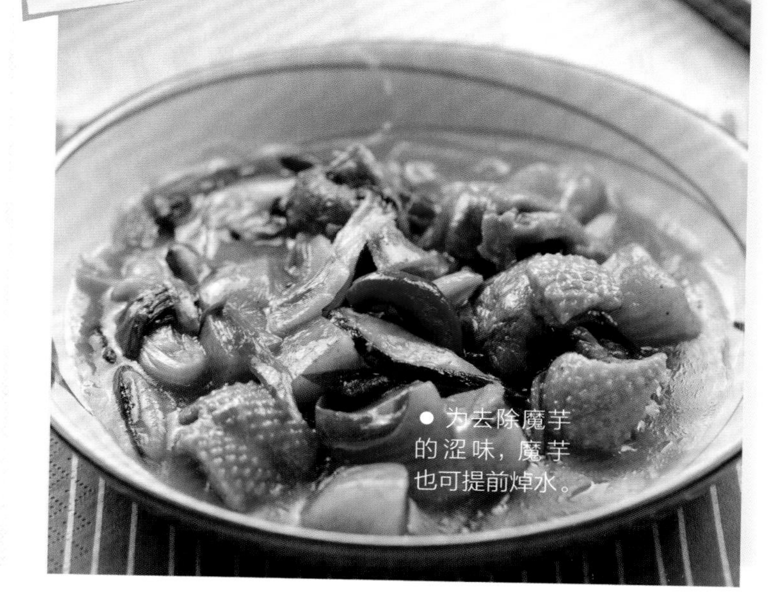

● 为去除魔芋的涩味，魔芋也可提前焯水。

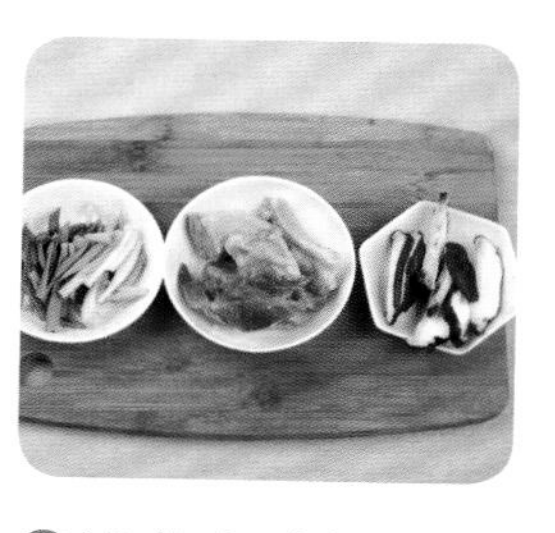

❶精瘦鸭剁小块；香菇切片；青蒜斜切片。

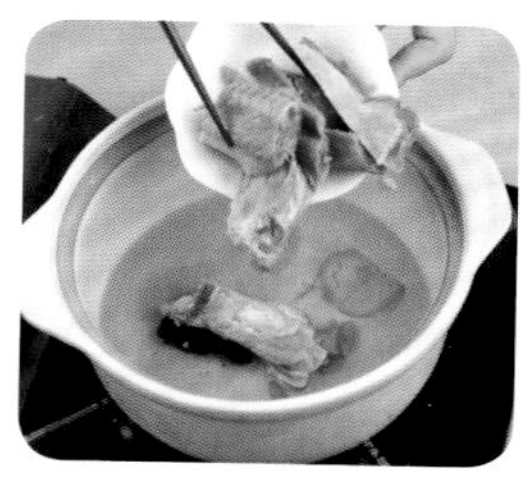

❷锅内加水烧开，下入姜片、鸭块焯烫后捞出。

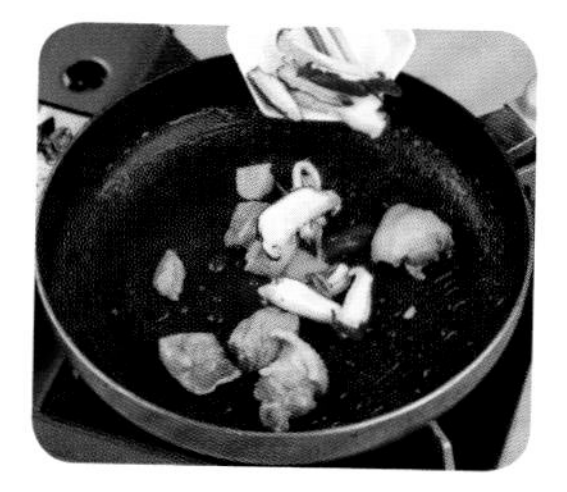

❸锅内放植物油烧热，下姜片、葱段炒香，下鸭块、香菇、料酒，加清水，大火烧开，改小火烧至熟烂。

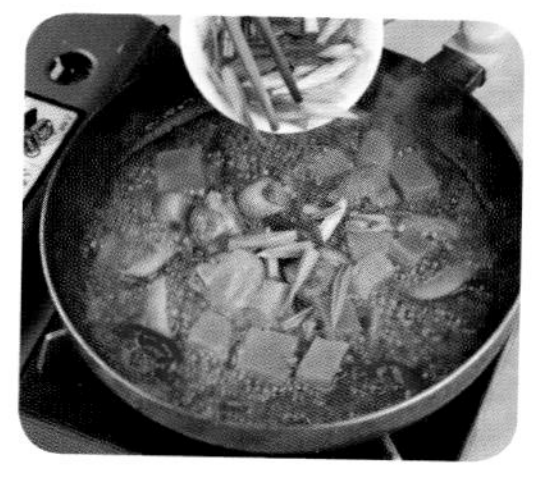

❹下入魔芋块略烧，再放入盐、红辣椒，撒上青蒜片，装盘即成。

鲜橙一碗香

鲜橙的含糖量低，常食有助于预防糖尿病，增强抵抗力。青鱼富含钾、硒等微量元素，这些元素可改善体内组织细胞对胰岛素的敏感性，有一定的辅助降糖功效。其富含的磷脂和 n-3 脂肪酸，能有效预防糖尿病性高血压。

升糖风险

鲜橙和青鱼搭配鲜美、清爽、不油腻，糖尿病患者可适量食用。不过其热量较高，建议在饭前食用，增加饱腹感，减少主食量。

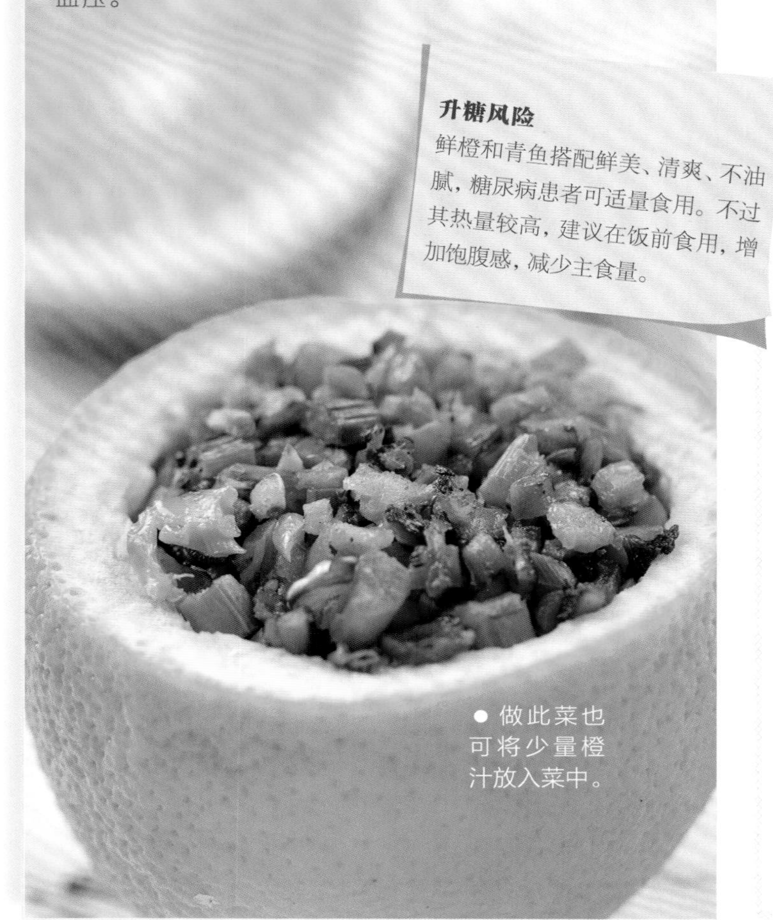

● 做此菜也可将少量橙汁放入菜中。

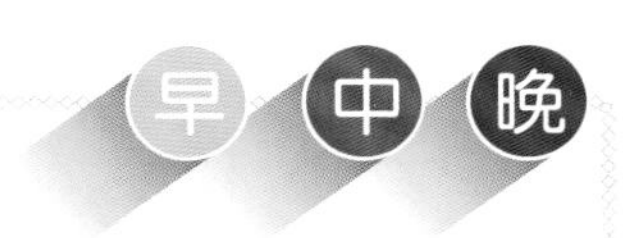

总热量 ...... 1032.9 千焦
碳水化合物 ....1.97 克
蛋白质 ....40.97 克
脂肪..................8.51 克

材料

鲜橙.......................1 个
青鱼...................200 克
西蓝花 ....10 克
胡萝卜 ....10 克
香菇（干）.............10 克
笋 ....适量
植物油 ....适量
姜末.......................适量
葱末.......................适量
料酒.......................适量
盐 ....适量

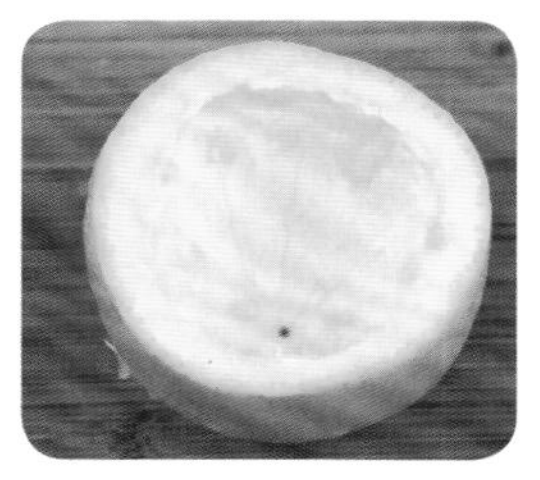

❶将鲜橙从三分之二处切开，挖去心备用。其他材料均切丁。

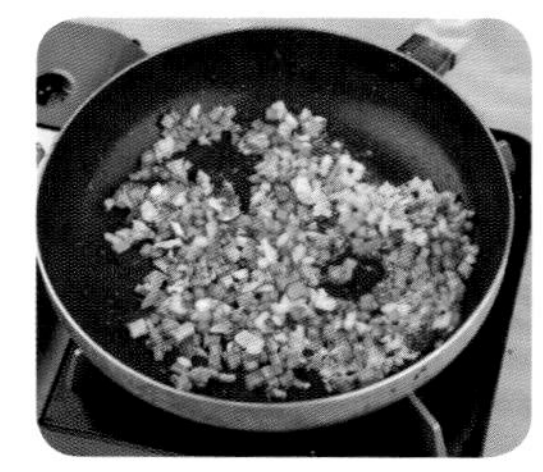

❷植物油烧热，依次加入青鱼丁、笋丁、香菇丁、胡萝卜丁、西蓝花丁、姜末、葱末翻炒。

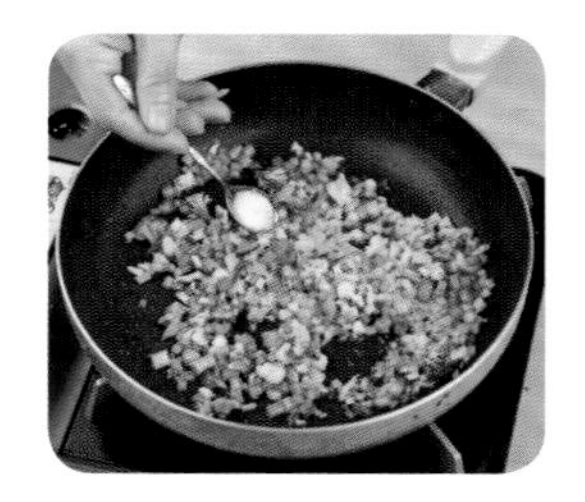

❸放入料酒，待炒熟后加盐调味。

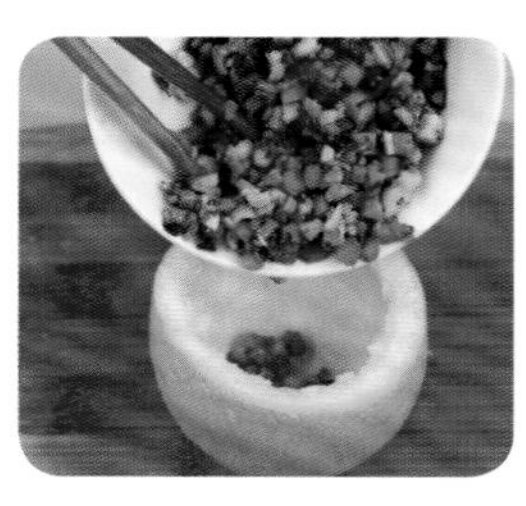

❹将炒好的菜装入橙子碗中，入蒸锅蒸 1~2 分钟即可。

鲫鱼炖豆腐

鲫鱼所含蛋白质齐全而且优质，容易被消化吸收，是糖尿病患者的良好蛋白质来源。鲫鱼有调补的功效，可以调补老年糖尿病患者虚弱的体质。大豆及其制品富含膳食纤维，且升糖指数低，能延缓身体对糖的吸收，有助于降低血糖，是糖尿病患者的理想食品。

升糖风险

鱼加豆腐是非常好的组合，能给糖尿病患者提供优质的蛋白，但是这道汤热量较高，需适量食用。

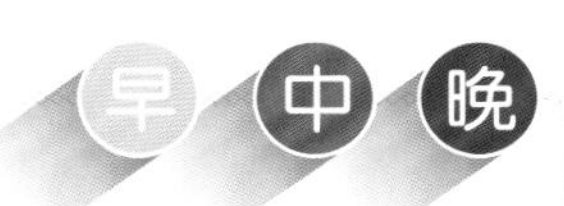

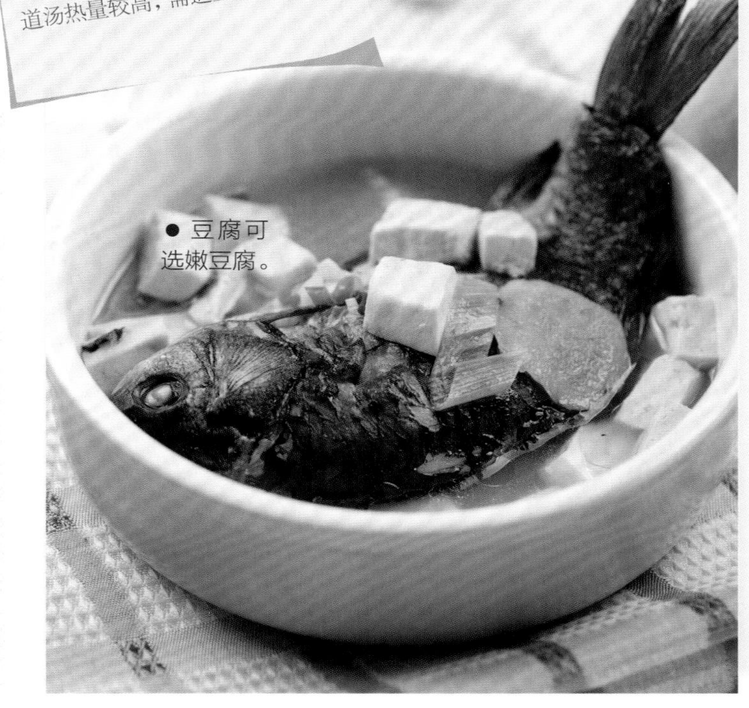

● 豆腐可选嫩豆腐。

总热量………1596 千焦
碳水化合物……….14 克
蛋白质………….57.5 克
脂肪……………….10.6 克

材料

鲫鱼……………….300 克
南豆腐…………….100 克
植物油………………适量
葱花…………………适量
姜片…………………适量
料酒…………………适量
盐……………………适量

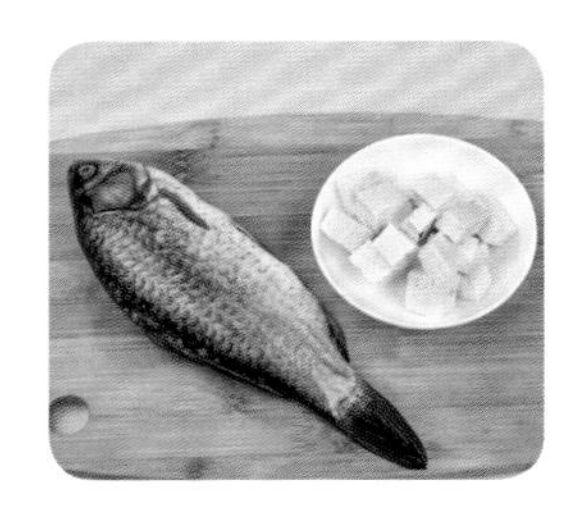

❶南豆腐洗净切块；鲫鱼去鳞及内脏，洗净。

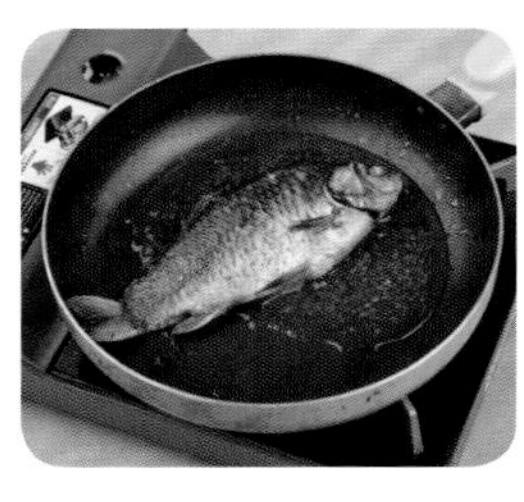

❷炒锅入少许植物油，上火烧热，放入鱼煎至皮略黄。

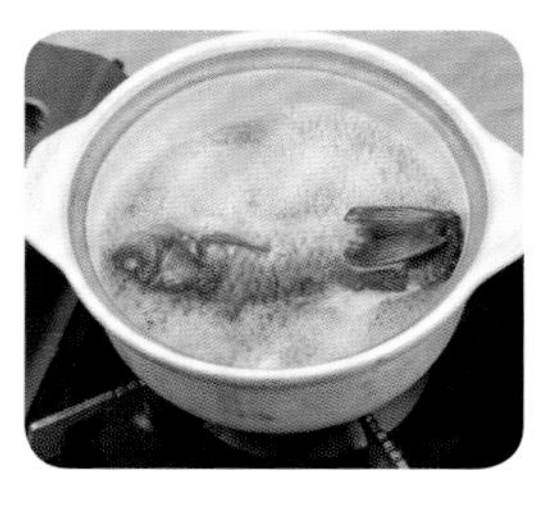

❸将鱼、清水、豆腐放入砂锅内，加入料酒、姜片，大火烧开。

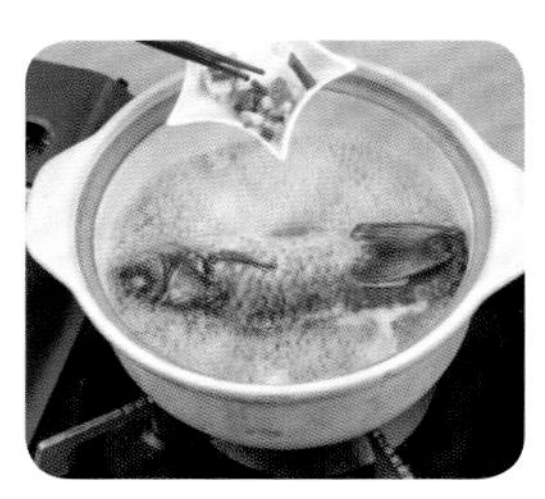

❹再改小火煲 1 小时，加入少许盐、葱花即成。

金枪鱼烧荸荠粒

金枪鱼肉含有较多的n-3 脂肪酸，可改善胰岛功能，增强人体对糖的分解、利用能力，维持糖代谢的正常状态，是适合糖尿病患者的肉类食品。荸荠可促进人体内的糖、脂肪、蛋白质三大物质代谢，与金枪鱼同炒，祛脂降压、降低血糖的效果更佳。

升糖风险

如果觉得金枪鱼罐头并不能很好地保存金枪鱼的营养成分，也可将罐头换成鲜鱼，但要注意处理好。糖尿病患者食用需要严格控制摄入量。

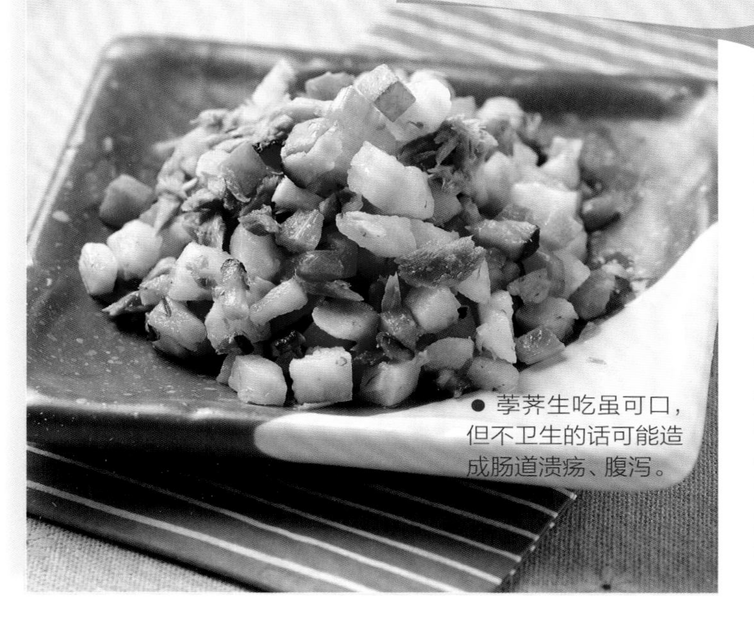

● 荸荠生吃虽可口，但不卫生的话可能造成肠道溃疡、腹泻。

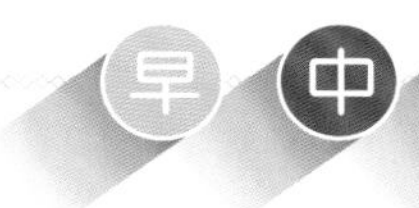

总热量 .....957.64* 千焦
碳水化合物 ..... 6.82* 克
蛋白质 .... 30.33* 克
脂肪................ 8.39* 克

材料

豉汁金枪鱼罐头..... 100 克
荸荠......................20 克
胡萝卜 ....20 克
芹菜......................20 克
香菇......................20 克
植物油 ....适量
盐 ....适量

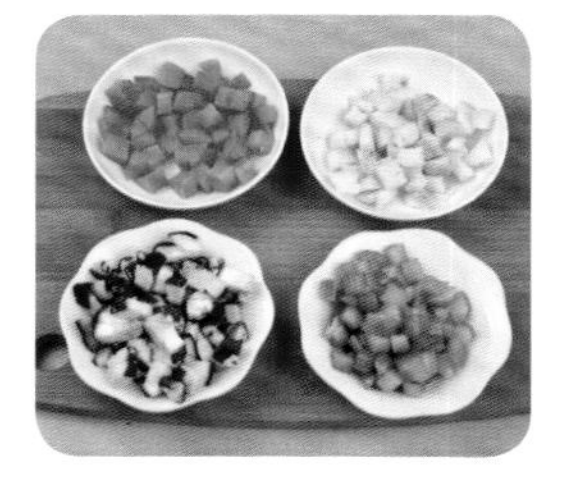

❶荸荠、胡萝卜洗净削皮，芹菜去老筋，香菇洗净，分别切成小丁。

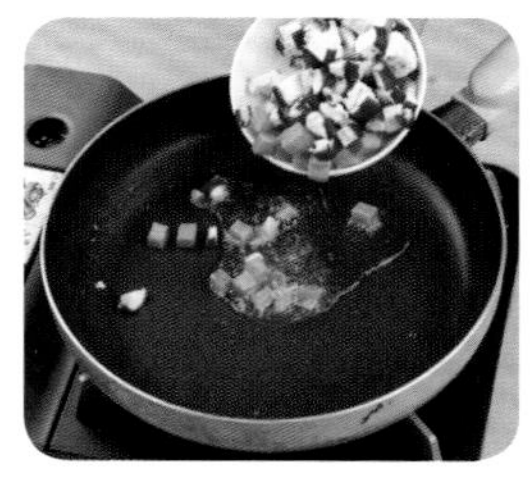

❷热锅倒植物油，油热后将胡萝卜和香菇入锅翻炒。

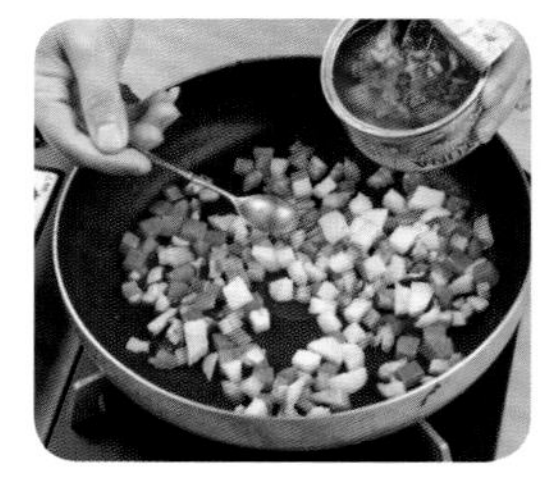

❸放入荸荠、芹菜，倒入金枪鱼罐头中的汤汁，继续翻炒。

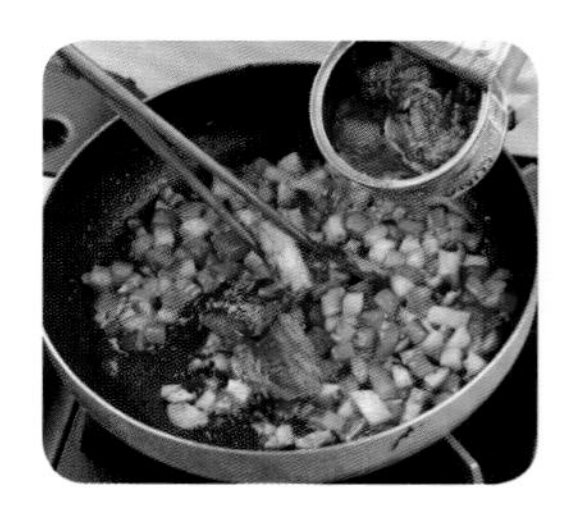

❹出锅前放入金枪鱼肉和少许盐翻炒均匀即可。

白萝卜烧带鱼

带鱼的脂肪多为不饱和脂肪酸，具有降低胆固醇的作用，糖尿病患者食用带鱼可有效预防心脑血管疾病、高脂血症、心血管疾病的发生。白萝卜所含热量较少，含水分多，糖尿病患者食后易产生饱腹感，从而控制食物的过多摄入。

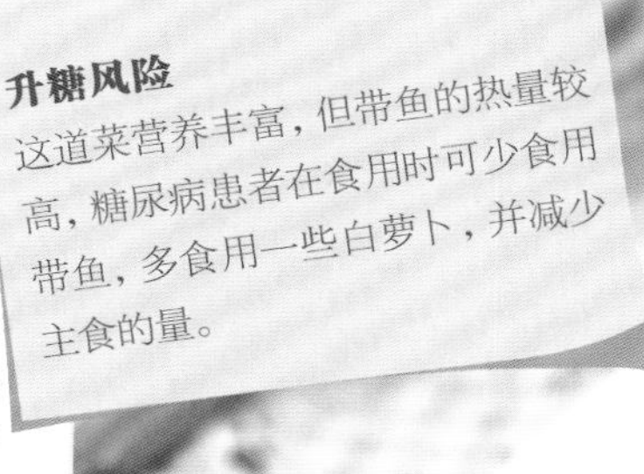

升糖风险

这道菜营养丰富，但带鱼的热量较高，糖尿病患者在食用时可少食用带鱼，多食用一些白萝卜，并减少主食的量。

早
中
晚

总热量 .... 1250 千焦
碳水化合物 ....16.2 克
蛋白质 ....37.2 克
脂肪....................10 克

材料

带鱼..................200 克
白萝卜 ....200 克
植物油 ....适量
姜 ....适量
料酒......................适量
生抽......................适量
葱 ....适量
盐 ....适量
蒜 ....适量

● 买带鱼时可查看鱼鳃，如鱼鳃发暗发黑则表示鱼已不新鲜。

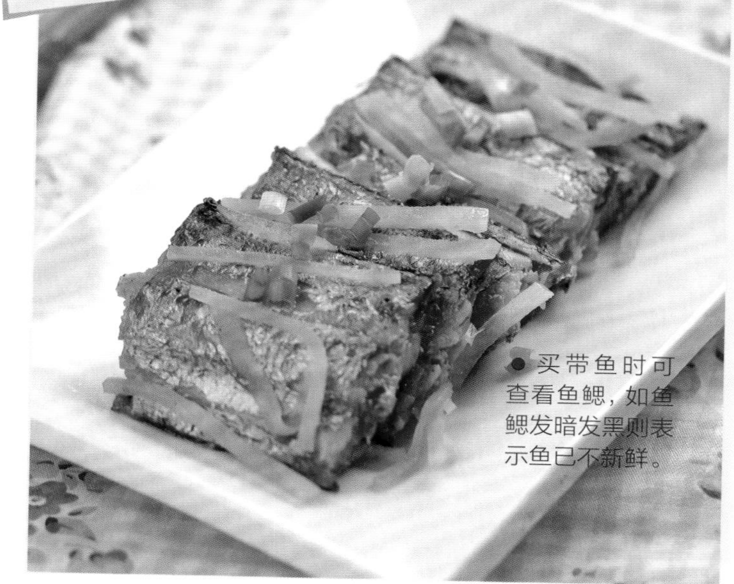

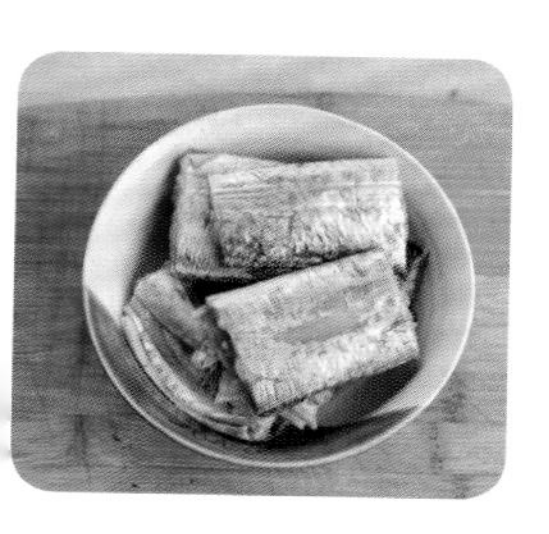

❶带鱼洗净，切段，加入盐、料酒拌匀腌制 20 分钟。

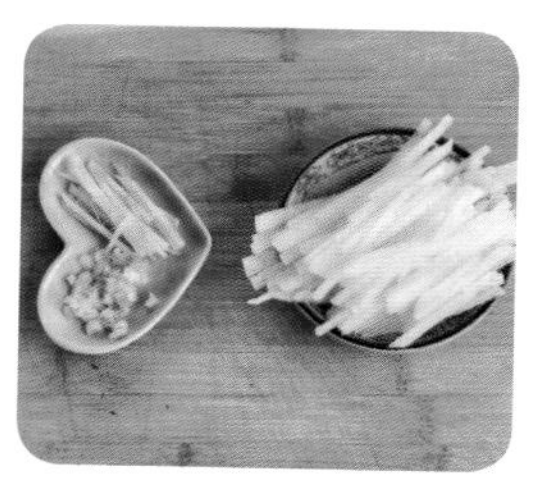

❷白萝卜、姜洗净切丝，葱切葱花。

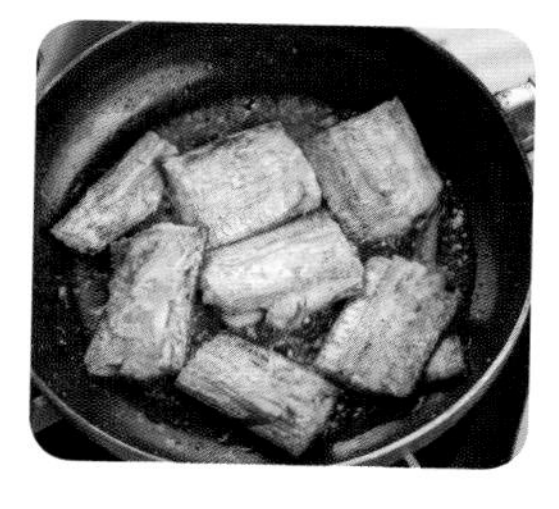

❸热锅放植物油，将带鱼放入，小火略煎；下入姜蒜爆香，再放入白萝卜丝炒匀。

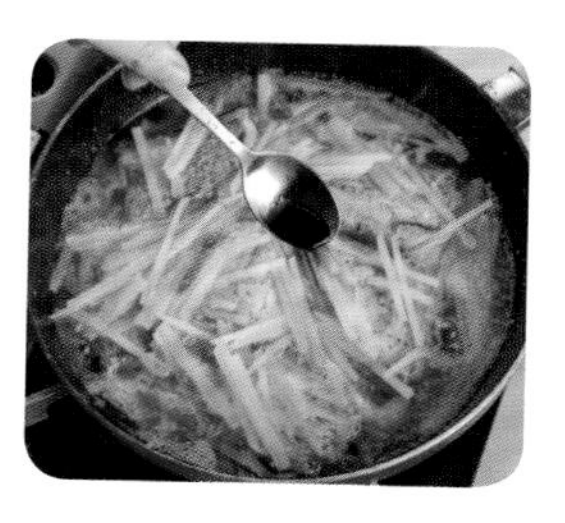

❹加入适量水、生抽，盖上锅盖，大火烧开后转中火煮 5 分钟，撒上葱花即可。

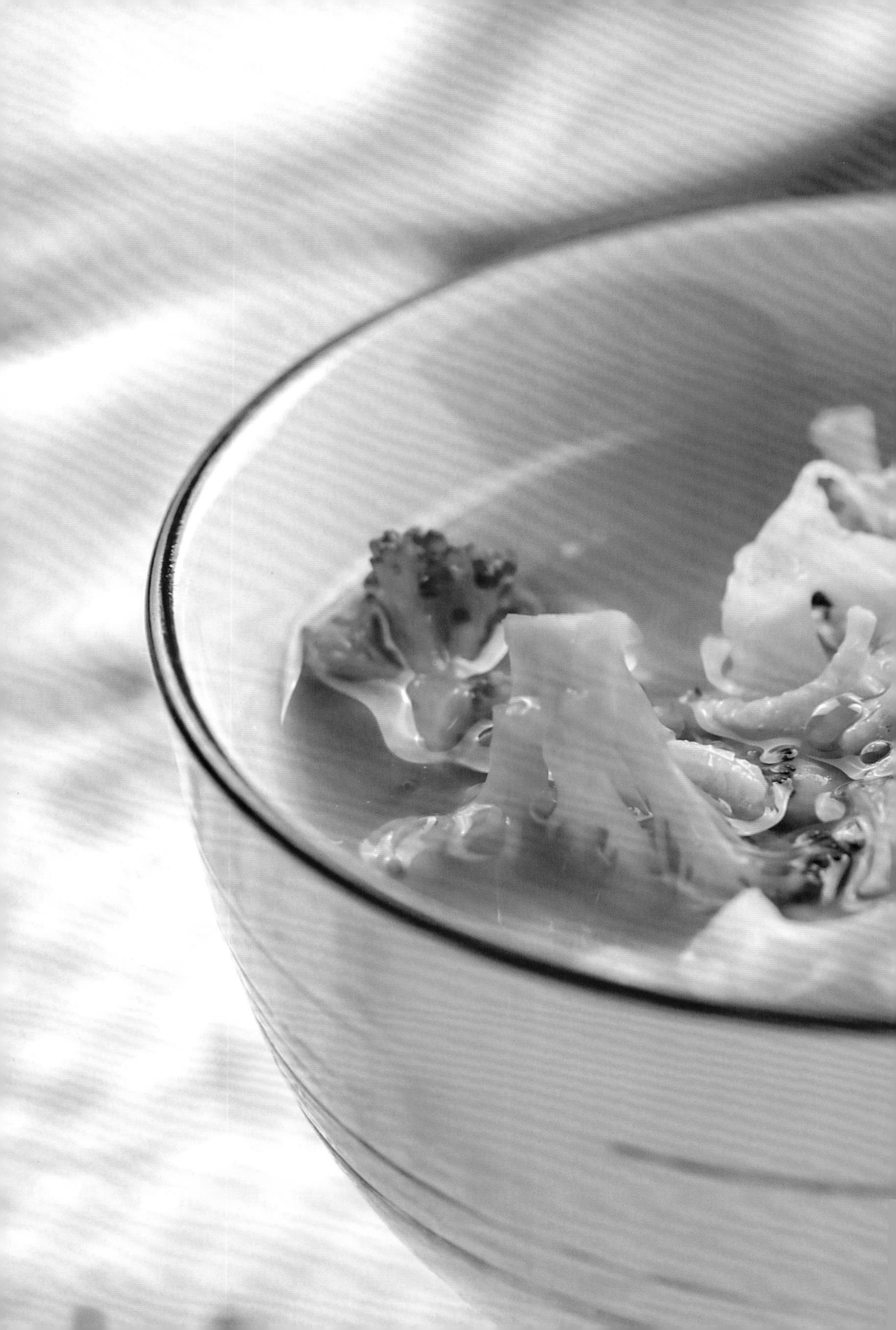

第五章 汤、粥，好吸收是关键

“饭前一碗汤，苗条又健康。”在这儿不妨说成“饭前一碗汤，健康不升糖”。饭前的一小碗汤，不但可以在饭前滋润消化道，而且可以促进消化液有规律地分泌，又可以增加饱腹感，让糖尿病患者减少糖分摄入。

粥，营养好吸收。好吸收的话在一定程度上会增加升糖风险，所以可在粥中放入不同的粗粮。

汤粥食材 TOP10！

汤粥可用的食材很多，谷物、素菜、肉类都可以用来做汤粥。一般来说，糖尿病患者不宜吃粥，但是如果血糖控制得好的话也可以适量吃一点。在粥里面添加粗粮是个比较好的办法。让我们看看比较适合做汤粥的食材吧！

冬瓜 52 千焦

冬瓜含有的丙醇二酸具有利尿去湿的功效，还能抑制淀粉、糖类转化为脂肪，防止体内脂肪堆积，尤其适合肾病、糖尿病、高血压、冠心病患者食用。

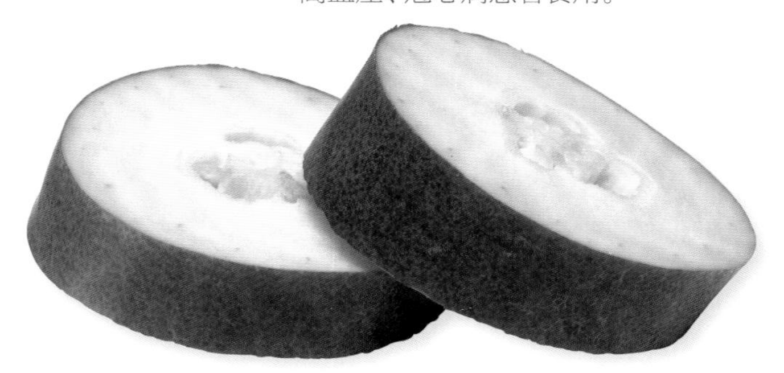

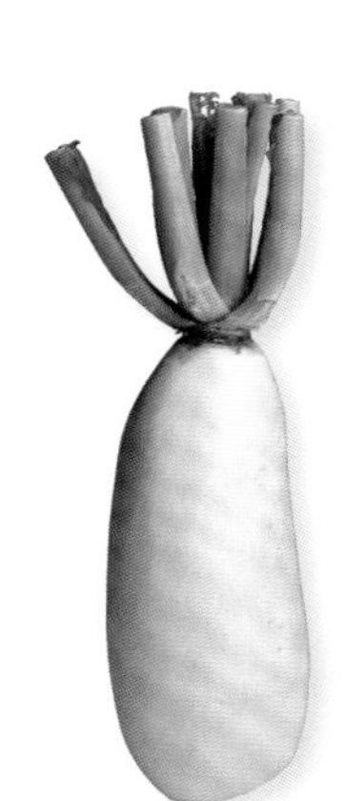

白萝卜 94 千焦

白萝卜所含热量较少，含水分多，糖尿病患者食后易产生饱腹感，从而帮助控制食物的过多摄入，保持合理体重。

蛤蜊 259 千焦

蛤蜊含有较为丰富的硒，硒是一种对糖尿病患者很重要的微量元素，能明显促进细胞对糖的摄取，具有与胰岛素相类似的调节糖代谢的生理活性。

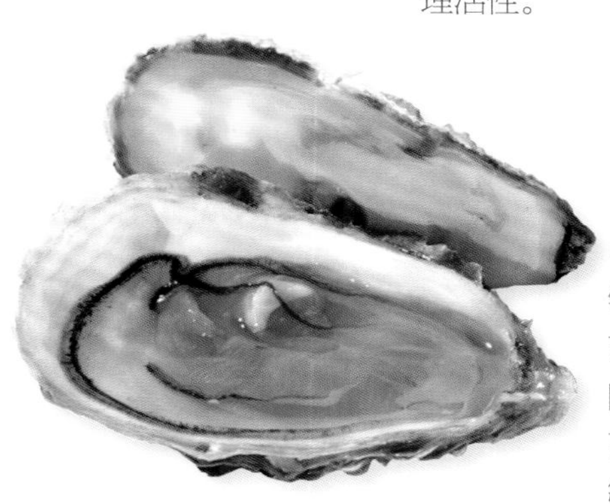

牡蛎 305 千焦

锌跟胰岛素联结成复合物，可以调节和延长胰岛素的降血糖作用。牡蛎含锌量很高，食用后可增加胰岛素的敏感性，辅助治疗糖尿病。

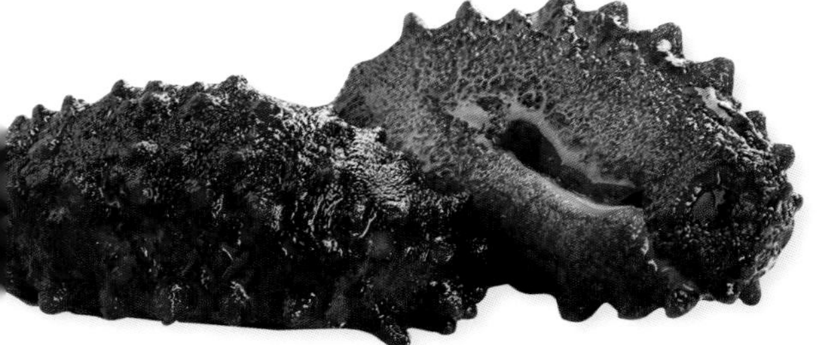

紫菜（干）1046 千焦

紫菜富含的紫菜多糖能降低空腹血糖。紫菜还富含硒元素，硒能明显促进细胞对糖的摄取，具有与胰岛素相同的调节糖代谢的生理活性。

海参 326 千焦

海参含有多种人体必需的微量元素、酸性黏多糖和海参皂苷，具有激活胰岛 β 细胞活性，降低高浓度血糖的作用。

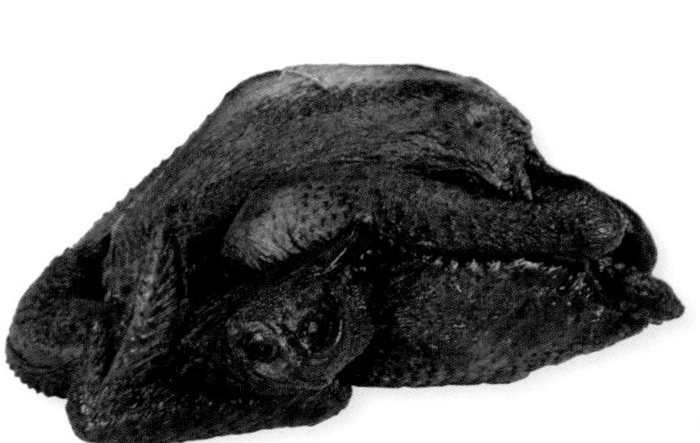

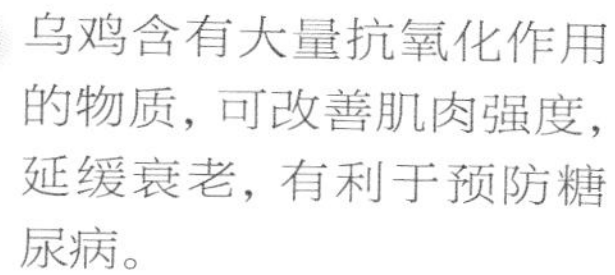

乌鸡 464 千焦

乌鸡含有大量抗氧化作用的物质，可改善肌肉强度，延缓衰老，有利于预防糖尿病。

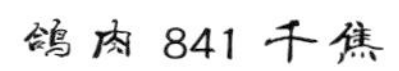

鸽肉 841 千焦

鸽肉是糖尿病患者补充优质蛋白质的主要肉食之一，能补肝益肾、益气补血，适合消瘦型糖尿病患者及并发高血压、高脂血症、冠心病患者食用。

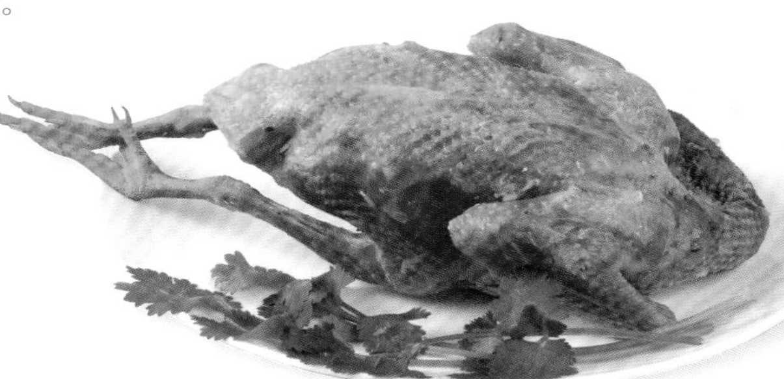

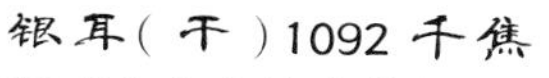

银耳（干）1092 千焦

银耳中含有较多的银耳多糖，它对胰岛素降糖活性有明显作用，因此，对糖尿病患者控制血糖有利。

海带 55 千焦

海带中的海带多糖，能够改善糖尿病患者的糖耐量，明显降低血糖，且对胰岛细胞有保护作用，是一种适合糖尿病患者的保健食品。

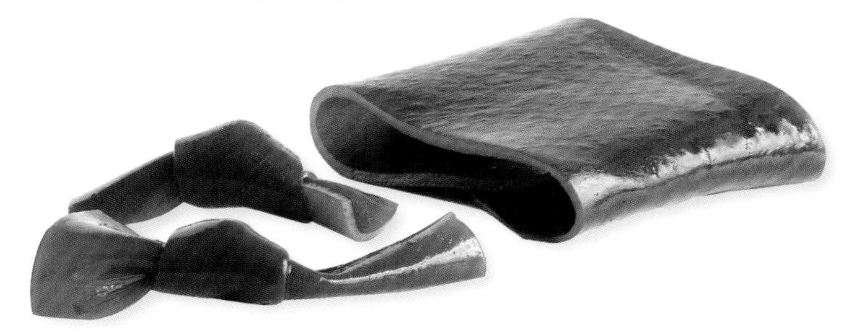

玉米须蚌肉汤

玉米须中的皂苷类物质有降糖作用。玉米须还具有利尿、降血压、促进胆汁分泌、降低血液黏稠度等功效。河蚌对糖尿病患者有很大益处，可以补充微量元素和必需氨基酸。玉米须蚌肉汤适合脾肾两虚者食用，有滋补肝肾、利水泄热之功效。

升糖风险

玉米须蚌肉汤的升糖指数很低，如果要防止产生低血糖，建议两餐之前的加餐吃一些小点心或花生等。

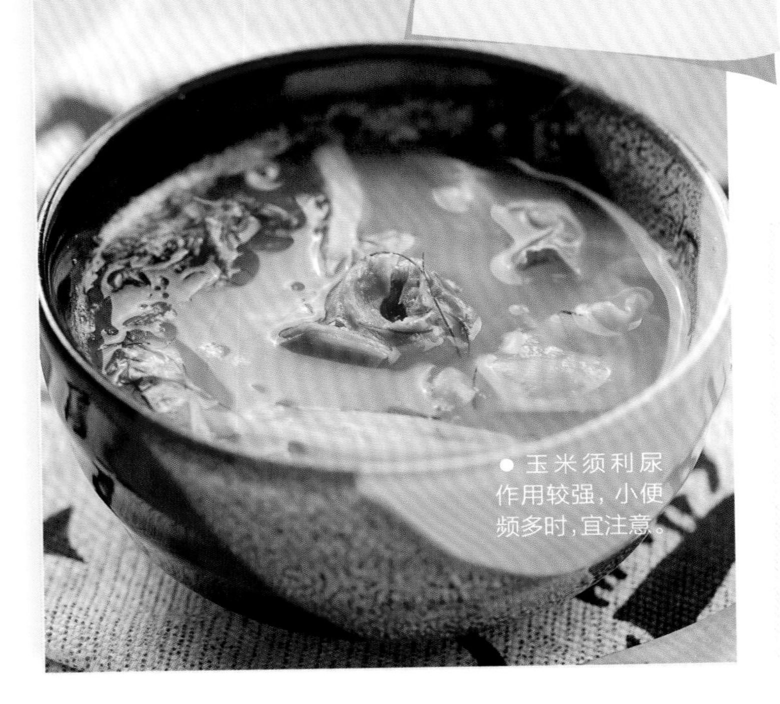

● 玉米须利尿作用较强，小便频多时，宜注意。

总热量 .... 678 千焦
碳水化合物 ....2.1 克
蛋白质 ....32.7 克
脂肪.....................2.4 克

材料

玉米须 ....50 克
鲜河蚌 ....300 克
盐 ....适量

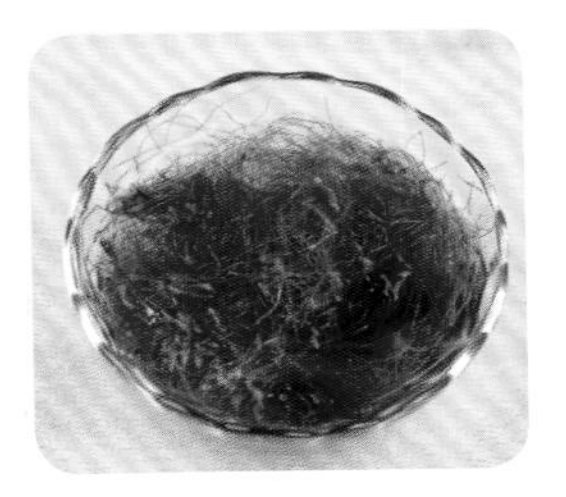

❶将玉米须洗净备用。

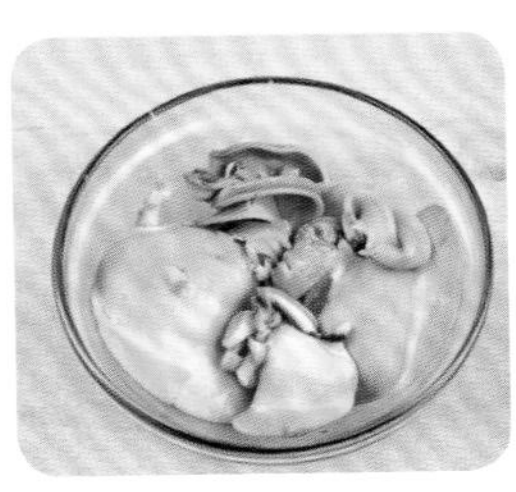

❷取鲜河蚌用开水略煮沸，去壳取肉，切片。

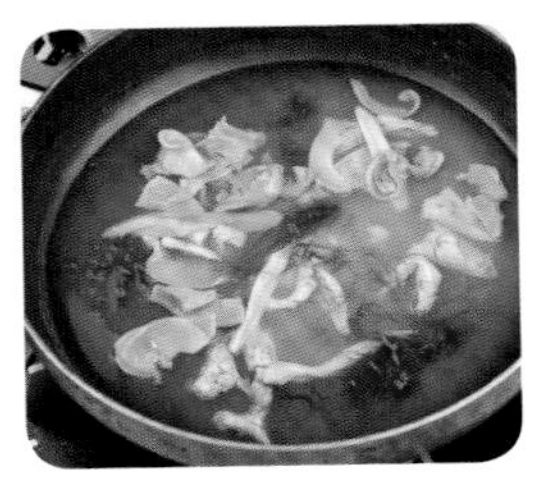

❸把全部用料一起放入锅内，加清水适量。

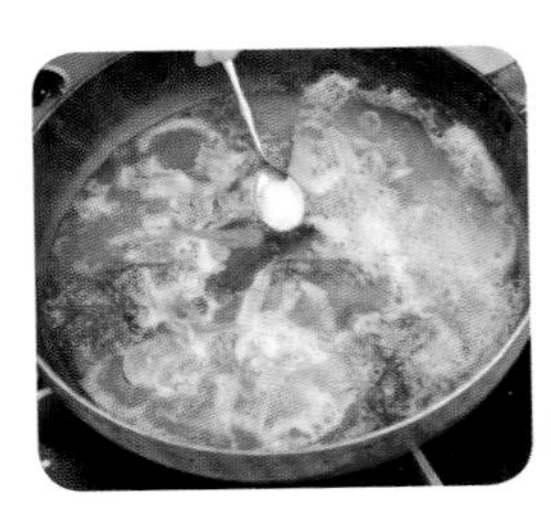

❹大火煮沸后，小火煮 1 小时，加盐调味即可。

桔梗冬瓜汤

桔梗所含的桔梗皂苷具有较为明显的降血糖功效，对糖尿病并发的咽干口渴、烦热等症状也有很好的疗效。桔梗中含有大量的三萜皂苷，能很好地降低血糖、血脂，保护肝脏，改善肝功能，对糖尿病肝病的防治有积极意义。冬瓜能抑制淀粉、糖类转化为脂肪，防止体内脂肪的堆积。

升糖风险

桔梗冬瓜汤的升糖指数很低，如果在饭前食用，容易产生饱腹感而减少主食的量，造成低血糖，建议两餐之前的加餐吃一些小点心。

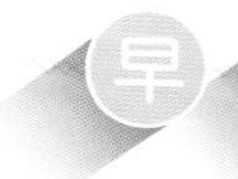

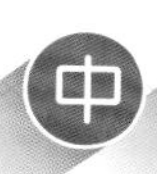

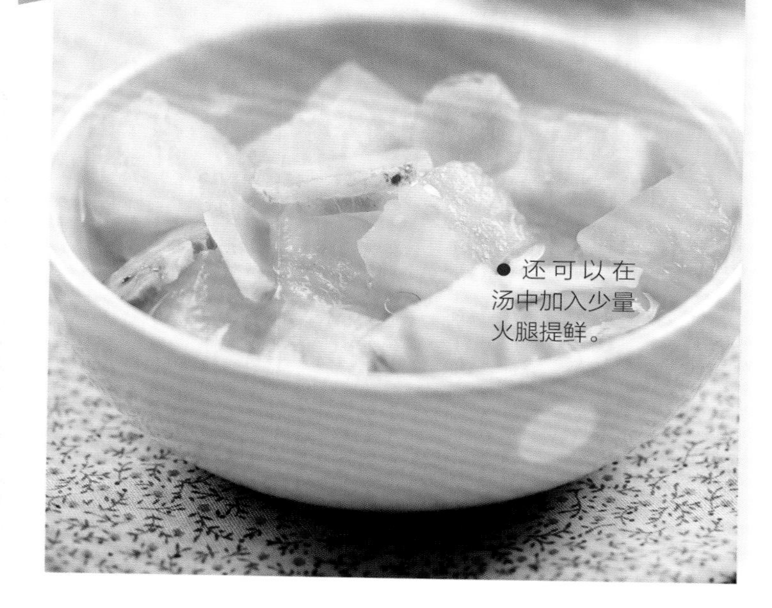

● 还可以在汤中加入少量火腿提鲜。

总热量 .... 104 千焦
碳水化合物 ....5.2 克
蛋白质 ....0.8 克
脂肪....................0.4 克

材料

桔梗........................5 克
冬瓜...................200 克
盐 ....适量
香油.......................适量

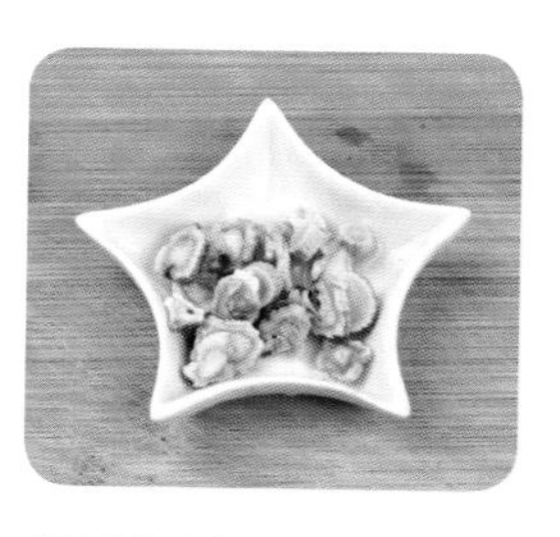

❶桔梗洗净备用。

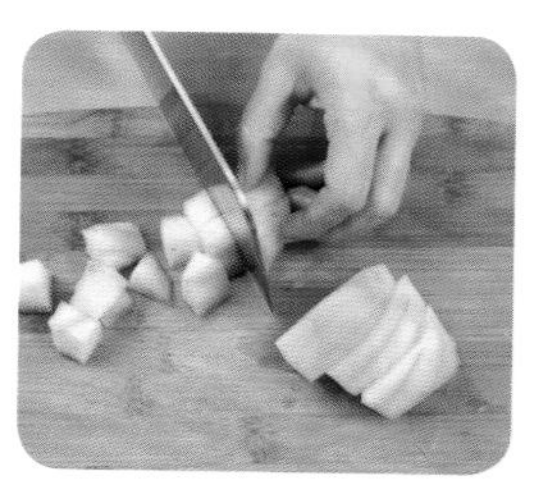

❷冬瓜去瓤，去子，洗净切块。

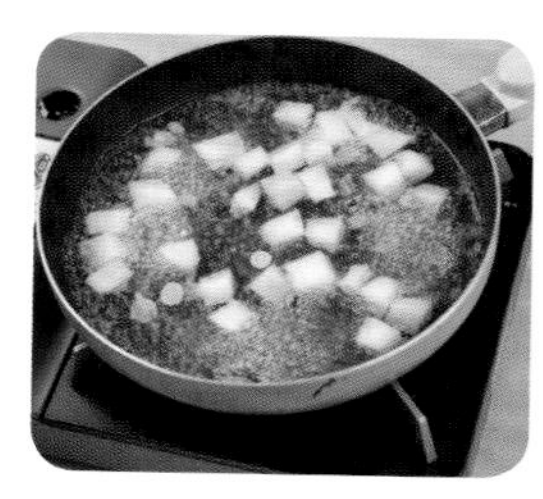

❸砂锅中倒入适量清水置于火上，放入桔梗和冬瓜。

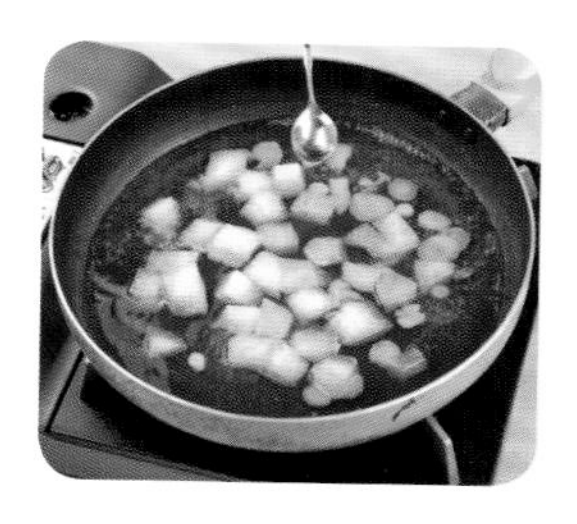

❹煮至冬瓜块熟透，加盐调味，淋上香油即可。

紫菜蛋花汤

紫菜含有丰富的多糖，能够降低空腹血糖，紫菜中还含有丰富的钙，可以防止糖尿病患者的骨质疏松，并且可以促进胰岛素的分泌。鸡蛋中含有较多维生素 B_2，可以防治由高血糖引起的周围神经病变和眼部病变，维持脂类正常代谢。

升糖风险

紫菜蛋花汤热量较低，饭前饮用过多容易造成饱腹感，从而影响主食的量，要预防出现低血糖，可在两餐之间适量吃几片水果。

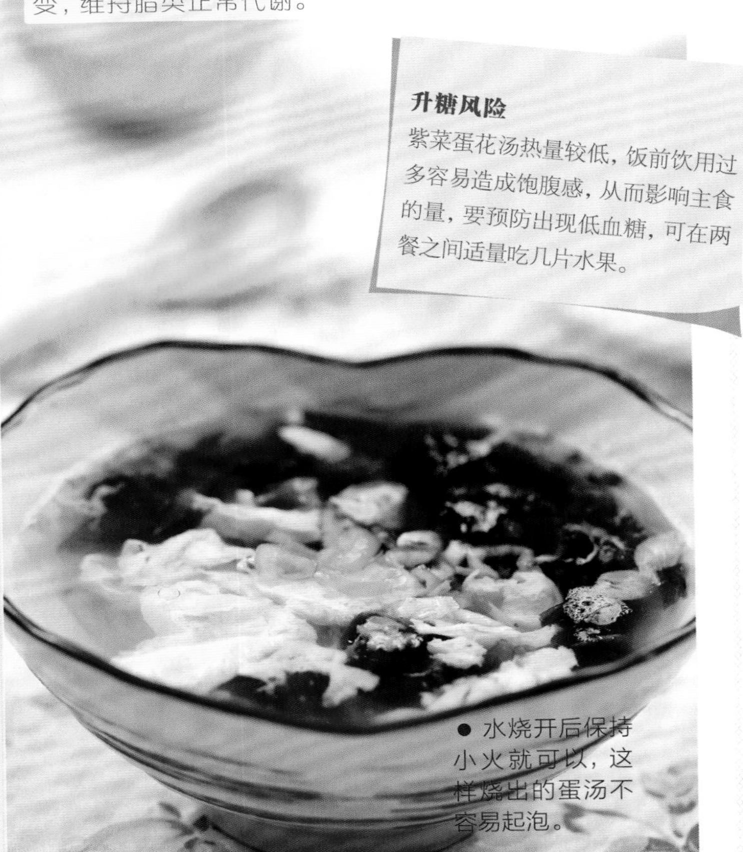

● 水烧开后保持小火就可以，这样烧出的蛋汤不容易起泡。

总热量 .... 405.6 千焦
碳水化合物 ....5.81 克
蛋白质 ....9.32 克
脂肪..................4.51 克

材料

紫菜（干）.............10 克
鸡蛋.......................1 个
葱花......................适量
虾皮......................适量
香油......................适量
盐 ....适量

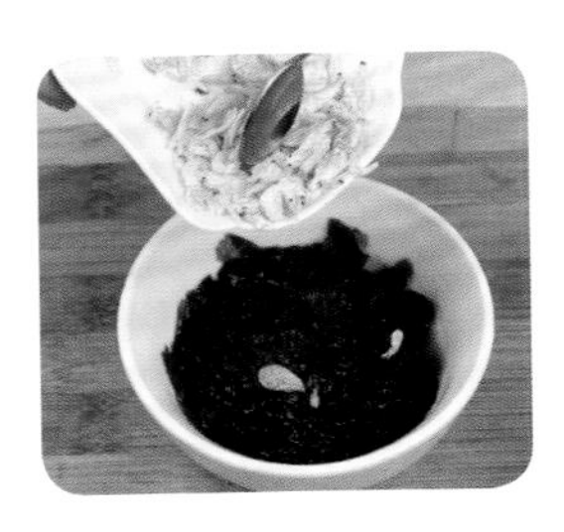

❶将紫菜洗净，撕碎放入碗中，加入适量虾皮。

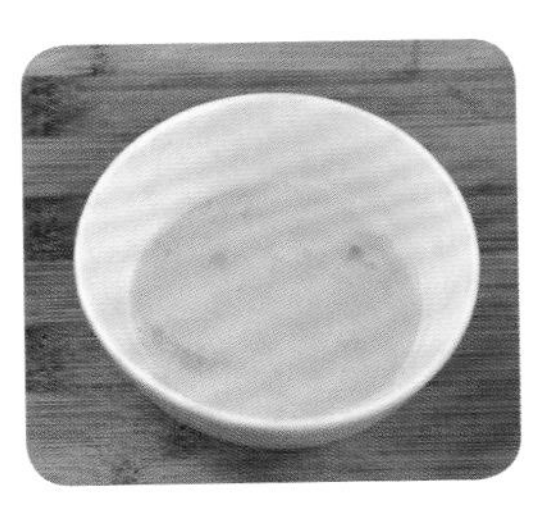

❷鸡蛋放入碗中，打成蛋液。

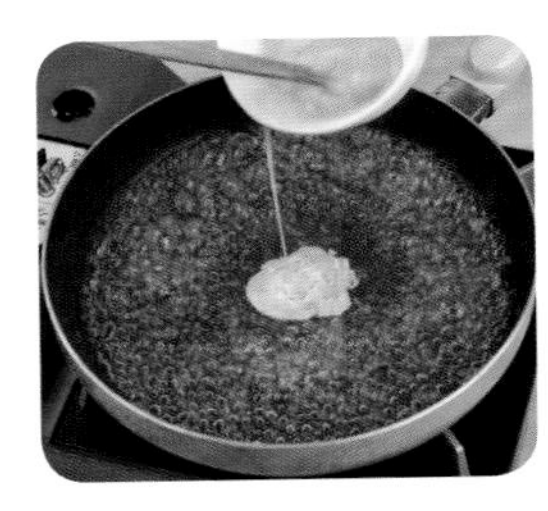

❸在锅中放入适量的水烧开，然后淋入拌匀的鸡蛋液。

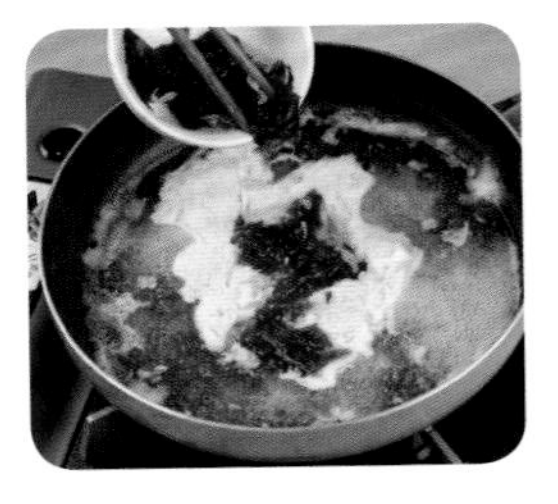

❹等鸡蛋花浮起时，加盐，倒入紫菜和虾皮，淋入香油，撒上葱花即可。

紫菜黄瓜汤

紫菜中含有高达30%左右的蛋白质以及碘、多种维生素和矿物质，不仅味道鲜美，还可以大大降低体内的胆固醇。黄瓜热量低，含水量非常高，非常适合糖尿病患者。黄瓜中所含的葡萄糖苷、果糖等不参与通常的糖代谢，故对血糖影响较小。

升糖风险

紫菜黄瓜的升糖指数都很低，在正餐中食用过多，可能会影响主食量，可在加餐时吃一些小点心，防止低血糖的发生。

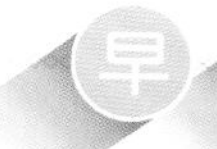

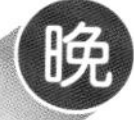

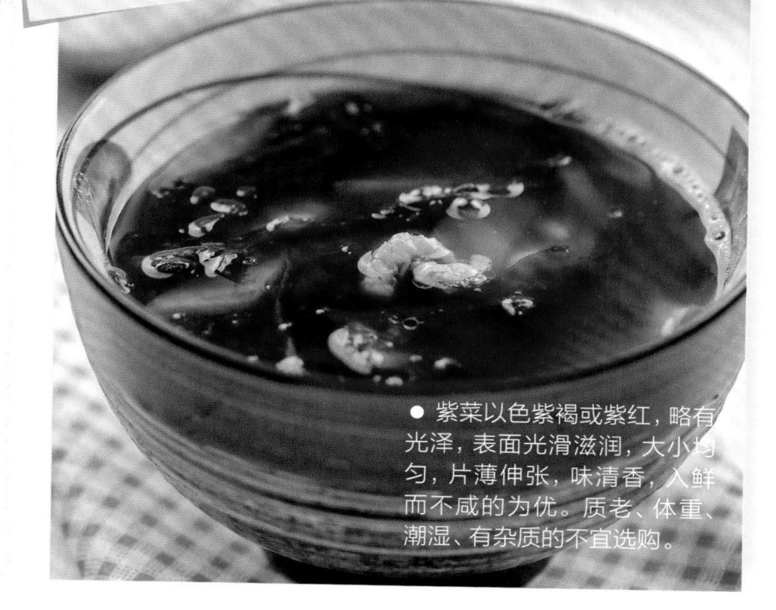

● 紫菜以色紫褐或紫红，略有光泽，表面光滑滋润，大小均匀，片薄伸张，味清香，入鲜而不咸的为优。质老、体重、潮湿、有杂质的不宜选购。

总热量 169.6千焦
碳水化合物 7.31克
蛋白质 3.47克
脂肪..................0.31克

材料

黄瓜....................100克
紫菜（干）..............10克
海米.......................适量
酱油.......................适量
香油.......................适量
盐..........................适量

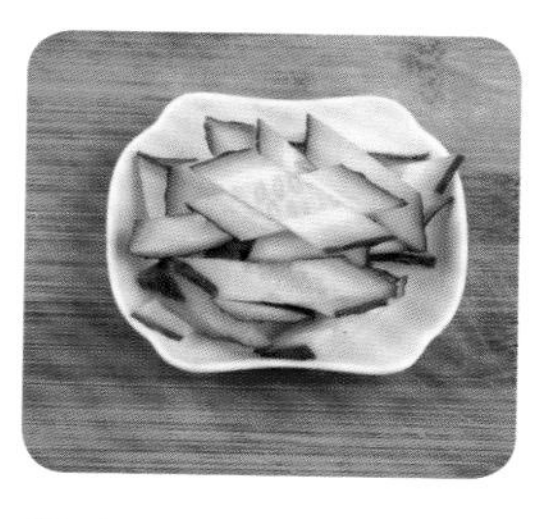

❶先将黄瓜洗净切成菱形片状备用。

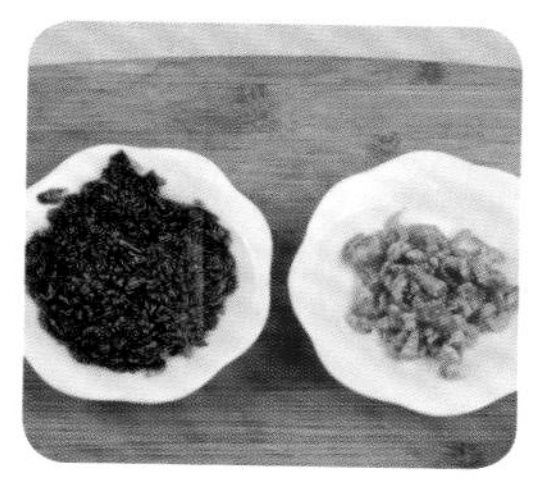

❷紫菜、海米洗净。

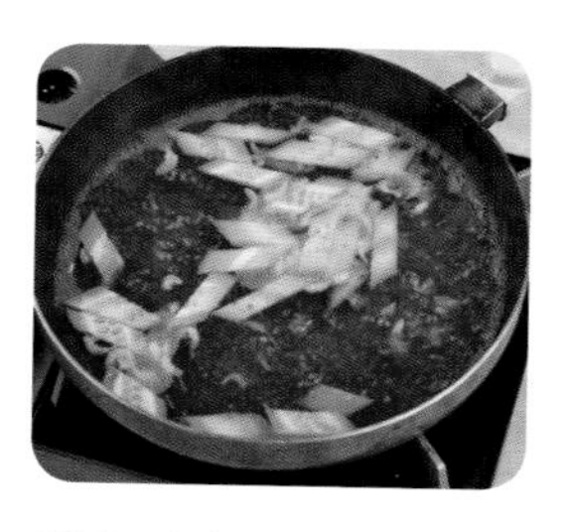

❸锅内加入清水，烧沸后，放入黄瓜、海米、盐、酱油，煮沸后撇浮沫。

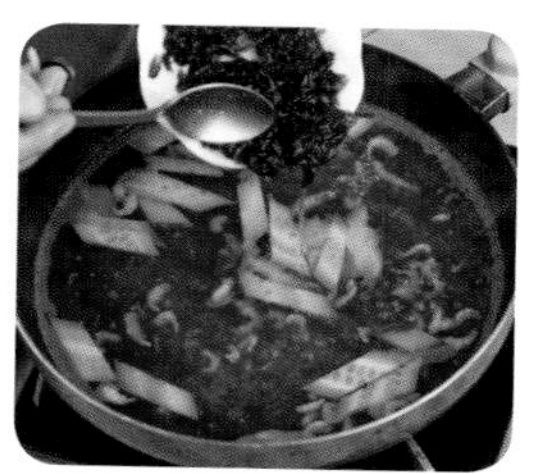

❹下入紫菜略煮，出锅前淋上香油，调匀即成。

萝卜牛肉汤 617 千焦

碳水化合物 7.0 克
蛋白质 20.8 克
脂肪 4.3 克

对糖尿病及并发症的益处：牛肉中锌含量很高，可提高胰岛素合成的效率。牛肉中的硒也可促进胰岛素的合成。白萝卜所含热量较少，含水分多，糖尿病患者食后易产生饱腹感，从而控制食物的过多摄入，保持合理体重。二者搭配营养丰富。

材料

白萝卜 100 克，牛肉 100 克，姜、盐各适量。

做法

将牛肉、白萝卜洗净切块。把煲汤锅中的水烧开，放入白萝卜、牛肉、姜炖熟，最后加入盐即可。

升糖风险

萝卜牛肉汤适宜在饭前食用，可增加饱腹感，减少主食量。

早 中 晚
● 牛肉可先用水焯后去血水再入汤。

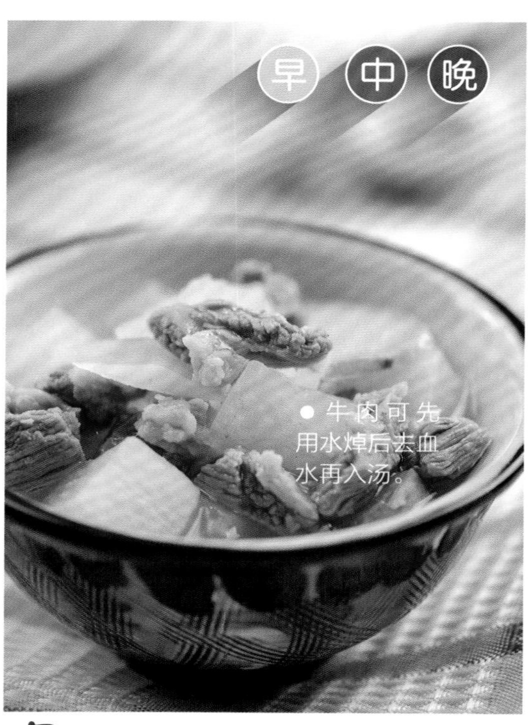

番茄鸡蛋汤 942 千焦

碳水化合物 18.8 克
蛋白质 16.9 克
脂肪 9.6 克

对糖尿病及并发症的益处：番茄热量低，维生素 P 的含量居蔬菜之冠，有抗血小板凝结的作用，可以降低糖尿病患者发生心血管并发症的风险。番茄与鸡蛋煮汤，是降糖、降脂、降压的理想搭配。

材料

番茄 400 克，鸡蛋 2 个，葱花、盐、香油各适量。

做法

番茄切片后放锅中翻炒，锅中倒入水，待水开后将打散的鸡蛋倒入，几分钟后放入盐、香油，撒上葱花即可。

升糖风险

番茄和鸡蛋是黄金搭配，营养丰富，适合糖尿病患者食用。

早 中 晚
● 番茄可去皮，煮后口感更滑腻。

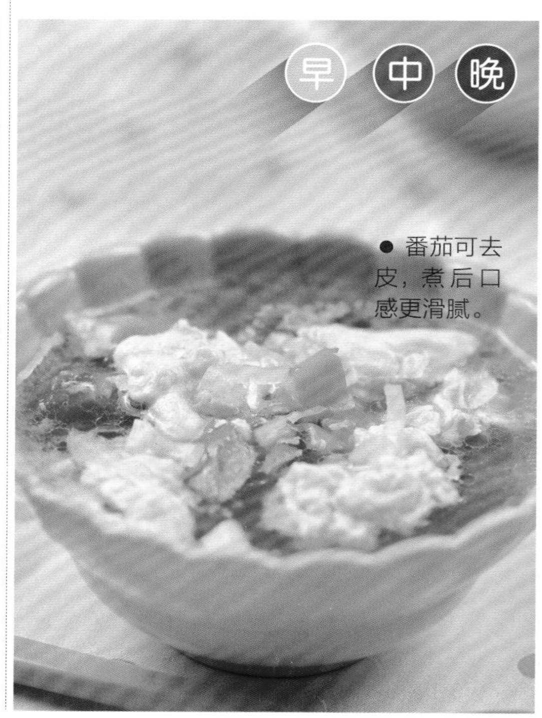

芡实鸭肉汤

芡实中钙、磷、铁等矿物质能预防糖尿病性骨质疏松。鸭肉中的脂肪主要是不饱和脂肪酸，有助于降低胆固醇，对糖尿病患者有保健作用，还能预防糖尿病并发血管疾病。

升糖风险

糖尿病患者食用鸭子时，可挑选精瘦的鸭子，并去除鸭皮，以减少脂肪的摄入量。糖尿病患者食此汤应严格控制食用量。

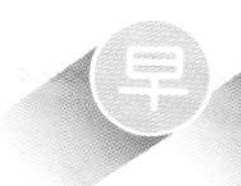
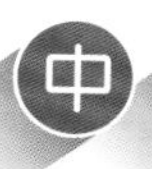

早 中 晚

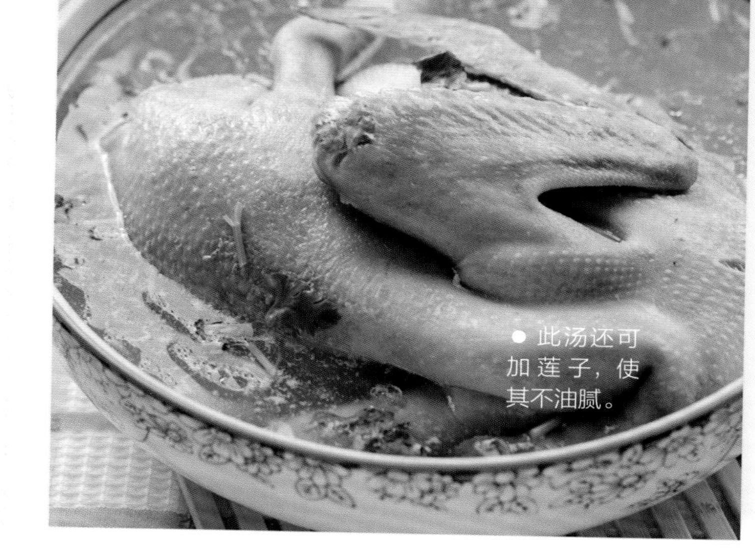

● 此汤还可加莲子，使其不油腻。

总热量 .... 5020 千焦
碳水化合物 ....1 克
蛋白质 ....77.5 克
脂肪..................98.5 克

材料

鸭 ....500 克
芡实.......................适量
盐 ....适量

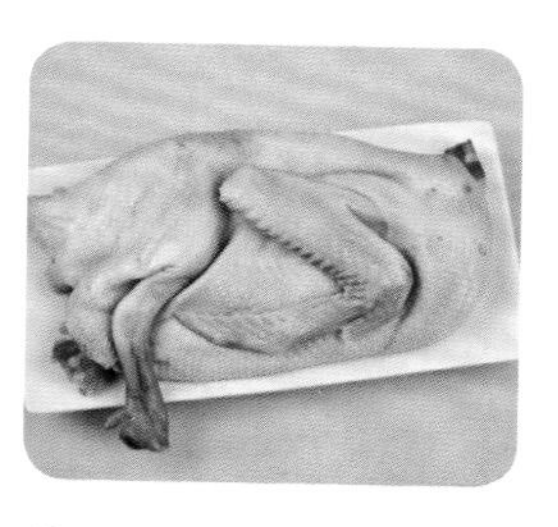

❶鸭去毛及内脏，洗净。

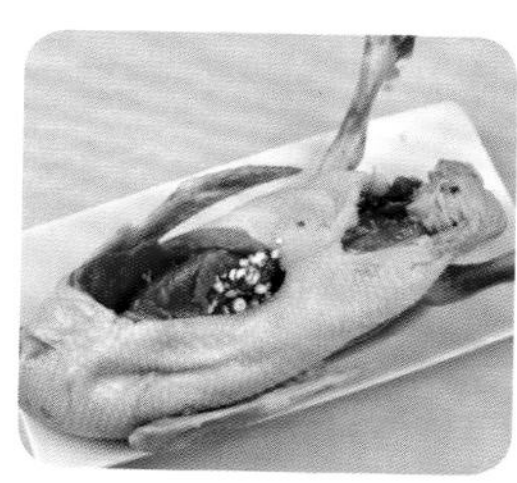

❷将芡实填入鸭腹内。

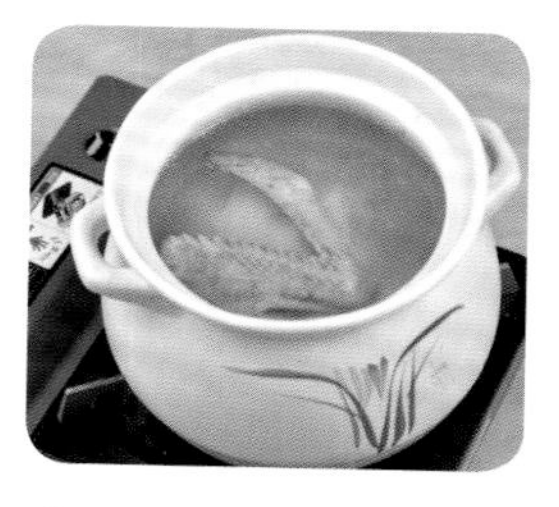

❸将鸭放入煲汤锅内，小火煲 2 小时。

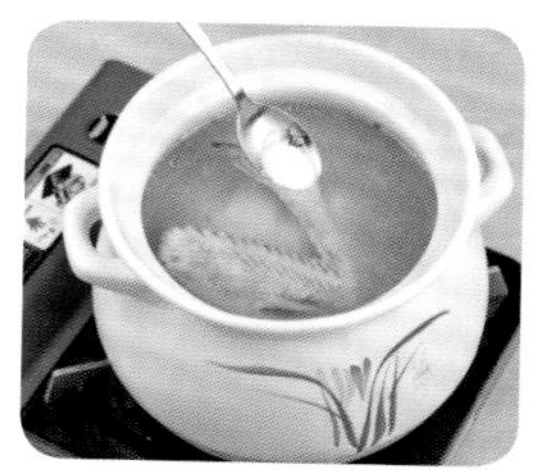

❹待鸭煮熟烂后加盐调味即可。

菊花胡萝卜汤

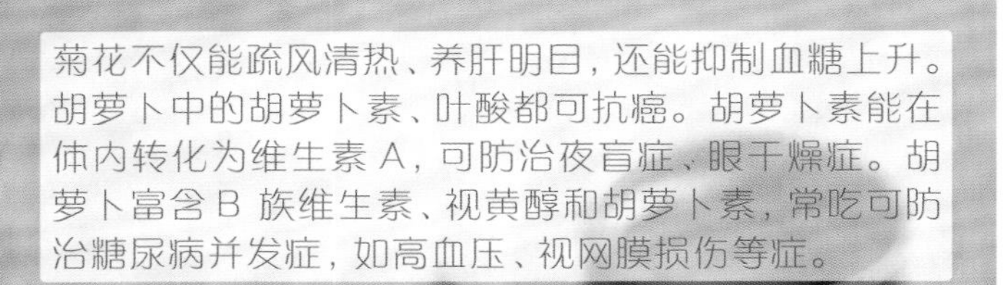

菊花不仅能疏风清热、养肝明目，还能抑制血糖上升。胡萝卜中的胡萝卜素、叶酸都可抗癌。胡萝卜素能在体内转化为维生素A，可防治夜盲症、眼干燥症。胡萝卜富含B族维生素、视黄醇和胡萝卜素，常吃可防治糖尿病并发症，如高血压、视网膜损伤等症。

升糖风险

胡萝卜的含糖量相对较高，建议在餐前食用，增加饱腹感，并控制食用量。

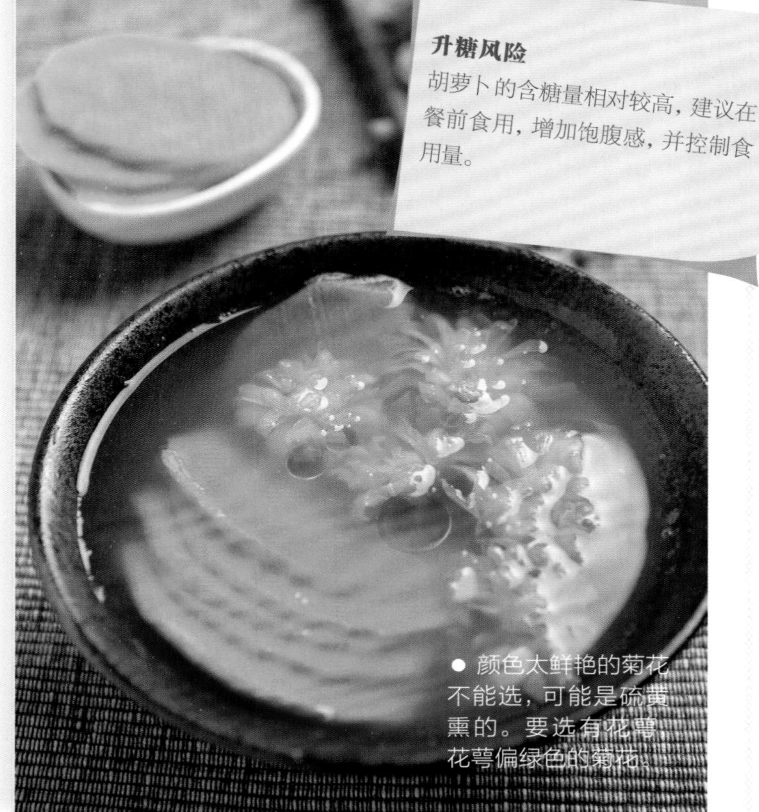

● 颜色太鲜艳的菊花不能选，可能是硫黄熏的。要选有花萼，花萼偏绿色的菊花。

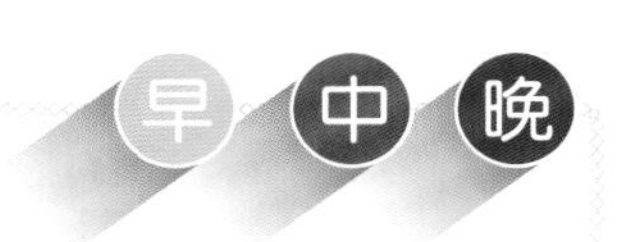

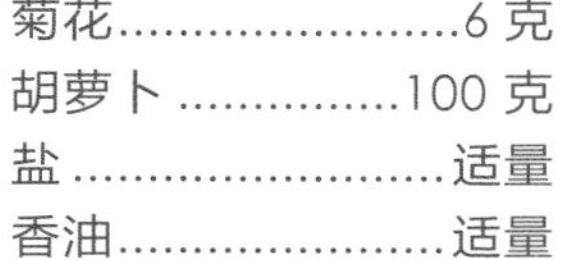

总热量 .... 382 千焦
碳水化合物 .... 20.4 克
蛋白质 .... 2.8 克
脂肪 .... 0.4 克

材料

菊花 .... 6 克
胡萝卜 .... 100 克
盐 .... 适量
香油 .... 适量

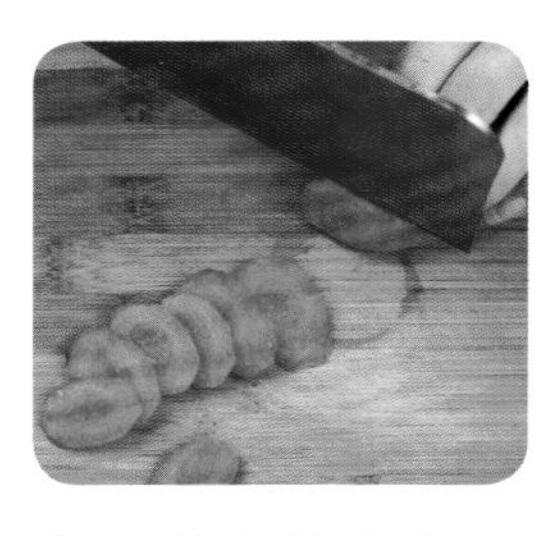

❶胡萝卜洗净切成片，放入盘中待用。

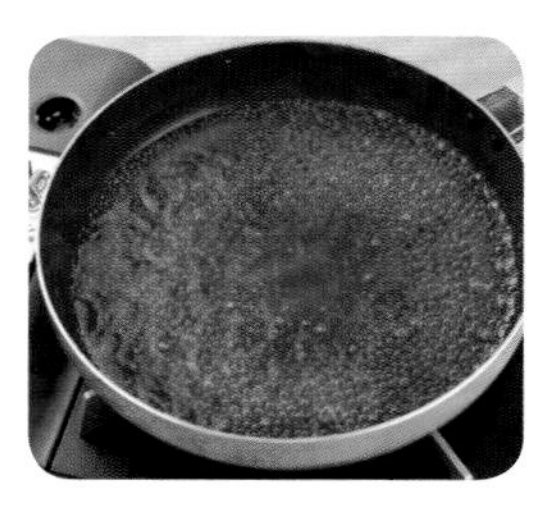

❷锅上火，注入清水。

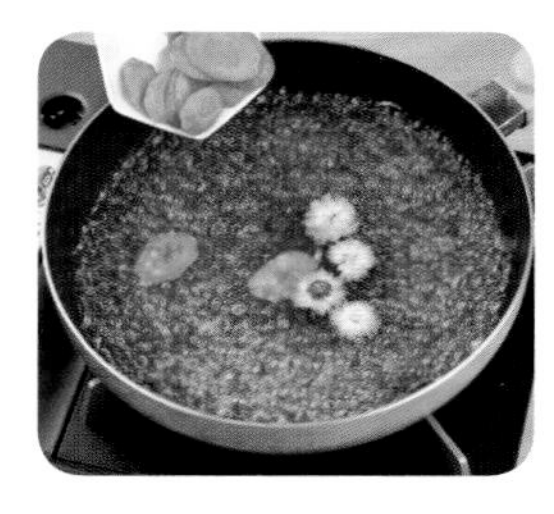

❸待水烧开后放入菊花、胡萝卜，开中火煮至胡萝卜熟烂。

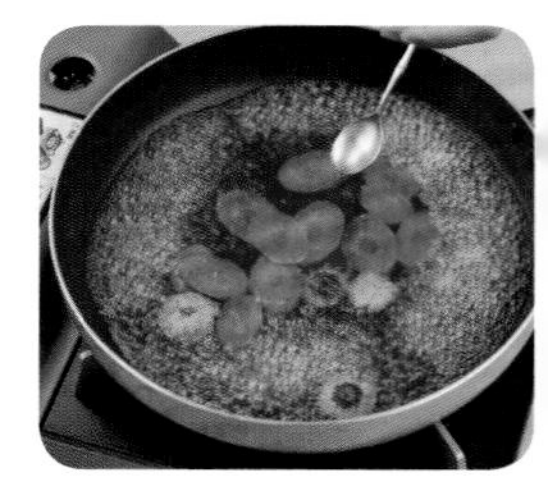

❹放少许盐，淋上香油，出锅盛入汤盆即可。

双色花菜汤

菜花中含有铬，糖尿病患者长期适量食用，可以补充缺乏的铬，改善糖耐量和血脂。菜花所含的维生素 K，可以保护血管壁，使血管壁不易破裂。西蓝花中也含有铬，能帮助糖尿病患者提高胰岛素的敏感性，起到控制病情的作用。

升糖风险

双色花菜汤的热量和升糖指数都偏低，适合糖尿病患者经常食用，依旧需要注意少油少盐。

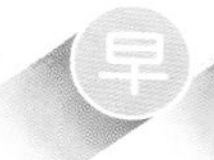

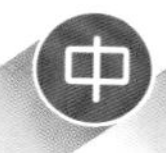

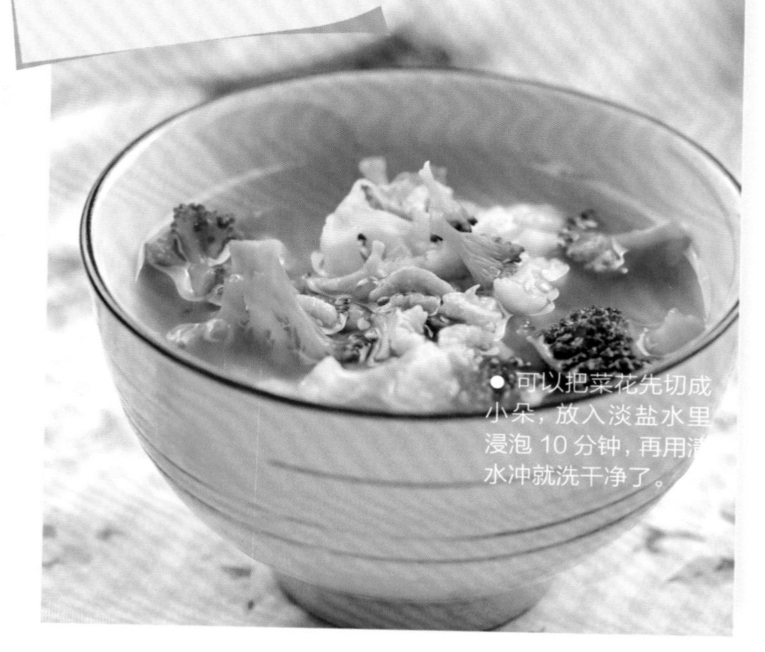

● 可以把菜花先切成小朵，放入淡盐水里浸泡 10 分钟，再用清水冲就洗干净了。

总热量 .... 425.6 千焦
碳水化合物 ....8.9 克
蛋白质 ....14.94 克
脂肪..................1.32 克

材料

菜花....................100 克
西蓝花 ....100 克
海米......................20 克
香油.......................适量
盐 ....适量
高汤.......................适量

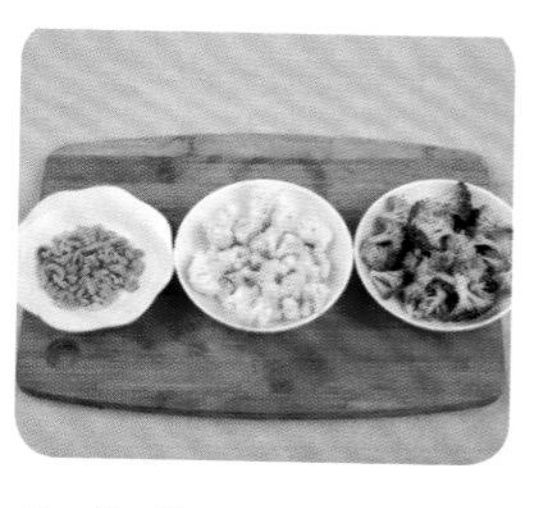

❶菜花与西蓝花分别洗净，切块；海米泡开。

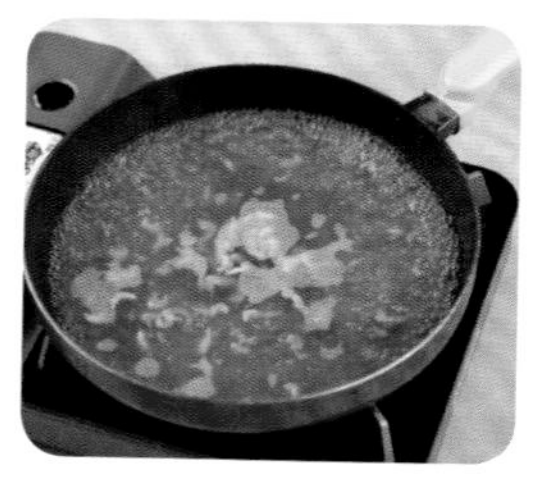

❷高汤入锅中煮沸，放入海米。

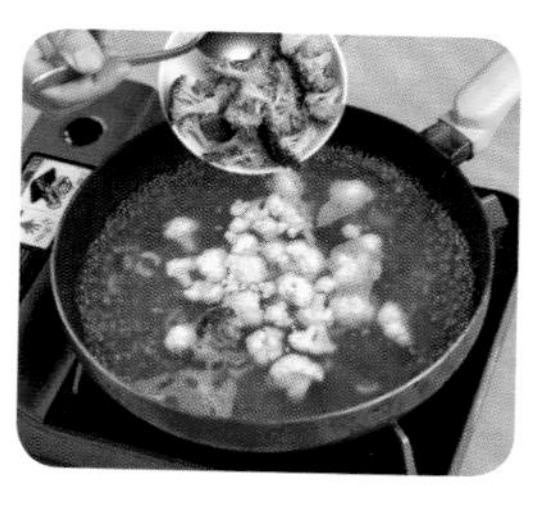

❸将双色花菜放入高汤中同煮。

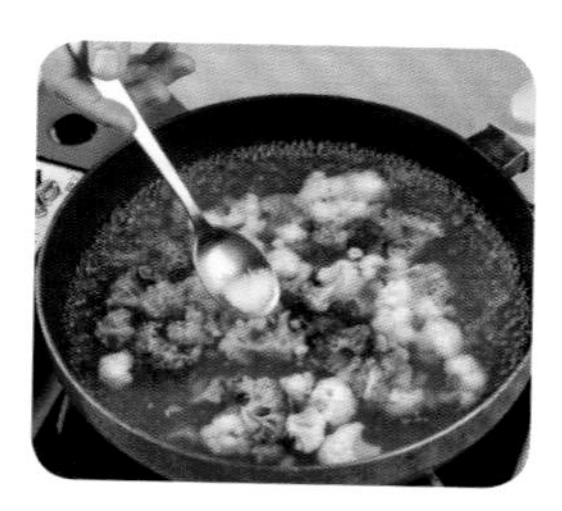

❹煮熟后加盐、香油调味即可。

鸡肉蛋花木耳汤

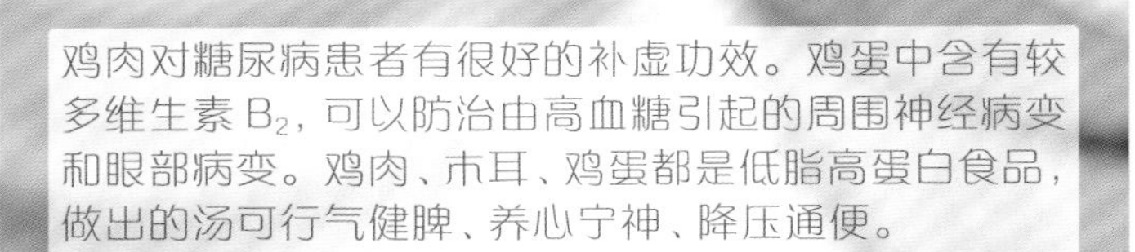

鸡肉对糖尿病患者有很好的补虚功效。鸡蛋中含有较多维生素 B_2，可以防治由高血糖引起的周围神经病变和眼部病变。鸡肉、木耳、鸡蛋都是低脂高蛋白食品，做出的汤可行气健脾、养心宁神、降压通便。

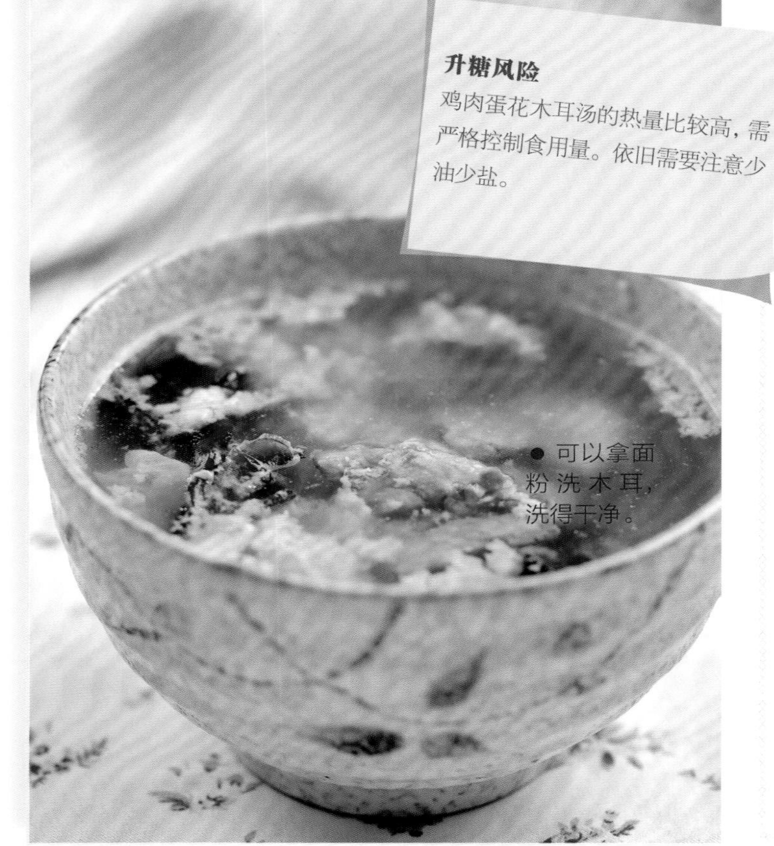

升糖风险

鸡肉蛋花木耳汤的热量比较高，需严格控制食用量。依旧需要注意少油少盐。

● 可以拿面粉洗木耳，洗得干净。

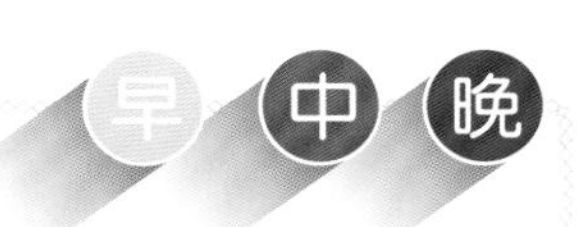

总热量 .... 706 千焦
碳水化合物 ....5.05 克
蛋白质 ....17.05 克
脂肪....................9.2 克

材料

鸡肉.....................50 克
鸡蛋.......................1 个
木耳.....................50 克
淀粉......................适量
酱油......................适量
料酒......................适量
盐 ....适量
高汤......................适量

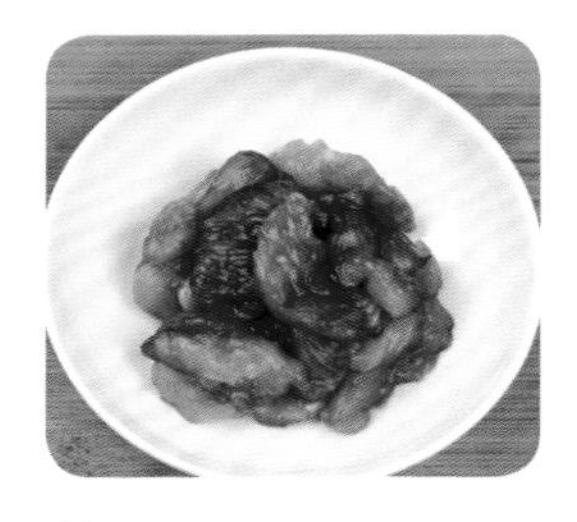

❶鸡肉横纹切片，用刀背拍松，加酱油、料酒、淀粉调匀。

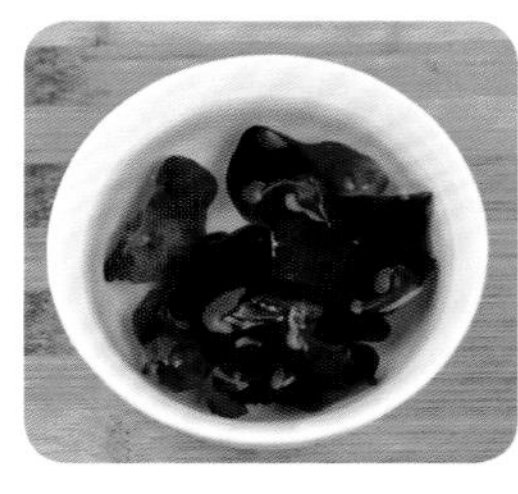

❷木耳洗净。

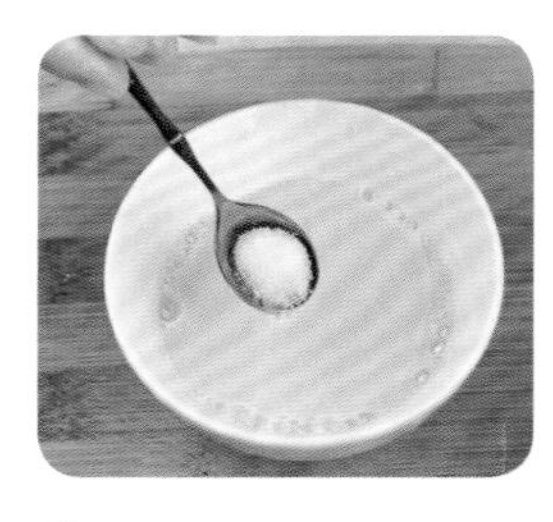

❸鸡蛋打匀，加少许盐。

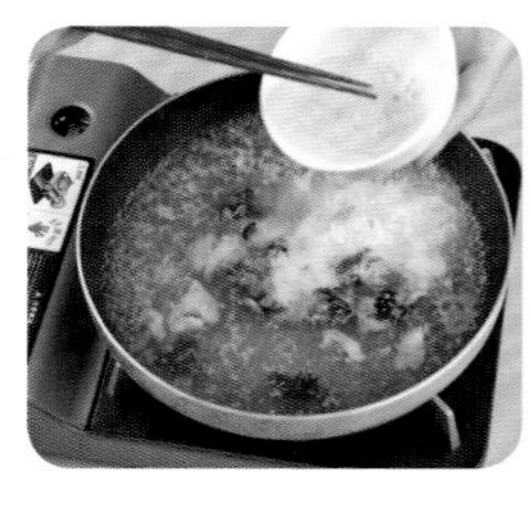

❹高汤放锅内煮开，木耳先煮，再放入鸡片，最后倒入鸡蛋，再煮片刻，加盐便可。

南瓜瘦肉汤 695 千焦

碳水化合物 6.8 克
蛋白质 21 克
脂肪 6.3 克

对糖尿病及并发症的益处：南瓜中的钴是胰岛细胞合成胰岛素必需的微量元素，铬能改善糖代谢，适量食用，对糖尿病患者有益。南瓜还有利水功效，对改善糖尿病并发肾病者的水肿症状有利。

材料

南瓜、猪瘦肉各 100 克，盐、香油各适量。

做法

南瓜洗净切块；猪瘦肉洗净，切片；将南瓜、猪瘦肉同入锅中，加水 700 毫升，煮至瓜烂肉熟，加入盐、香油调匀即成。

升糖风险

南瓜的升糖指数比较高，需严格控制食量，在血糖过高或血糖不稳定的情况下忌食。

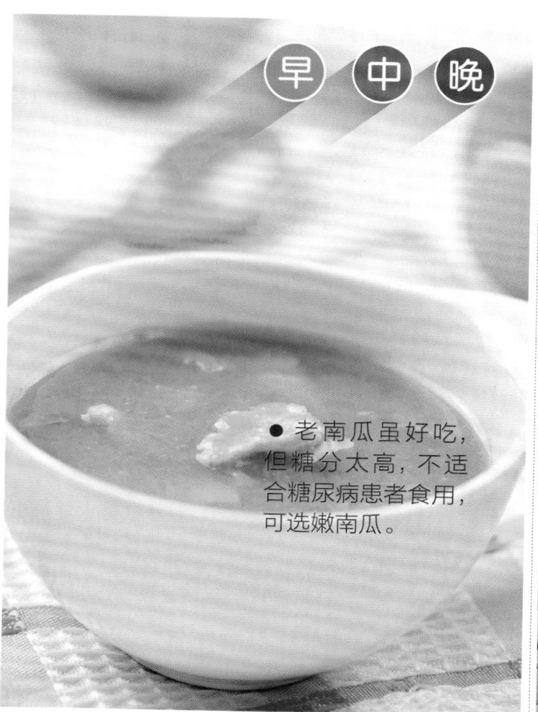

● 老南瓜虽好吃，但糖分太高，不适合糖尿病患者食用，可选嫩南瓜。

玉米排骨汤 1632 千焦

碳水化合物 23.5 克
蛋白质 20.7 克
脂肪 24.3 克

对糖尿病及并发症的益处：玉米中含有丰富的铬。玉米还含有较为丰富的膳食纤维，且升糖指数低，能够起到辅助控制血糖的功效。玉米中的亚油酸能预防胆固醇向血管壁沉淀，对预防高血压、冠心病有积极作用。

材料

玉米 100 克，排骨 100 克，盐、姜各适量。

做法

将玉米、排骨洗净、切块后，和姜一起放入煲汤锅中煮熟，再放入盐即可。

升糖风险

玉米排骨汤的升糖指数较高，需要糖尿病患者严格控制食量，并相应减少主食的量。

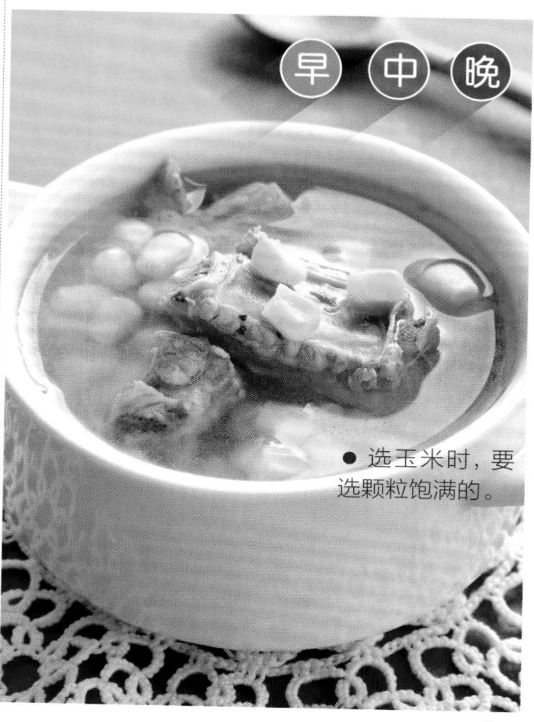

● 选玉米时，要选颗粒饱满的。

魔芋冬瓜汤

魔芋热量几乎为零，所含的大量膳食纤维在进入胃时可吸收糖类，在小肠内抑制糖类的吸收，有效降低餐后血糖。冬瓜含有的丙醇二酸具有利尿去湿的功效，还能抑制淀粉、糖类转化为脂肪，尤其适合糖尿病、高血压患者食用。

升糖风险

魔芋和冬瓜对糖尿病都有辅助治疗的作用，但是此汤中的海米升糖指数较高，总热量还是比较高，需要相应减少主食的量。

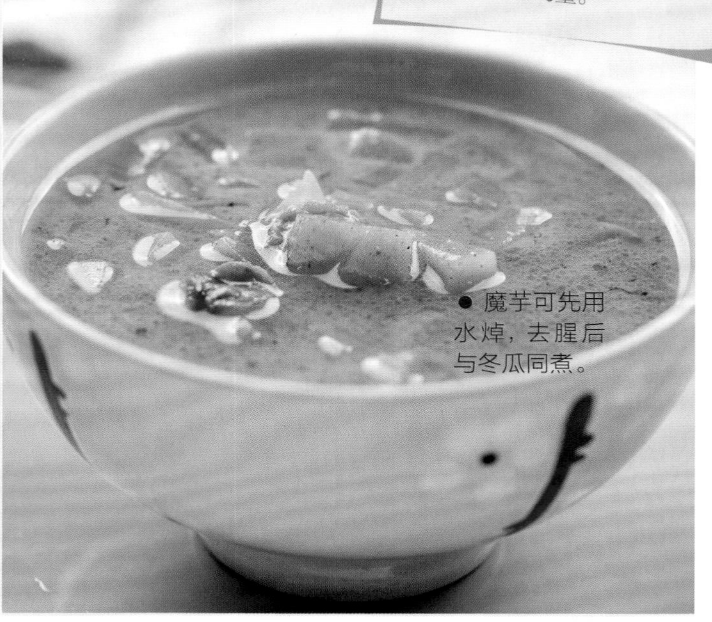

● 魔芋可先用水焯，去腥后与冬瓜同煮。

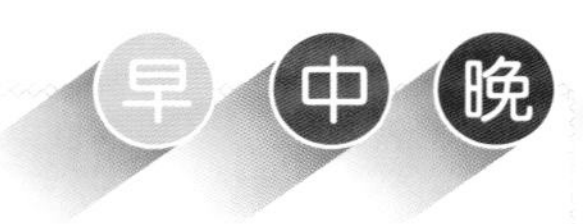

总热量 ...... 245.34 千焦
碳水化合物 ....11.8 克
蛋白质 ....5.37 克
脂肪..................0.86 克

材料

冬瓜...................200 克
魔芋...................200 克
海米.....................10 克
植物油 ....适量
葱花......................适量
姜 ....适量
蒜 ....适量
盐 ....适量

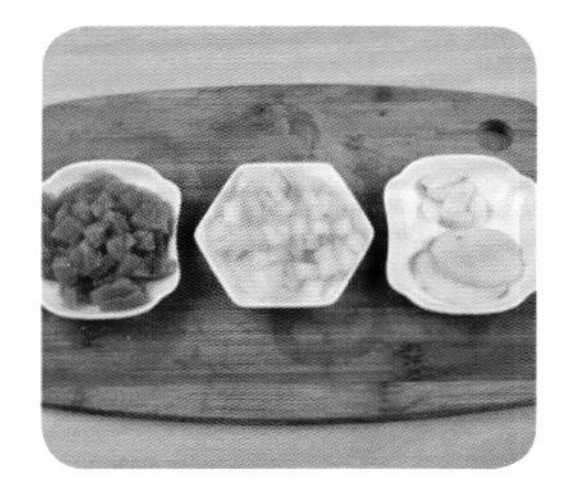

❶姜、蒜切成片；冬瓜切成丁；魔芋切成丁。

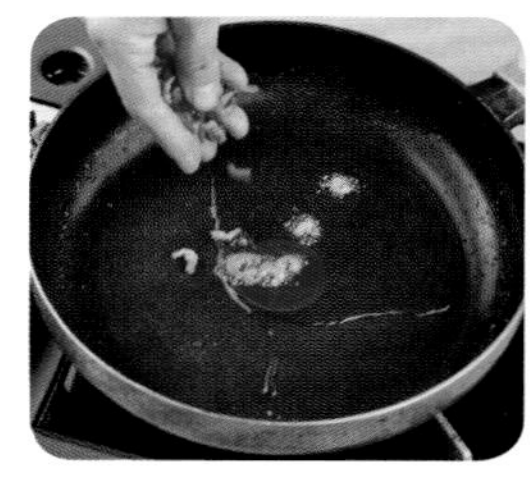

❷锅内放植物油烧热，放海米炸一下，再放姜、蒜煸炒出香味。

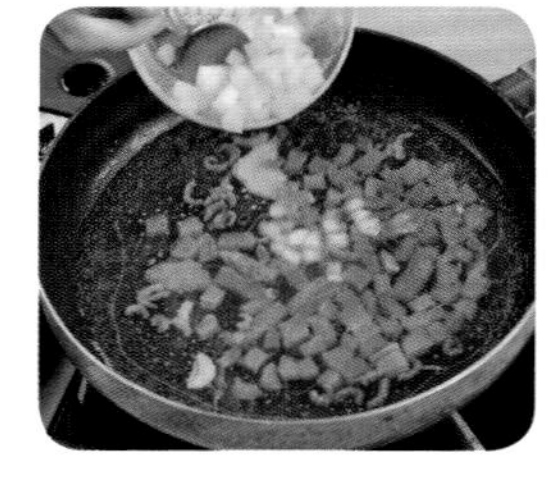

❸在锅里放水，放入魔芋、冬瓜，烧开。

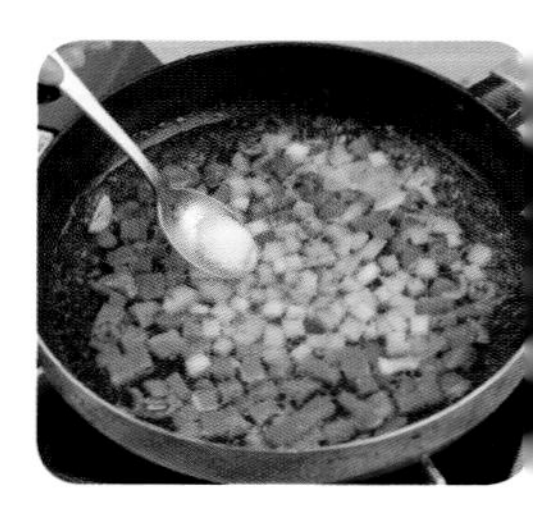

❹煮熟后放适量盐，调匀后盛出撒上葱花即可食用。

西洋参小米粥

西洋参的有效成分皂苷有显著的降血糖作用。小米则能养肾气，益脾胃，利小便，除烦热；对脾胃虚热、脾虚腹泻或反胃呕吐有治疗作用；对糖尿病患者出现的小便不利等状况有缓解作用。

升糖风险
西洋参小米粥的热量、升糖指数都比较高，可作为主食食用，但需严格控制食用量。

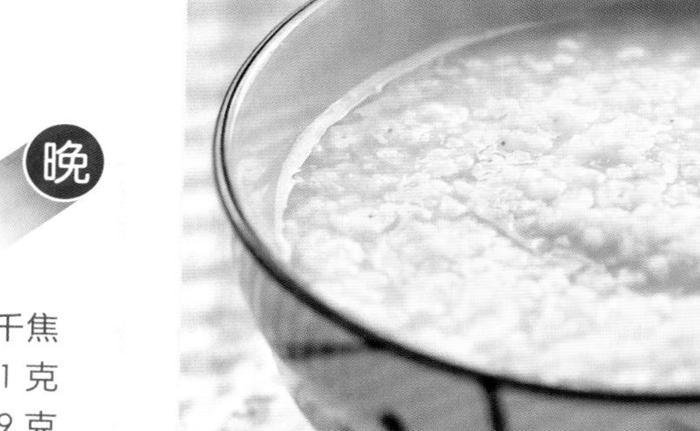

● 小米最好为当年产。

早 中 晚

总热量 .... 1511 千焦
碳水化合物 ....75.1 克
蛋白质 ....9 克
脂肪.....................3.1 克

材料
西洋参 ....3 克
小米...................100 克

❶西洋参洗净后浸泡一夜，切碎。

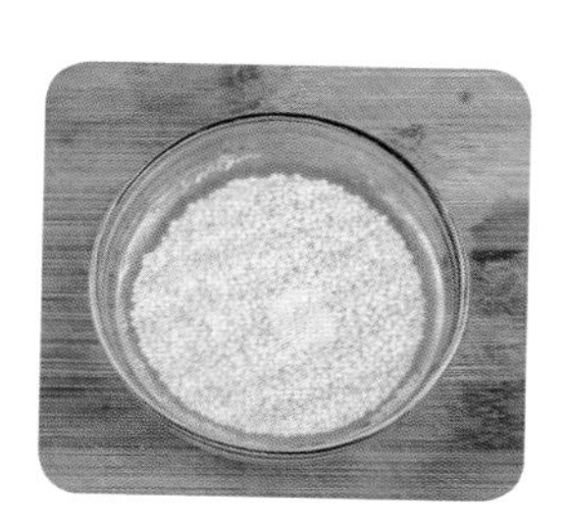

❷小米洗净。

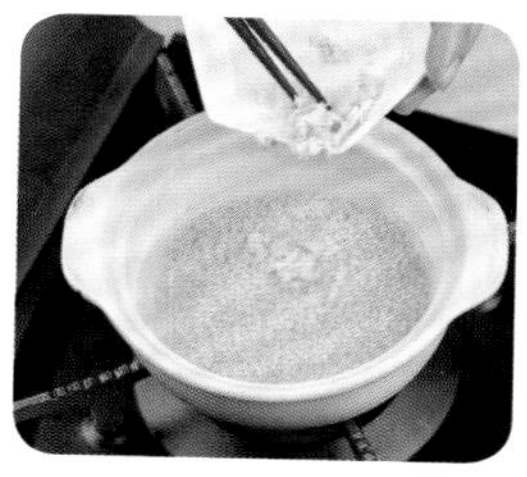

❸砂锅加适量温水，放入小米、西洋参及浸泡西洋参的清水，大火烧开。

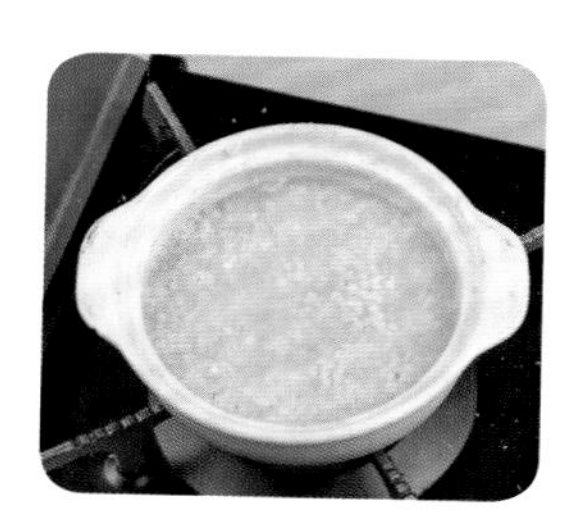

❹转小火熬煮熟，凉至温热服食。

樱桃西米粥

樱桃中富含的花青素苷是一种抗氧化剂，能改善血管壁弹性，从而控制糖尿病并发症的发生。樱桃含有丰富的维生素E，对糖尿病患者防治肾脏并发症有益，还能预防心血管系统的并发症。樱桃与西米一起煮粥，食用可以降糖、补铁、补血。

升糖风险

樱桃西米粥的热量、升糖指数比较高，可作为加餐食用，但需要严格控制食用量，在血糖不稳定或血糖过高时不要食用。

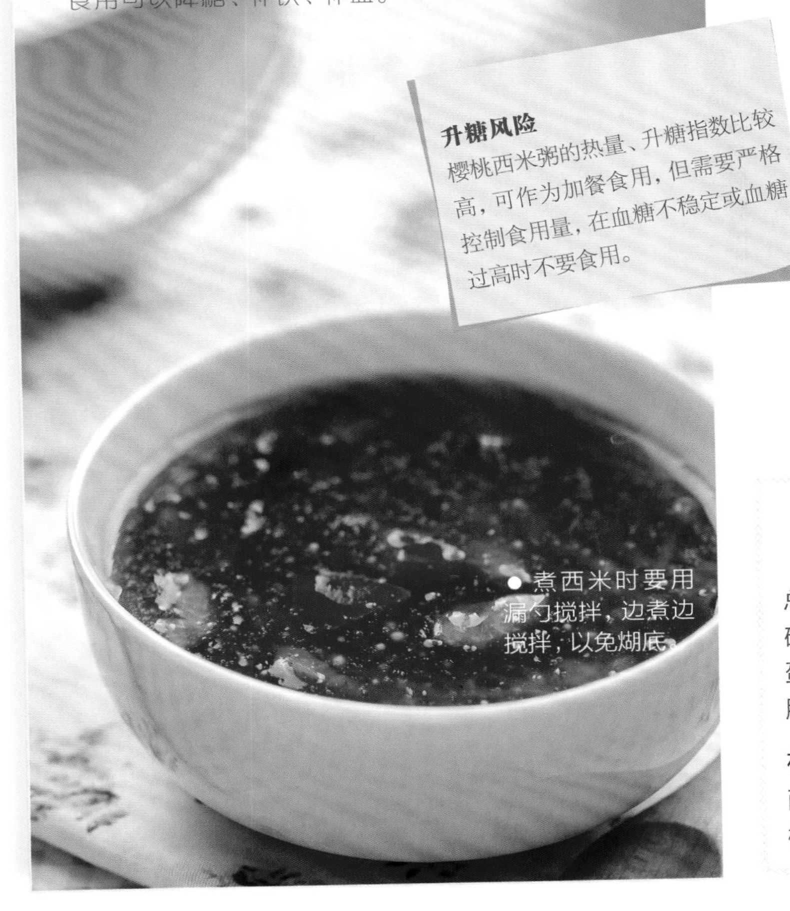

● 煮西米时要用漏勺搅拌，边煮边搅拌，以免煳底。

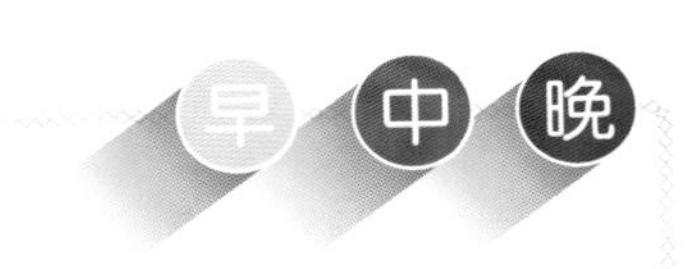

总热量……767.98* 千焦
碳水化合物……45.36* 克
蛋白质……0.21* 克
脂肪……0.03* 克

材料

西米……50 克
樱桃……10 克

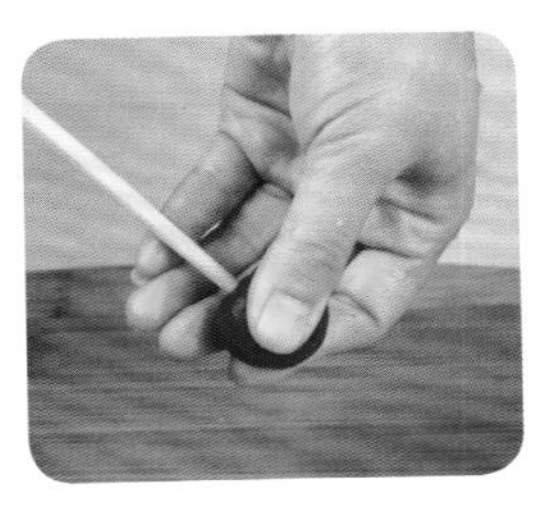

❶将樱桃洗净，剔去核，切小块。

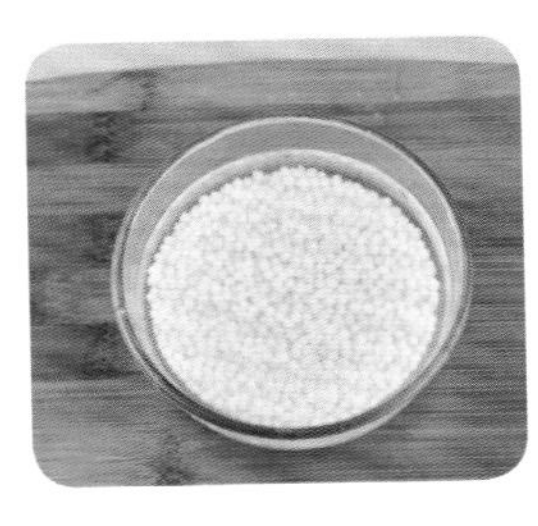

❷西米淘洗干净，用冷水浸泡2小时，捞起沥干水分。

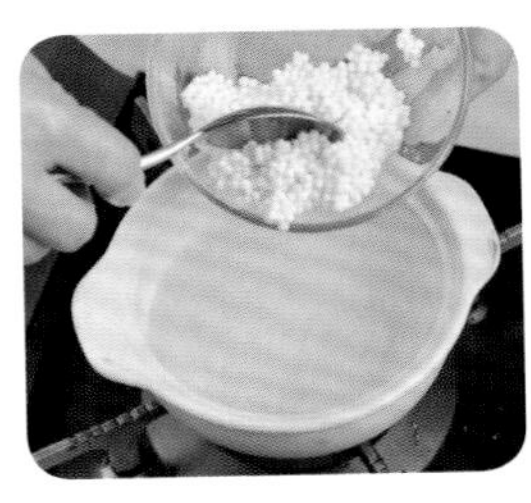

❸锅里加入适量水，加入西米，用大火煮沸后，改用小火煮至西米浮起。

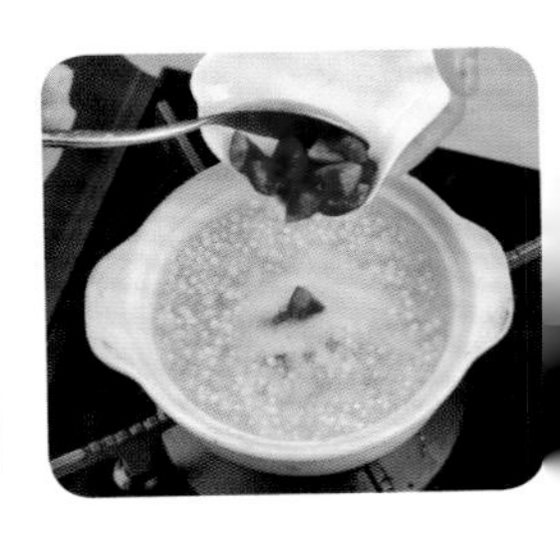

❹下入樱桃，烧沸；待樱桃浮在西米粥的面上，即可盛起食用。

山药茯苓粥 774千焦

碳水化合物 41.43 克
蛋白质 4.08 克
脂肪 0.44 克

对糖尿病及并发症的益处：茯苓能减缓小肠对葡萄糖的吸收，其含有丰富的不溶性膳食纤维，能减缓小肠对葡萄糖的吸收。山药升糖指数低，能令血糖上升缓慢，且含有黏液蛋白，有降低血糖的功效，是糖尿病患者的优选蔬菜。

材料

山药20克，大米50克，茯苓、盐各适量。

做法

将大米、山药、茯苓分别洗净，放入砂锅，加适量水，大火烧开，煮成粥，加入盐拌匀即可。

升糖风险

山药茯苓粥的热量、升糖指数都比较高，可作为主食食用。做粥时，米不能煮烂，否则升糖太快。

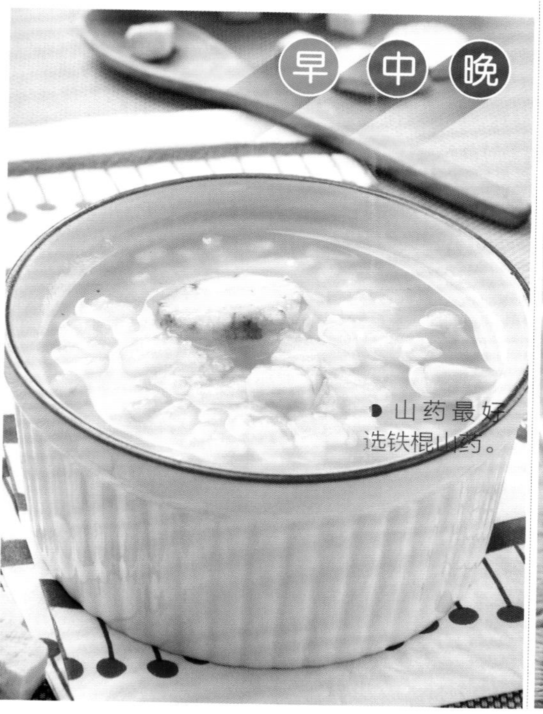

● 山药最好选铁棍山药。

葛根粥 726千焦

碳水化合物 38.95 克
蛋白质 3.7 克
脂肪 0.4 克

对糖尿病及并发症的益处：葛根含黄酮类物质，具有解热、降血脂、降血压、降血糖的功效，可帮助糖尿病患者预防冠心病等心脑血管并发症。

材料

大米50克，葛根适量。

做法

大米与葛根同入砂锅内，加水1000毫升，用小火煮熟即可。

升糖风险

葛根粥的热量、升糖指数都比较高，可作为主食食用。做粥时，米不能煮太烂，否则升糖太快，特别是做主食的时候，煮至稀饭状即可。

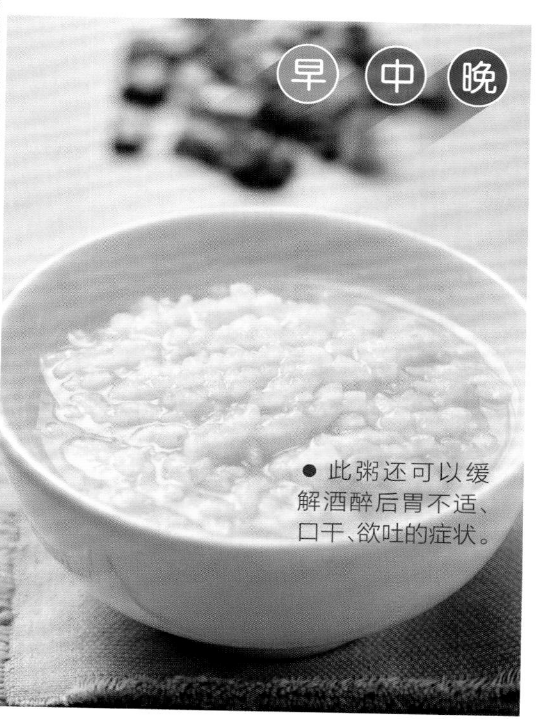

● 此粥还可以缓解酒醉后胃不适、口干、欲吐的症状。

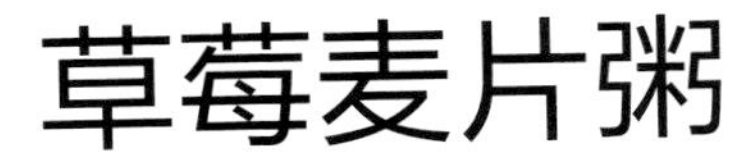

草莓麦片粥

草莓热量较低，可防止餐后血糖值迅速上升。此外，草莓富含维生素和矿物质，具有辅助降糖的功效。草莓中的胡萝卜素能转化为维生素A，可防止糖尿病引起的眼部病变。草莓中的膳食纤维和果胶能润肠通便，降低血压和胆固醇。草莓对冠心病、动脉粥样硬化等病症具有良好的防治功效。

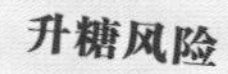

升糖风险

草莓麦片粥可作为主食食用，需严格控制食用量。做粥时，米不能开，否则升糖太快，特别是做主食的时候，煮至稀饭状即可。

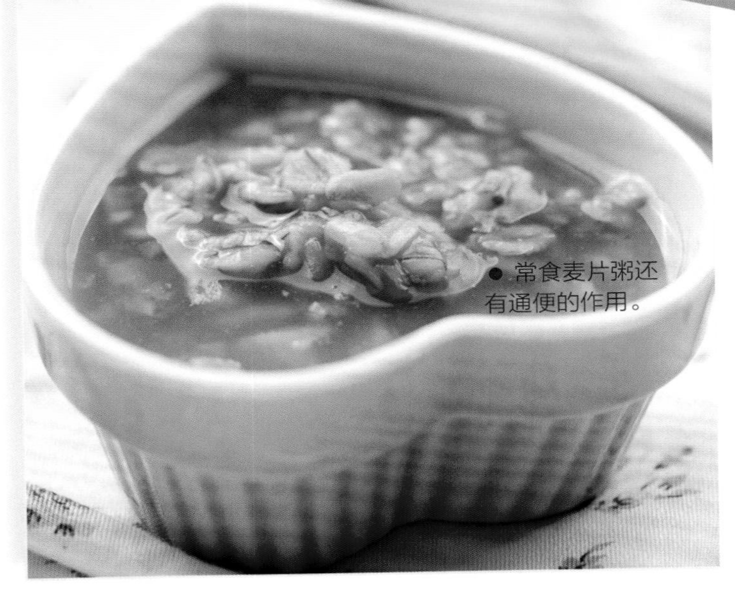

● 常食麦片粥还有通便的作用。

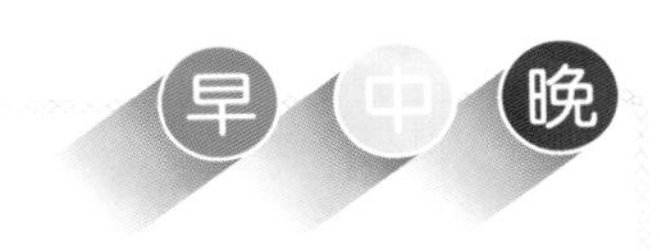

总热量 .... 802.9 千焦
碳水化合物 .....34.16 克
蛋白质 ....7.6 克
脂肪..................3.37 克

材料

燕麦片 ....50 克
草莓......................10 克

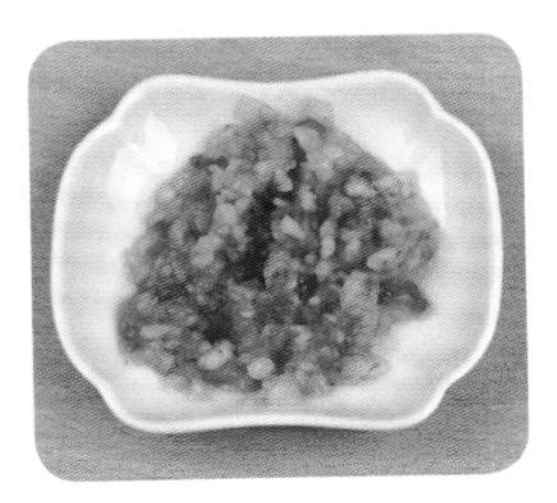

❶将草莓去蒂，洗净，捣烂备用。

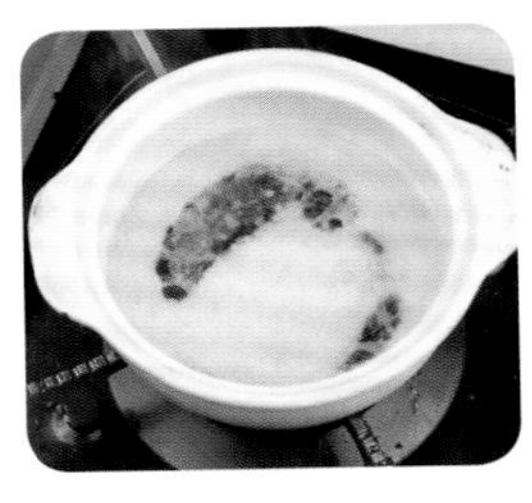

❷坐锅点火，放入捣烂的草莓，加入适量清水。

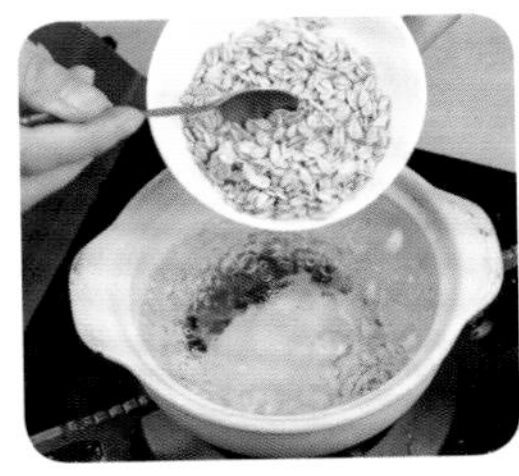

❸放入燕麦片煮沸。

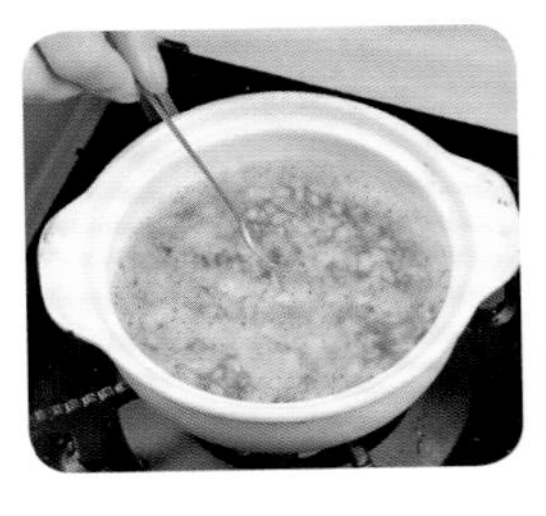

❹转入小火煮至粥将成，搅拌均匀即可。

香菇薏米粥

薏米不仅蛋白含量高，还富含B族维生素、钙、铁、膳食纤维等，是一种营养平衡的谷物。其中维生素B_1对防治脚气病十分有益，可以防治糖尿病并发症。薏米中含有可令血管扩张的物质，有益于高血压等糖尿病血管并发症患者。

升糖风险

香菇薏米粥的热量、升糖指数都比较高，可作为主食食用。做粥时，米不能煮太烂，否则升糖太快。

总热量 ...... 1492.8 千焦
碳水化合物 .....75.02 克
蛋白质 ....10.32 克
脂肪..................2.08 克

材料

薏米......................50 克
大米......................50 克
香菇......................10 克
植物油 ....适量
盐 ....适量

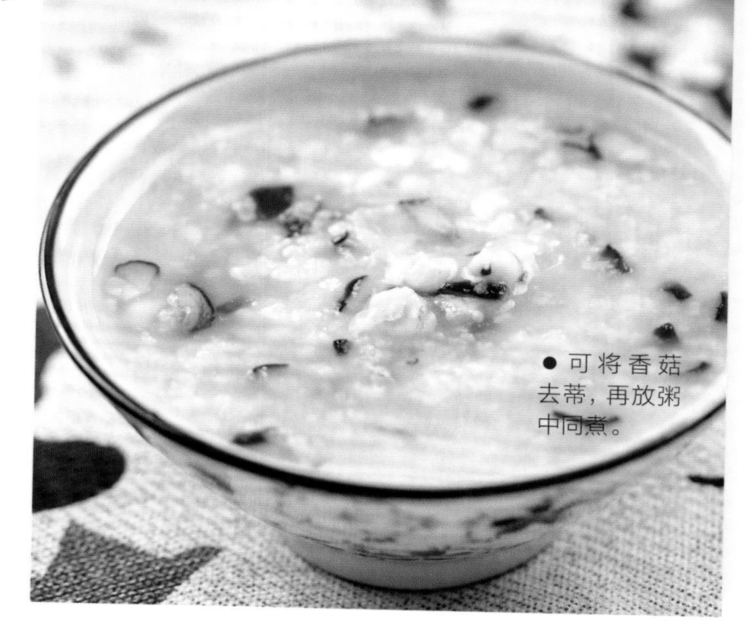

● 可将香菇去蒂，再放粥中同煮。

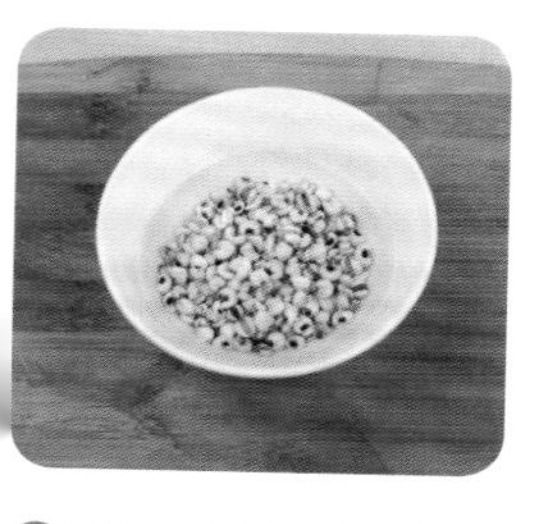

❶薏米洗净，浸泡约2小时。

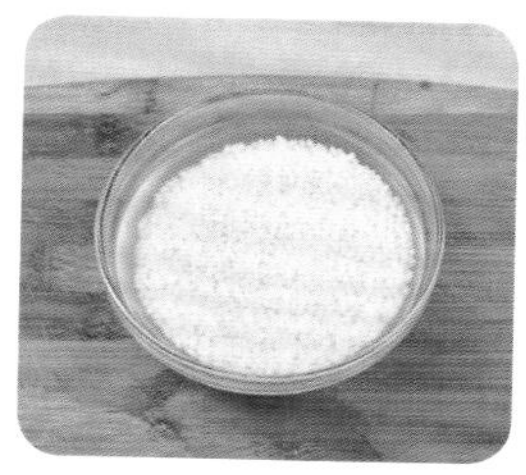

❷大米洗净，浸泡30分钟。

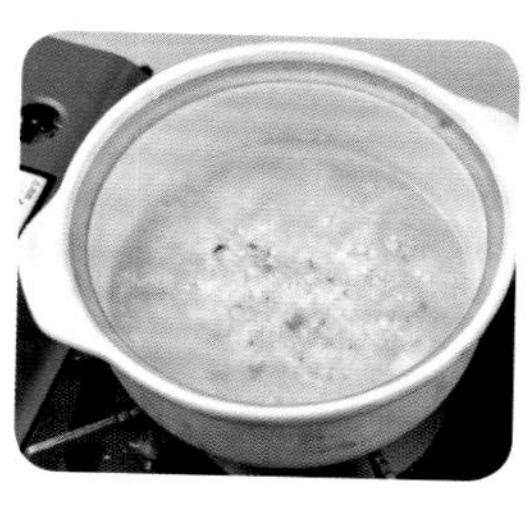

❸将香菇切成小丁，薏米、大米放入锅中，加入适量水，煮成白粥。

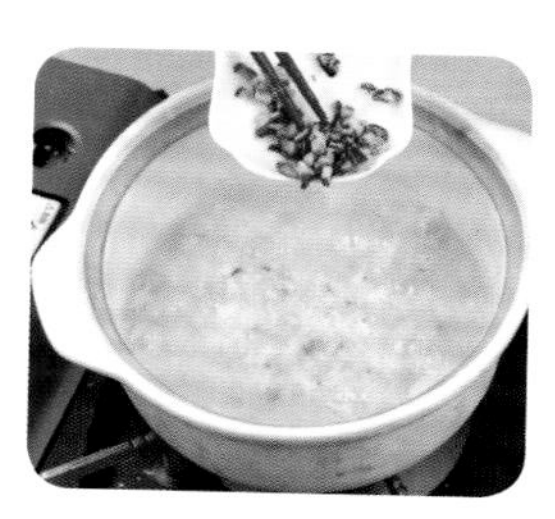

❹另起炒锅，倒植物油烧热，放入香菇丁炒熟，倒入薏米粥中搅匀煮沸即可。

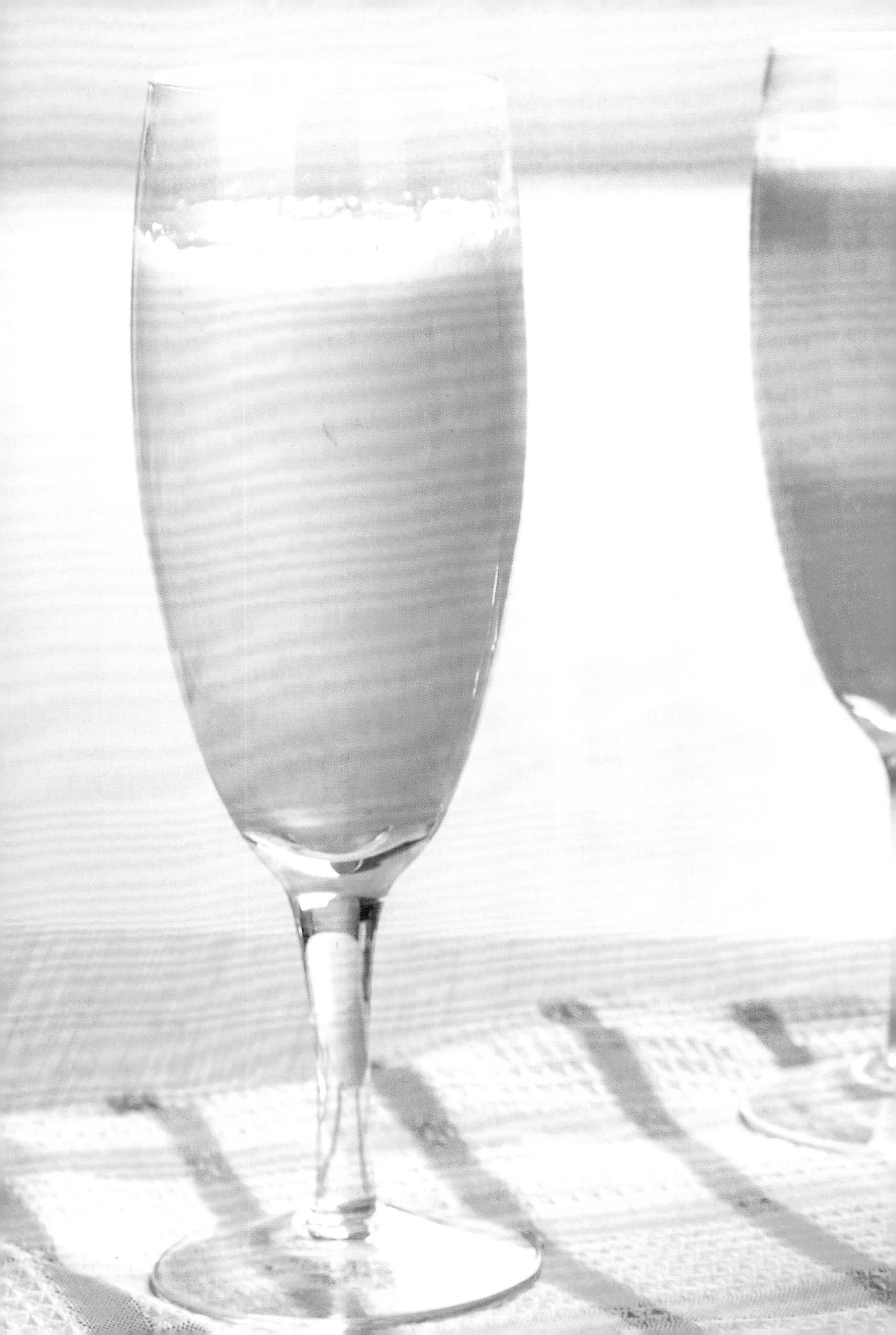

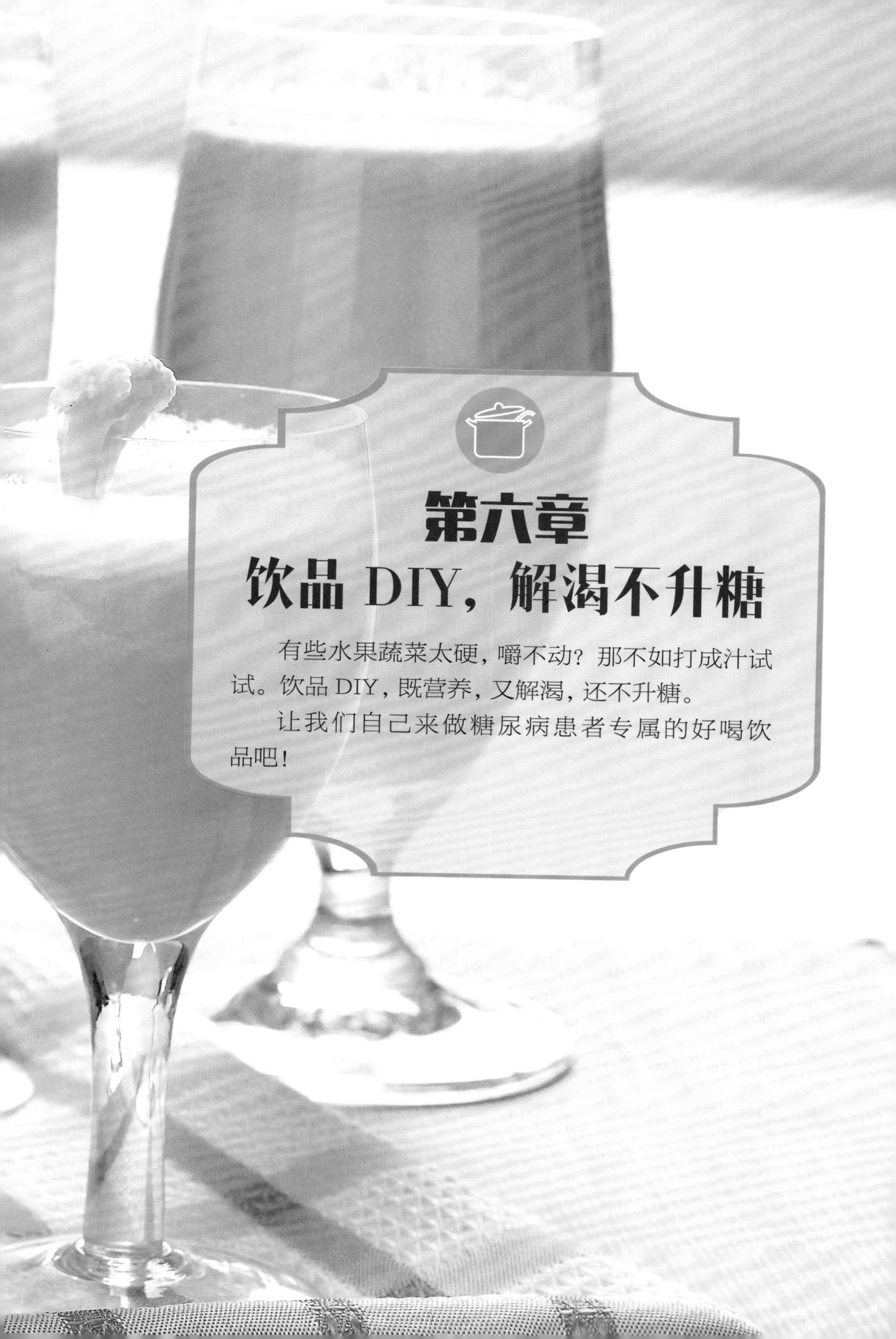

第六章 饮品 DIY，解渴不升糖

有些水果蔬菜太硬，嚼不动？那不如打成汁试试。饮品 DIY，既营养，又解渴，还不升糖。

让我们自己来做糖尿病患者专属的好喝饮品吧！

饮品原料 TOP10！

不喜欢啃水果，那就把它们榨成果汁吧；茶叶还可以有新吃法，好喝又降糖；咖啡的热量竟然为零？！但可不要贪杯哟。下面介绍几种制作饮料的原料吧！

苦咖啡 4.2 千焦

咖啡可以有效预防糖尿病，主要是因为咖啡中含有丰富的抗氧化物质——氯原酸。氯原酸是一种有机酸，可以减少肠道对糖的吸收。

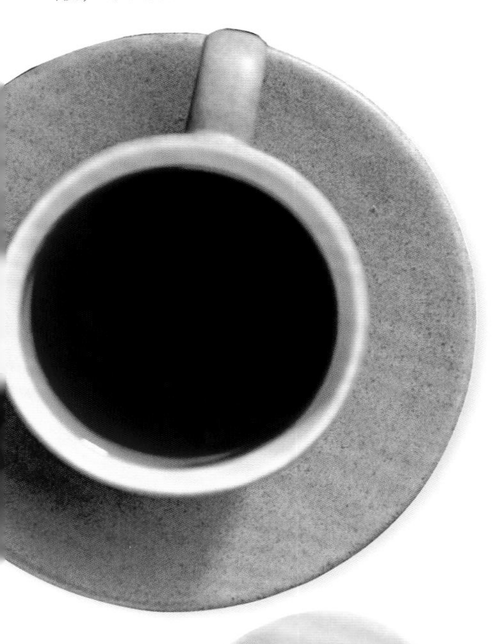

豆浆 66 千焦

豆浆含有丰富的植物蛋白质、磷脂，且营养极易被人体吸收，长期坚持饮用，可以增强人的抗病能力，非常适合糖尿病患者饮用。

杨桃 131 千焦

杨桃水分多，热量低，果肉香醇，有清热解毒、消滞利咽、通便等功效，还能降低血糖，是较为适合糖尿病患者的水果。

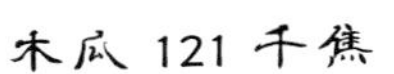

木瓜 121 千焦

木瓜含有蛋白分解酶，有助于分解蛋白质和淀粉质，降低血糖。此外，木瓜还含有独特的番木瓜碱，有助于糖尿病患者增强体质。

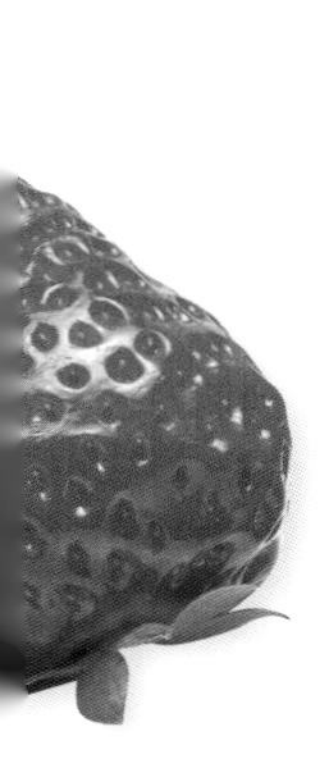
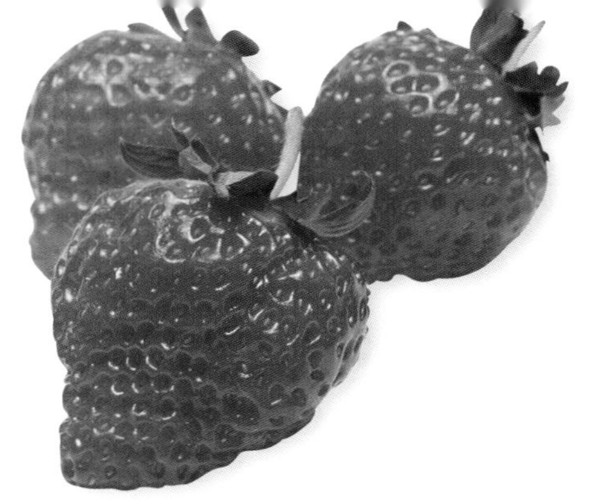

李子 157 千焦

李子具有清肝热、生津、利尿之功效，且富含矿物质和多种维生素，适用于虚劳有热型糖尿病。

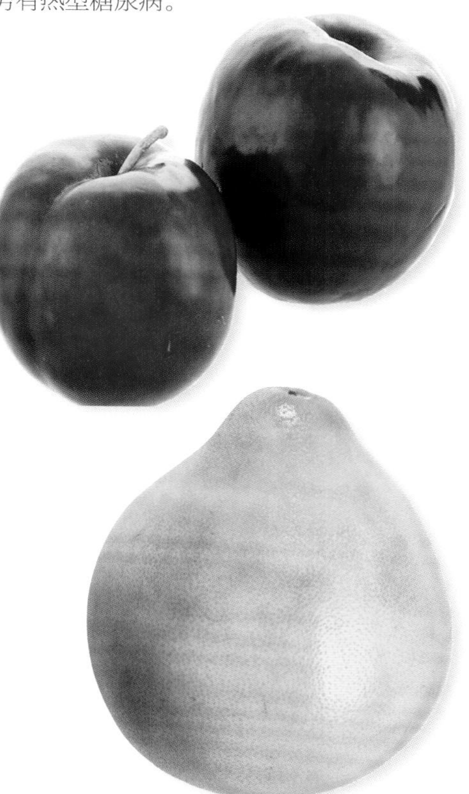

草莓 134 千焦

草莓热量较低，可防止餐后血糖值迅速上升，不会增加胰腺的负担。此外，草莓富含维生素和矿物质，具有辅助降糖的功效。

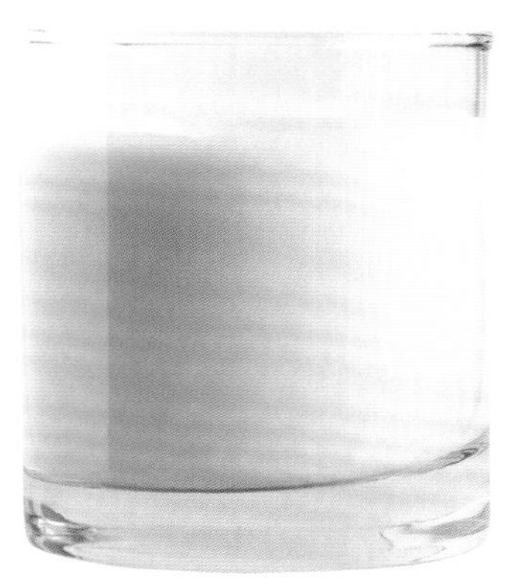

酸奶 301 千焦

酸奶是低GI食物，能缓解糖尿病患者血糖上升。酸奶富含乳酸菌，能调理肠胃、防止便秘，增强糖尿病患者体质，预防和改善高血压等并发症。

柚子 177 千焦

柚子的升糖指数低，能控制血糖升高。鲜柚肉中含有铬，有助于调节血糖水平。柚子还能生津止渴，在一定程度上改善糖尿病患者口渴、多饮的症状。

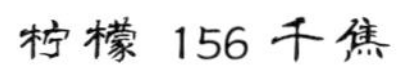

柠檬 156 千焦

柠檬含糖量很低，且具有止渴生津、祛暑清热、化痰止咳、健胃健脾、止痛杀菌等功效，对糖尿病、高血压和高脂血症都有很好的防治效果。

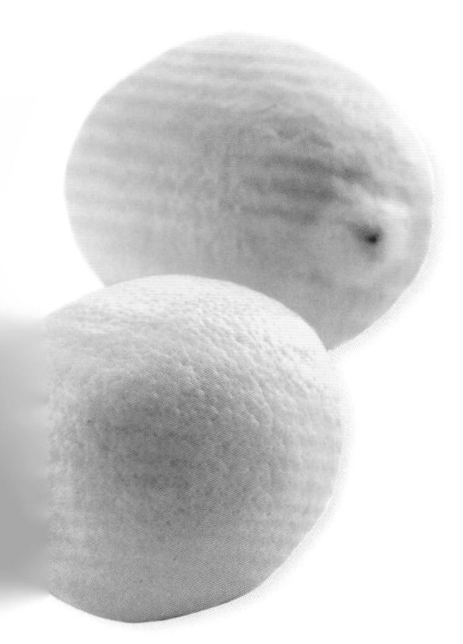

绿茶 1370 千焦

儿茶素是绿茶的涩味成分，可以防止血管的氧化，有效预防糖尿病合并动脉硬化；儿茶素还能减缓肠内糖类的吸收，抑制餐后血糖值的快速上升。

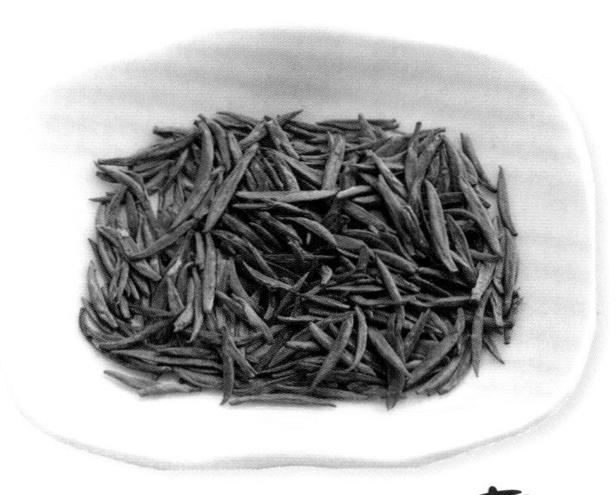

芦荟柠檬汁

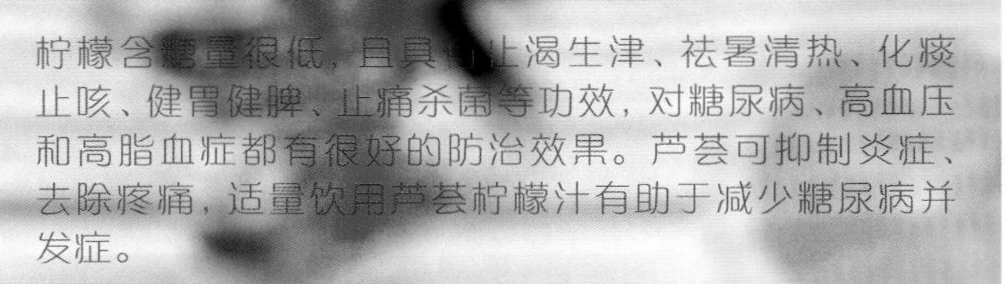

柠檬含糖量很低，且具有止渴生津、祛暑清热、化痰止咳、健胃健脾、止痛杀菌等功效，对糖尿病、高血压和高脂血症都有很好的防治效果。芦荟可抑制炎症、去除疼痛，适量饮用芦荟柠檬汁有助于减少糖尿病并发症。

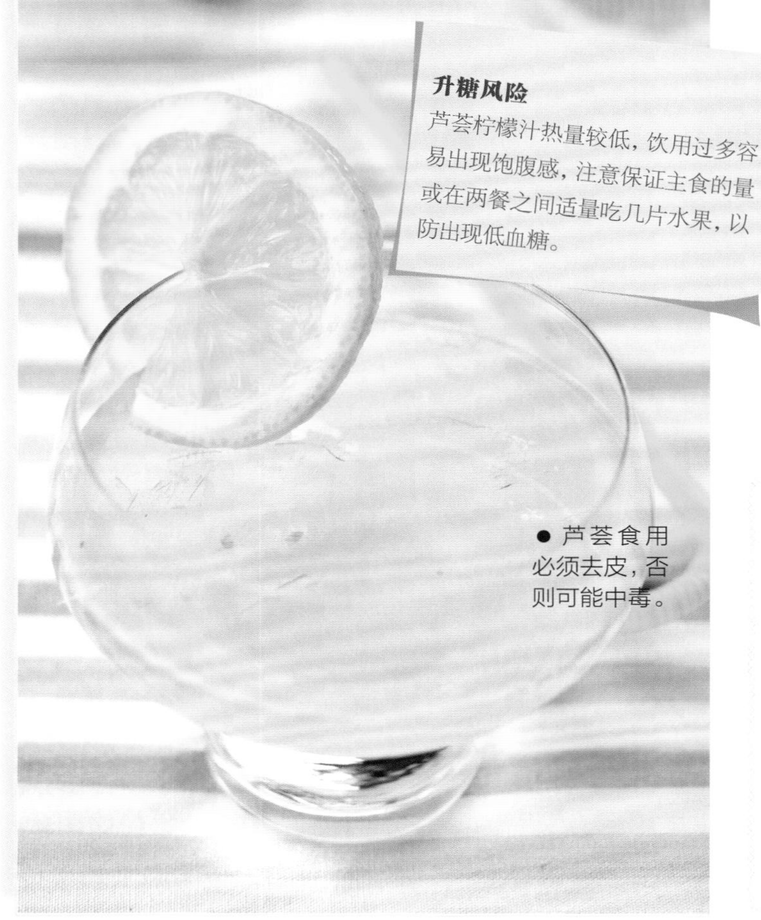

升糖风险

芦荟柠檬汁热量较低，饮用过多容易出现饱腹感，注意保证主食的量或在两餐之间适量吃几片水果，以防出现低血糖。

● 芦荟食用必须去皮，否则可能中毒。

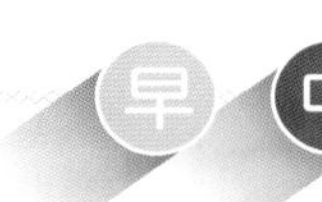

总热量 .... 15.6 千焦
碳水化合物 ....0.62 克
蛋白质 ....0.11 克
脂肪.................0.12 克

材料

芦荟叶 ....50 克
柠檬.....................10 克
代糖......................适量

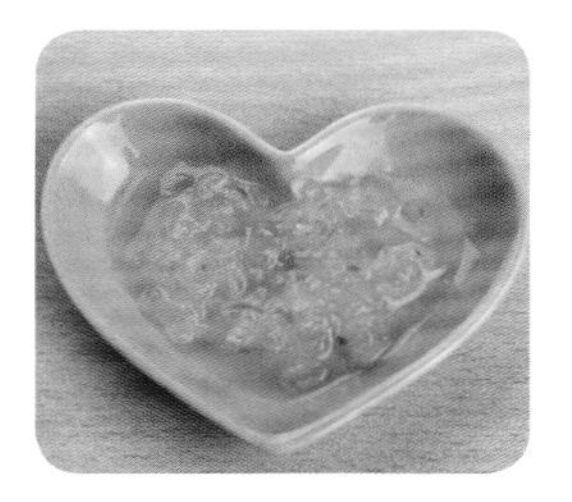

❶将芦荟叶洗净、去皮，切成小方丁。

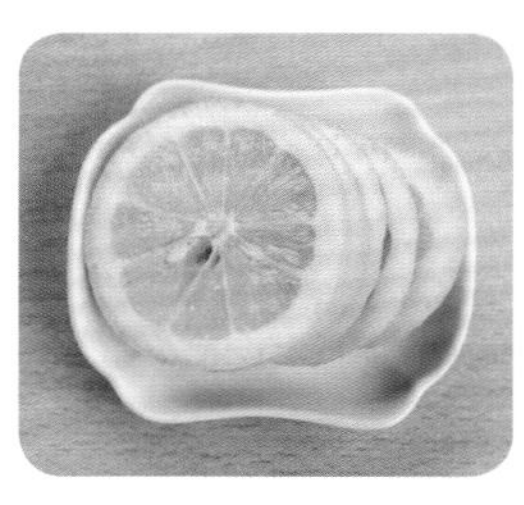

❷柠檬切片，捣碎出汁。

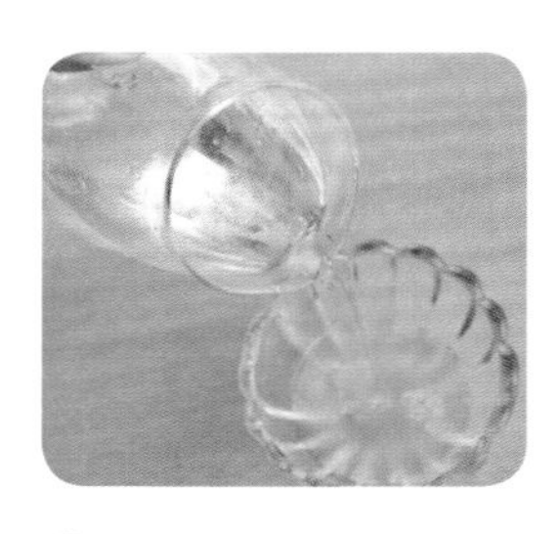

❸将捣好的柠檬和适量凉开水混合，放入代糖搅拌均匀。

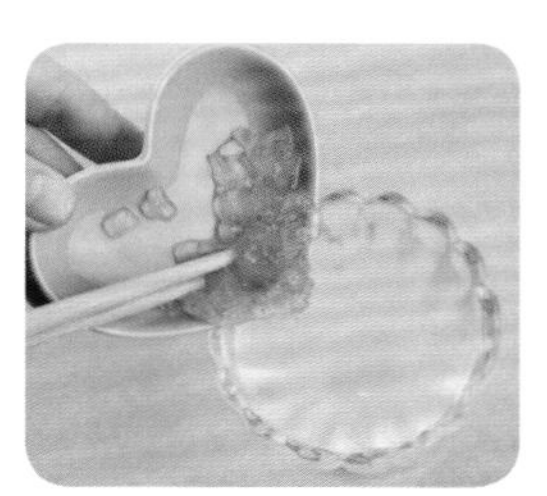

❹将芦荟丁放入柠檬水内即可。

山楂金银花茶

金银花含有绿原酸，绿原酸能够修复损伤的胰岛 β 细胞，还能增强受体对胰岛素的敏感性。山楂能活血通脉，降低血脂，抗动脉硬化，改善心脏活力，兴奋中枢神经系统，有良好的预防糖尿病血管并发症的作用。

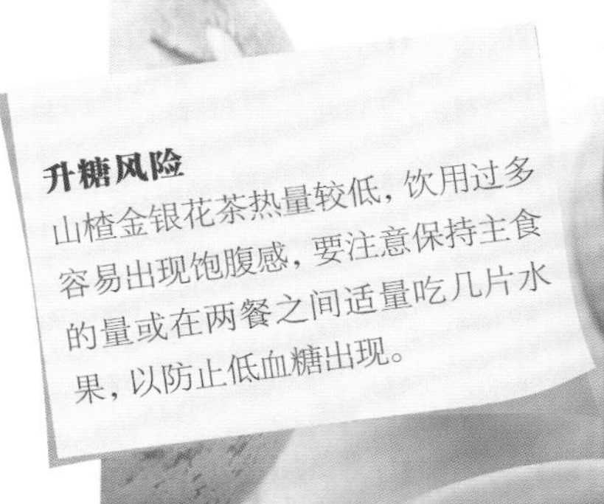

升糖风险

山楂金银花茶热量较低，饮用过多容易出现饱腹感，要注意保持主食的量或在两餐之间适量吃几片水果，以防止低血糖出现。

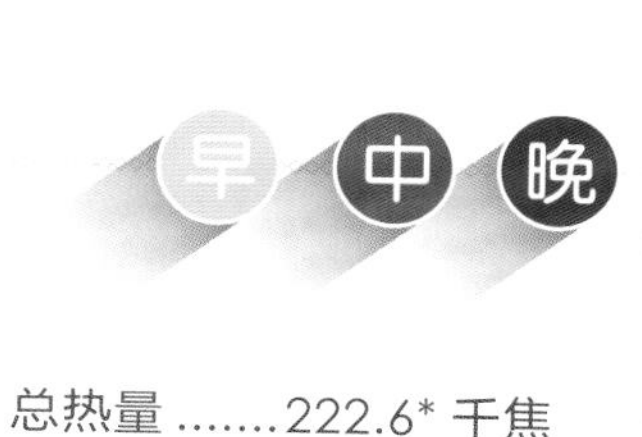

总热量 ....222.6* 千焦
碳水化合物 ... 14.05* 克
蛋白质 .... 2.74* 克
脂肪................ 0.34* 克

材料

干山楂 ....10 克
金银花 ....10 克

● 选干山楂时，看上去比较新鲜，色泽不暗黑为宜。

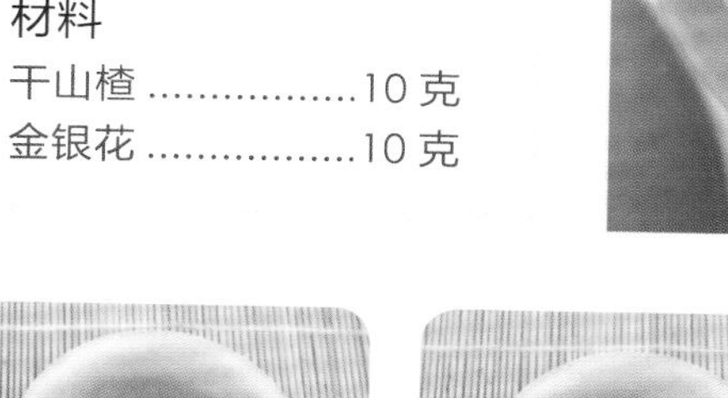

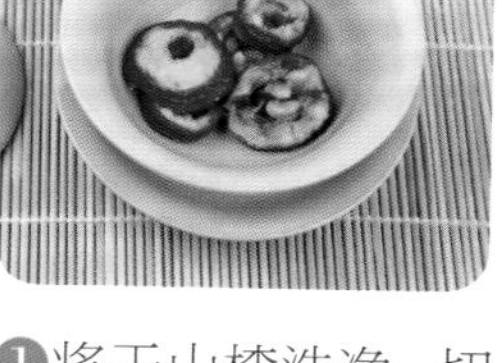

❶将干山楂洗净、切片，倒入杯中。

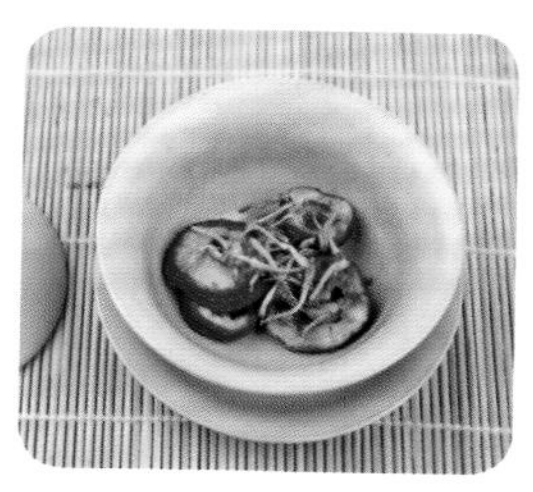

❷将金银花洗净后沥干水分，倒入杯中。

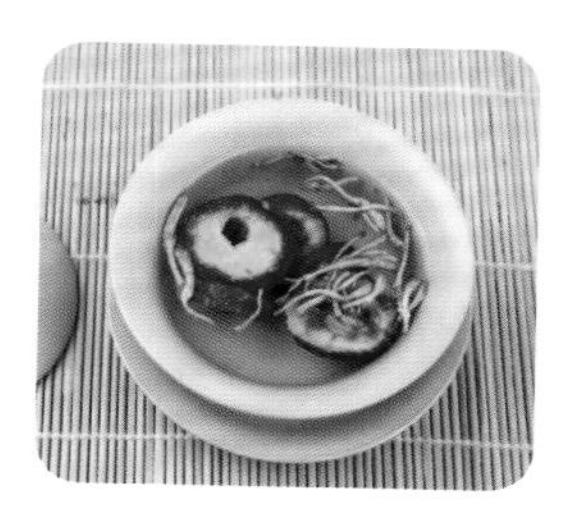

❸往杯中冲入开水。

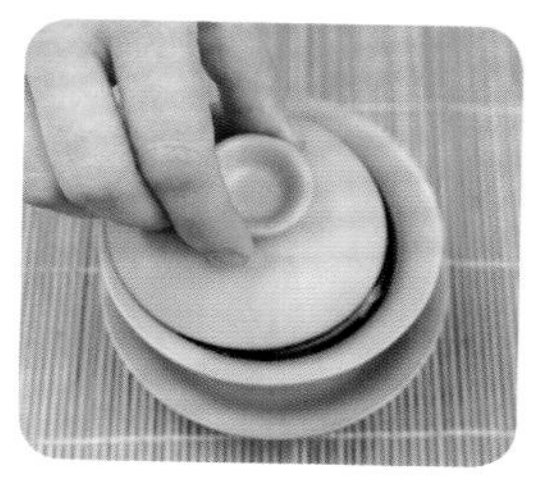

❹盖上杯盖焖 1 分钟，揭盖，凉至温热时饮用。

苦瓜茶

苦瓜含一种类胰岛素物质，能使血液中的葡萄糖转换为热量，降低血糖。儿茶素是绿茶的涩味成分，可以防止血管的氧化，有效预防糖尿病合并动脉硬化；儿茶素还能减缓肠内糖类的吸收，抑制餐后血糖值的快速上升。绿茶与苦瓜泡饮，有降糖去脂的作用。

升糖风险

苦瓜茶热量较低，饭前饮用易出现饱腹感，血糖过高的糖尿病患者可以尝试在饭前喝一杯苦瓜茶。

● 在南方做绿
茶苦瓜时要选
择干燥的秋季

早
中
晚

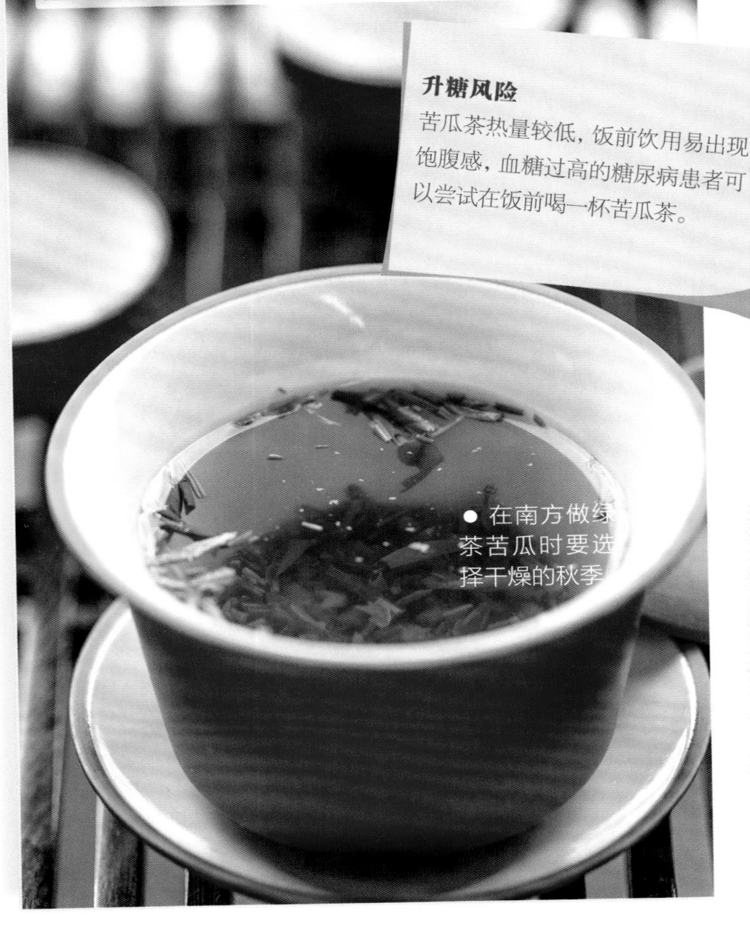

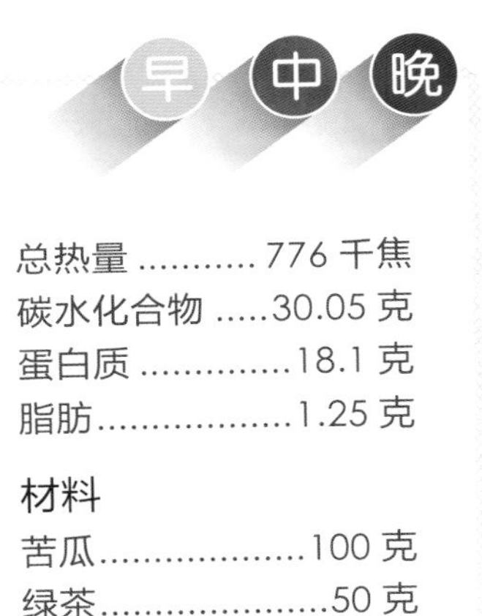

总热量 .... 776 千焦
碳水化合物 .....30.05 克
蛋白质 ....18.1 克
脂肪..................1.25 克

材料

苦瓜...................100 克
绿茶.....................50 克

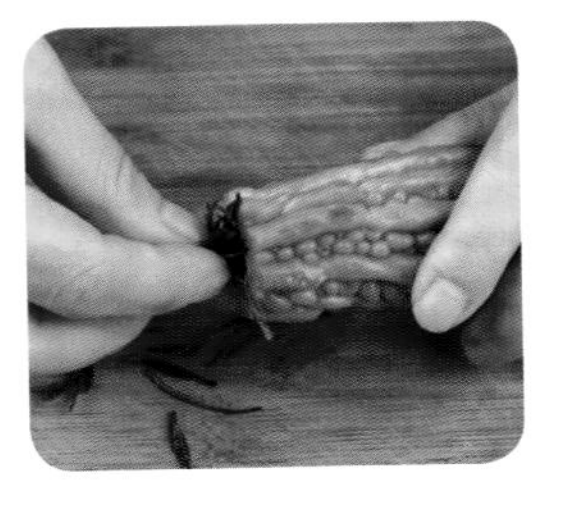

❶将苦瓜上端切开，去瓤，装入绿茶，挂于通风处阴干。

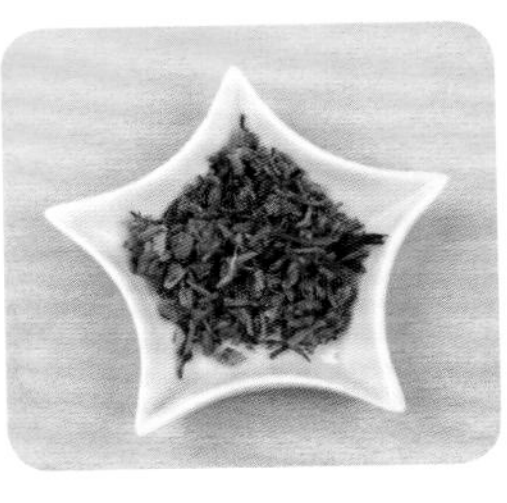

❷将阴干的苦瓜取下洗净，连同茶切碎，混匀。

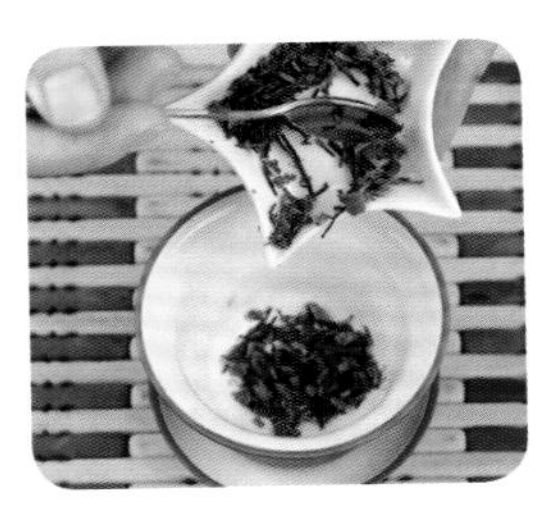

❸取 10 克放入杯中。

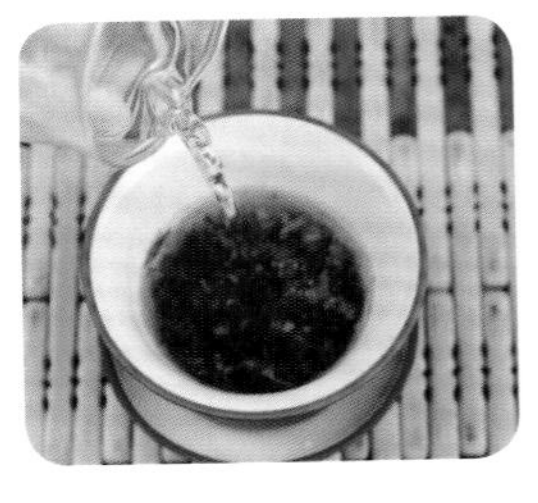

❹以沸水冲沏饮用。

柳橙菠萝汁

菠萝的升糖指数为中等，能改善餐后血糖水平，减少糖尿病患者对胰岛素和药物的依赖性，并可增加饱腹感。橙子的含糖量低，常食有助于预防糖尿病及增强抵抗力，对糖尿病患者的口渴症状也有不错的改善效果。西芹则能阻碍消化道对糖的吸收，有降血糖作用。

升糖风险

柳橙菠萝汁热量较低，饮用过多容易出现饱腹感，要注意保持主食的量或在两餐之间适量吃几片水果，以防止低血糖出现。

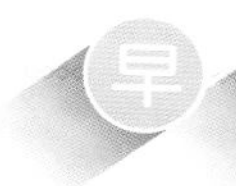

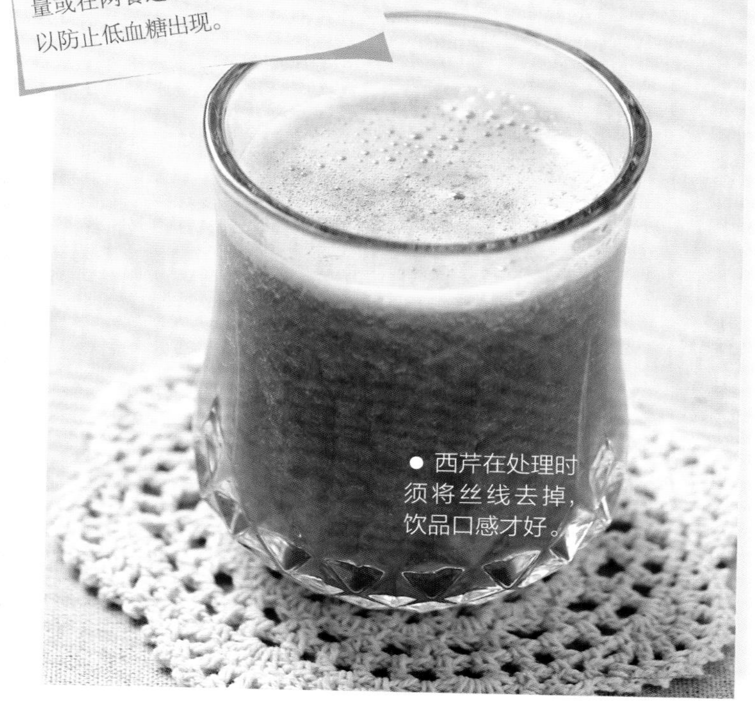

● 西芹在处理时须将丝线去掉，饮品口感才好。

总热量 .... 369.7 千焦
碳水化合物 .....20.02 克
蛋白质 ....1.85 克
脂肪..................0.51 克

材料

柳橙..................100 克
菠萝.....................50 克
番茄.....................50 克
西芹.....................20 克
柠檬.....................10 克

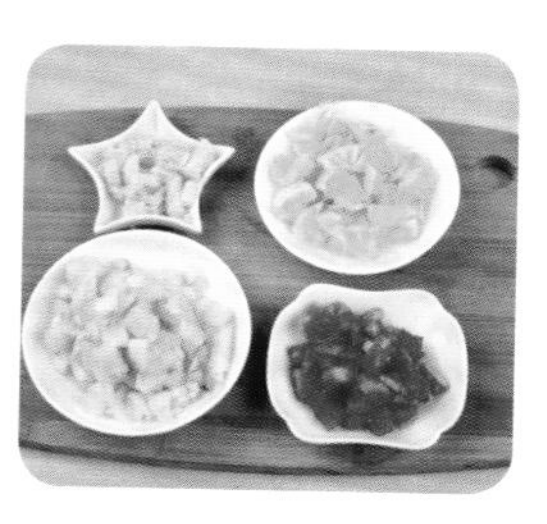

❶番茄洗净，柳橙、柠檬去皮，与菠萝均切成小块。

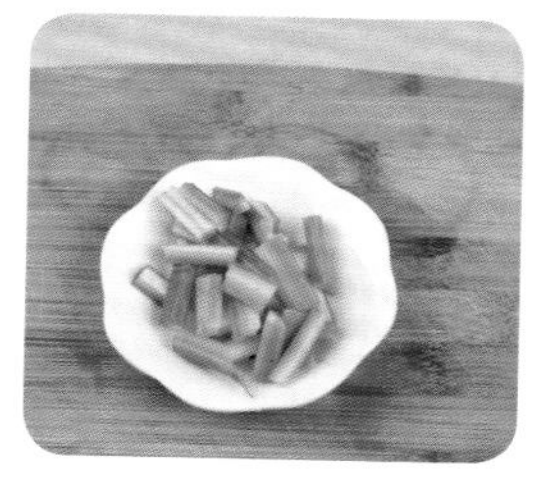

❷西芹洗净，切成小段。

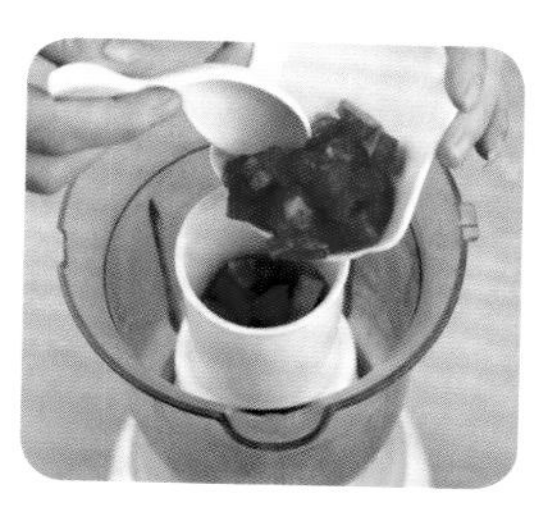

❸将番茄、柳橙、菠萝、西芹、柠檬放进料理机。

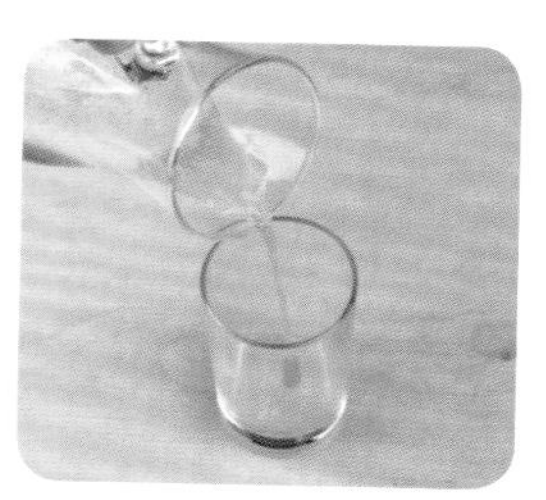

❹榨取汁液即可。

无糖咖啡 0.42* 千焦

碳水化合物 0* 克
蛋白质 0* 克
脂肪 0* 克

对糖尿病及并发症的益处：咖啡可以有效预防糖尿病，主要是因为咖啡中含有丰富的抗氧化物质——氯原酸。氯原酸是一种有机酸，可以减少肠道对糖的吸收；通过促进葡萄糖的转运和氧化，加强葡萄糖在体内的代谢，控制血糖浓度，预防高血糖。

材料

黑咖啡粉 10 克。

做法

将黑咖啡粉用开水冲泡即可。如果觉得苦，可适当加牛奶提香，缓和苦味。

升糖风险

无糖咖啡热量较低，但也不能过多饮用。另外，对咖啡因较为敏感的人群，应特别注意选择低咖啡因的咖啡，以免过度兴奋。

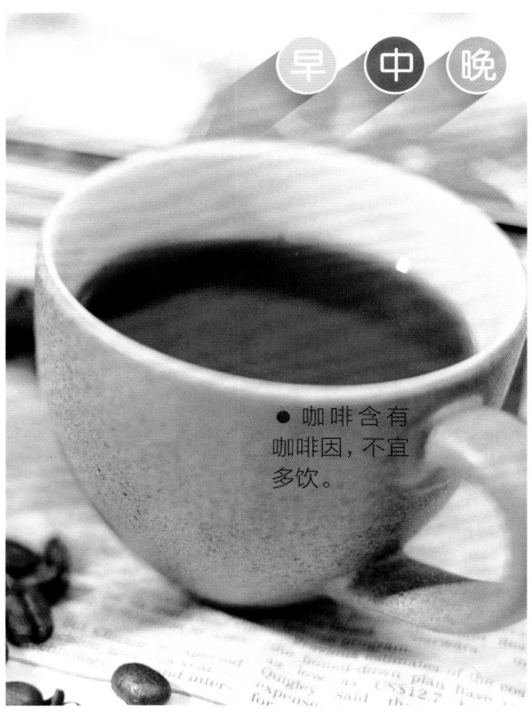

● 咖啡含有咖啡因，不宜多饮。

无花果豆浆 869.9 千焦

碳水化合物 20.3 克
蛋白质 17.8 克
脂肪 8.02 克

对糖尿病及并发症的益处：无花果虽然很甜，但是它属于高纤维果品，含有丰富的酸类及酶类，对糖尿病患者有益，无花果能帮助消化，促进食欲。它含有多种脂类，有助于缓解糖尿病患者并发性便秘。

材料

无花果 20 克，黄豆 50 克。

做法

将黄豆用水浸泡；无花果切成月牙形；将无花果、黄豆一同放入豆浆机中，启动豆浆机，待豆浆制作完成即可。

升糖风险

无花果豆浆热量较高，饮用过多容易出现血糖升高的情况，可适当减少主食的量或直接作为早餐饮用。

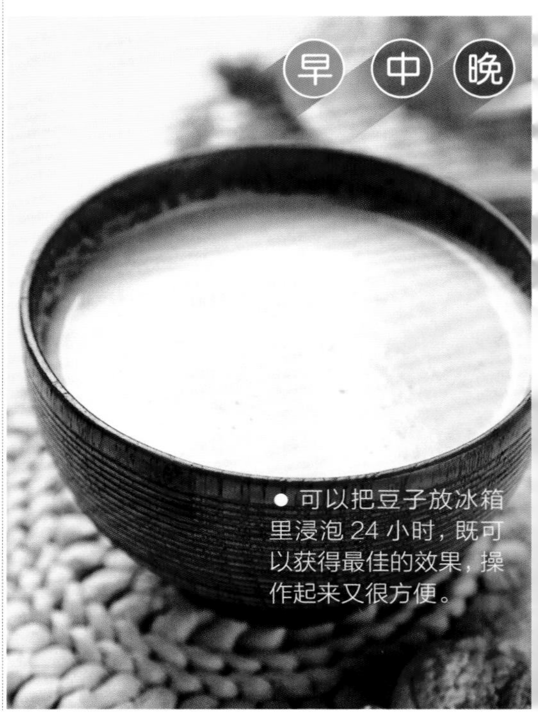

● 可以把豆子放冰箱里浸泡 24 小时，既可以获得最佳的效果，操作起来又很方便。

番茄柚子汁 77.9 千焦

碳水化合物 13.9 克
蛋白质 0.61 克
脂肪 0.14 克

对糖尿病及并发症的益处：柚子的升糖指数低，能控制血糖升高。鲜柚肉中含有铬，有助于调节血糖水平。番茄不仅热量低，其维生素 P 的含量，还居蔬菜之冠，适合糖尿病患者每日进补。

材料

番茄 50 克，柚子 20 克。

做法

番茄、柚子去皮，切丁，放入料理机中，加适量水，开启料理机待料理机工作完毕即可。

升糖风险

番茄柚子汁热量较低，作为饮料尤佳。

● 番茄也可带皮入料理机榨汁，营养不流失。

李子汁 157 千焦

碳水化合物 8.7 克
蛋白质 0.7 克
脂肪 0.2 克

对糖尿病及并发症的益处：李子升糖指数低，能很好地控制血糖升高。李子中还含有番茄红素，它能明显减轻由体内过氧化物引起的对淋巴细胞 DNA 的氧化损害，并可减缓动脉粥样硬化的形成。

材料

李子 100 克。

做法

将李子去皮，去核，放入料理机中打成李子汁即可。

升糖风险

李子汁热量较低，饭前饮用易出现饱腹感，血糖过高的糖尿病患者可以尝试在饭前喝一杯李子汁。

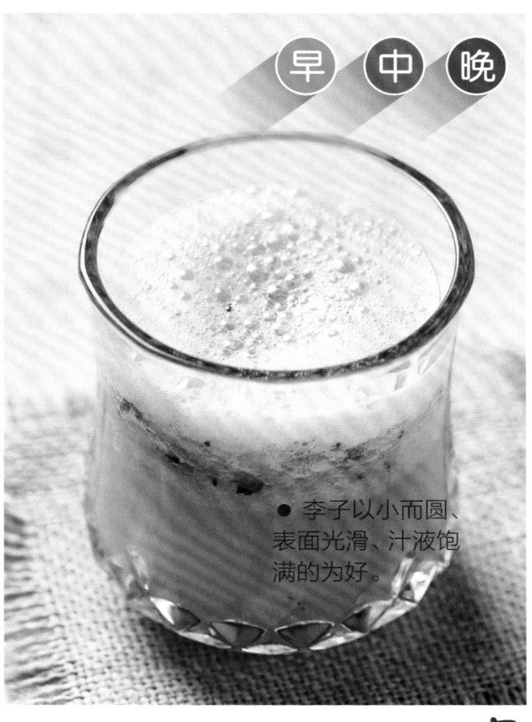

● 李子以小而圆、表面光滑、汁液饱满的为好。

猕猴桃苹果汁

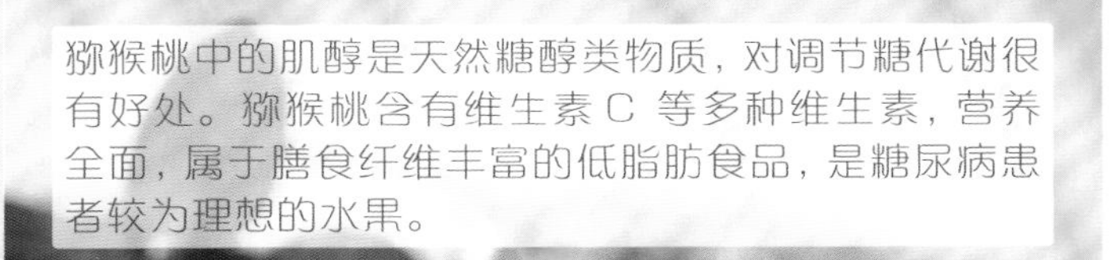

猕猴桃中的肌醇是天然糖醇类物质，对调节糖代谢很有好处。猕猴桃含有维生素 C 等多种维生素，营养全面，属于膳食纤维丰富的低脂肪食品，是糖尿病患者较为理想的水果。

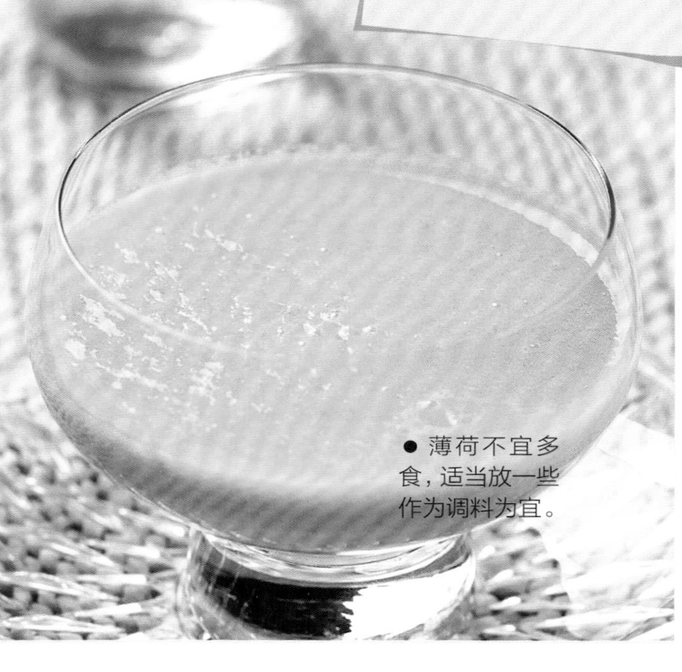

升糖风险

猕猴桃升糖指数还是有些高，可以放在饭前饮用，增加饱腹感，减少主食的食用量。

● 薄荷不宜多食，适当放一些作为调料为宜。

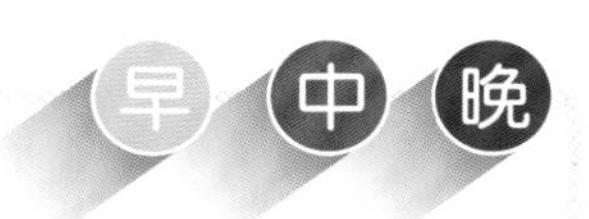

总热量 .... 242 千焦
碳水化合物 ....14 克
蛋白质 ....0.5 克
脂肪....................0.4 克

材料

猕猴桃 ....50 克
苹果......................50 克
薄荷叶 ....2~3 片

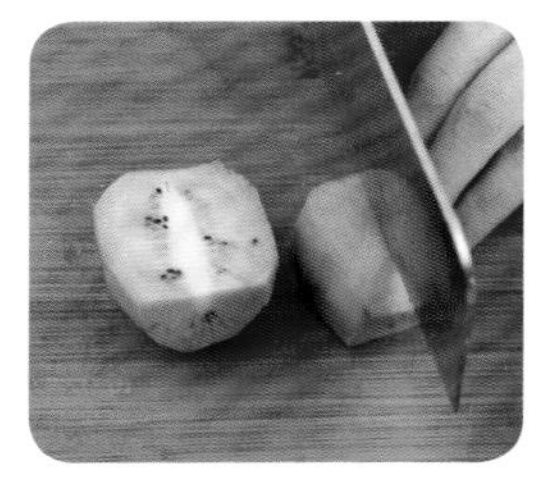

❶猕猴桃削皮，切成四块。

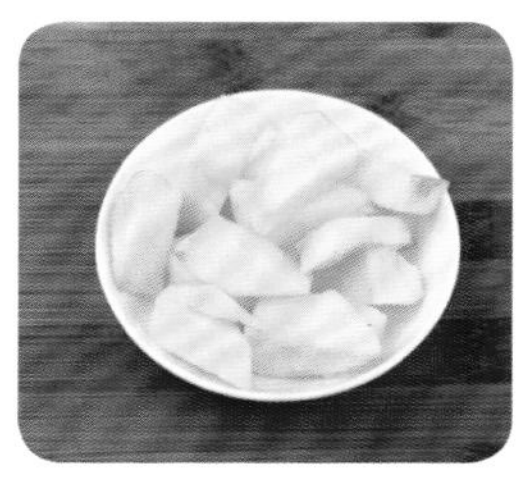

❷苹果削皮，去核切块。

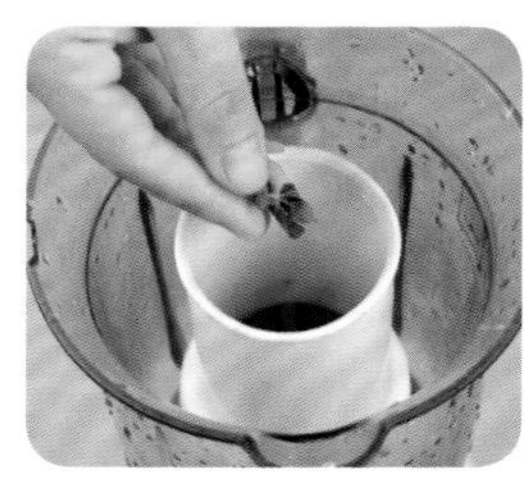

❸薄荷叶放入料理机中打碎。

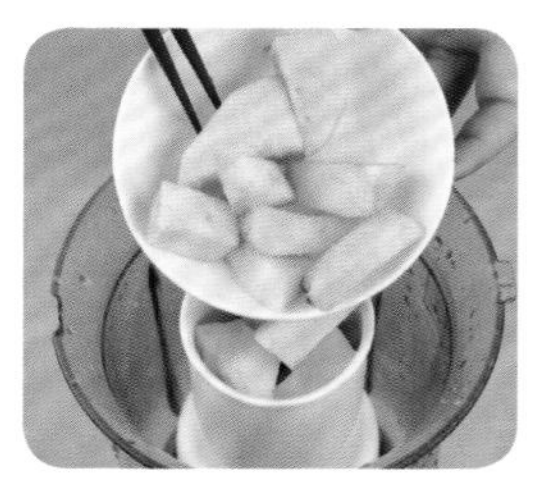

❹再加入猕猴桃、苹果一起打碎取汁，搅拌均匀即可饮用。

山楂黄瓜汁

山楂能抗动脉硬化，增加心脏活力，兴奋中枢神经系统，有良好的预防糖尿病血管并发症的作用。黄瓜热量低、含水量非常高，其中所含的葡萄糖苷、果糖等不参与通常的糖代谢，故对血糖影响较小。山楂与黄瓜搭配，可除热、解毒、利水，还有减肥功效。

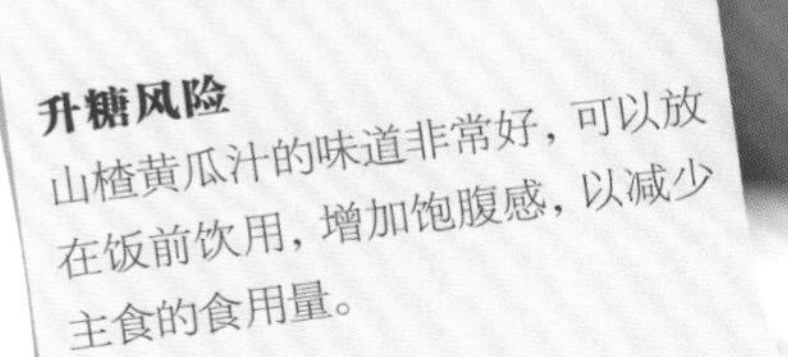

升糖风险

山楂黄瓜汁的味道非常好，可以放在饭前饮用，增加饱腹感，以减少主食的食用量。

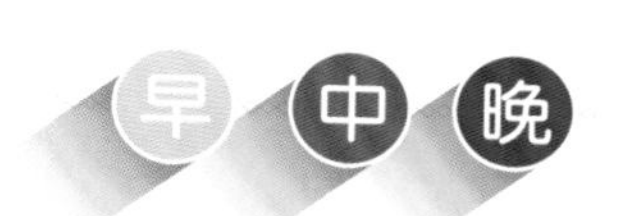

总热量 .... 245 千焦
碳水化合物 ....14 克
蛋白质 ....0.65 克
脂肪....................0.4 克

材料

山楂.....................50 克
黄瓜.....................50 克

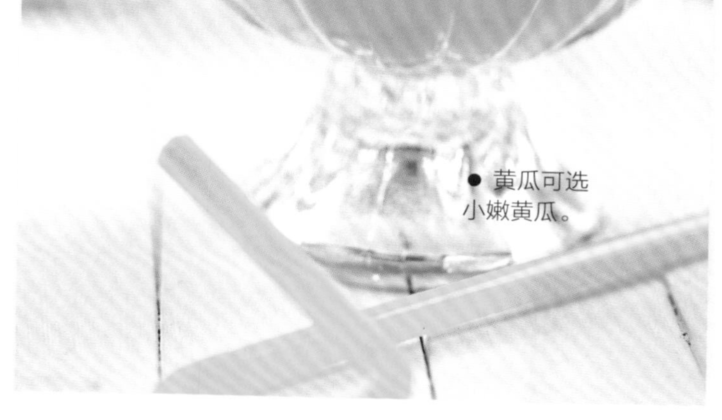

● 黄瓜可选小嫩黄瓜。

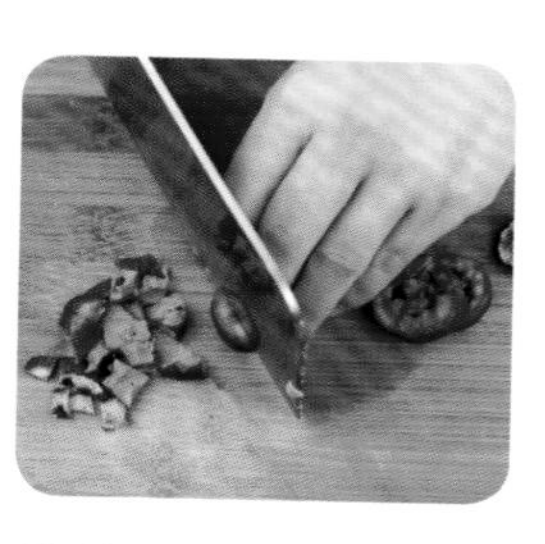

❶将新鲜山楂去核，洗净，切成丁。

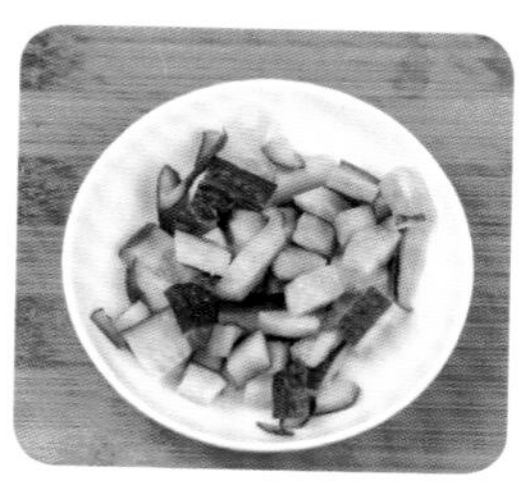

❷将黄瓜洗净，切丁。

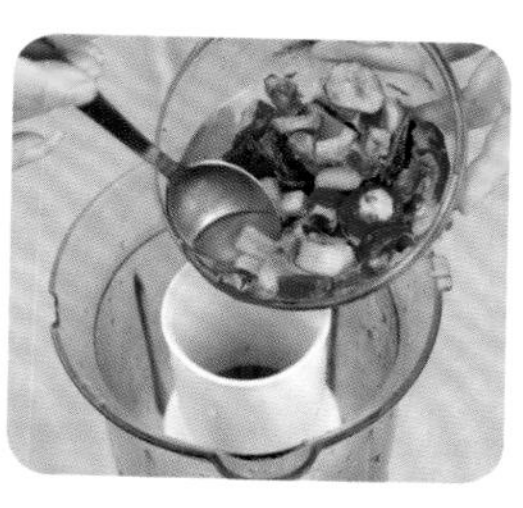

❸将山楂丁和黄瓜丁混合，加入适量的水后一并倒入料理机中。

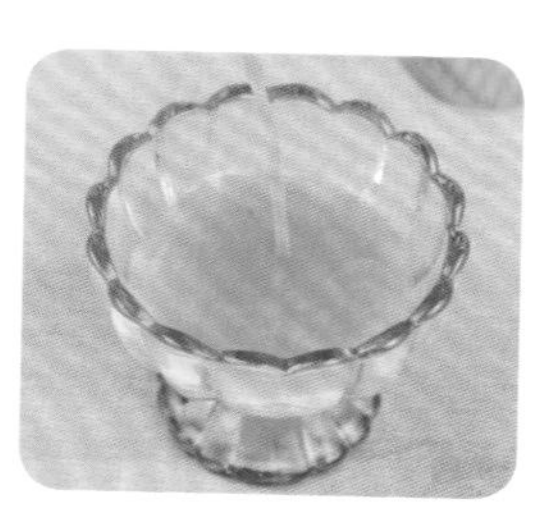

❹开启料理机，待山楂丁和黄瓜丁全部打碎成汁后倒入杯中即可。

三豆饮

因绿豆淀粉中相当数量的低聚糖很难被消化吸收，所以绿豆提供的热量值比其他谷物稍低，适宜肥胖者和糖尿病患者食用。黑豆含有较多糖尿病患者身体易缺少的铬，铬可调整人体的血糖代谢。赤小豆含有较多的膳食纤维，能起到辅助降血糖的作用。

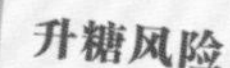

升糖风险

三豆饮热量较高，饮用过多容易出现血糖升高的情况，可适当减少主食的量或直接作为早餐饮用。

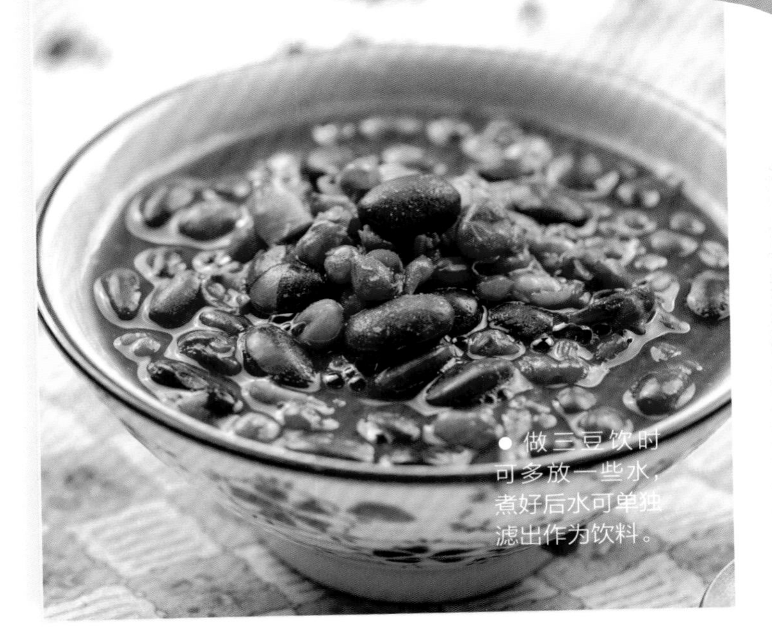

● 做三豆饮时可多放一些水，煮好后水可单独滤出作为饮料。

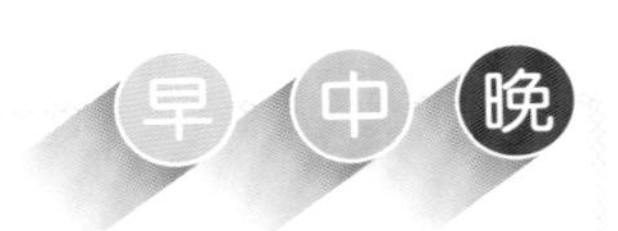

总热量 ...... 2205.5 千焦
碳水化合物 ....79.5 克
蛋白质 ....38.9 克
脂肪..................8.65 克

材料

绿豆..................... 50 克
赤小豆 .... 50 克
黑豆.......................50 克

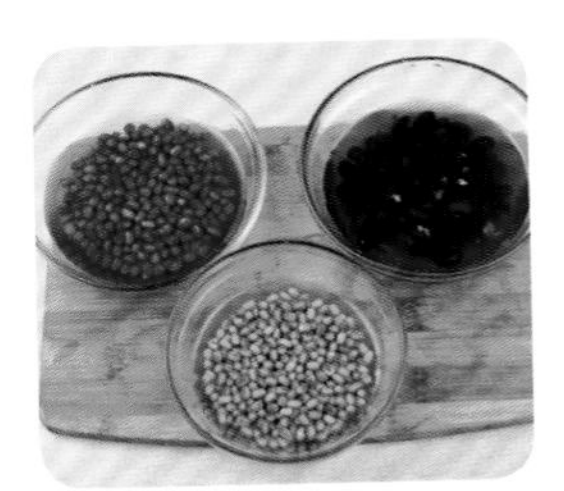

❶将绿豆、赤小豆、黑豆浸泡6~12小时。

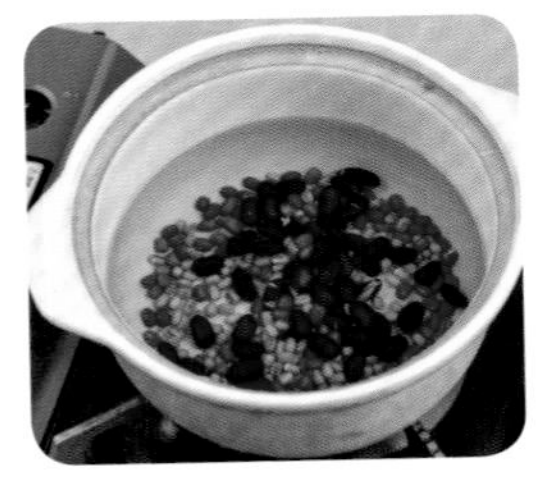

❷将所有材料都放入锅中，加入适量清水。

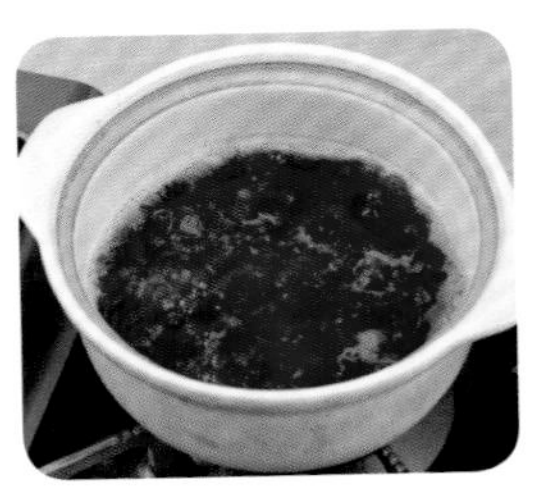

❸开大火将水烧开。

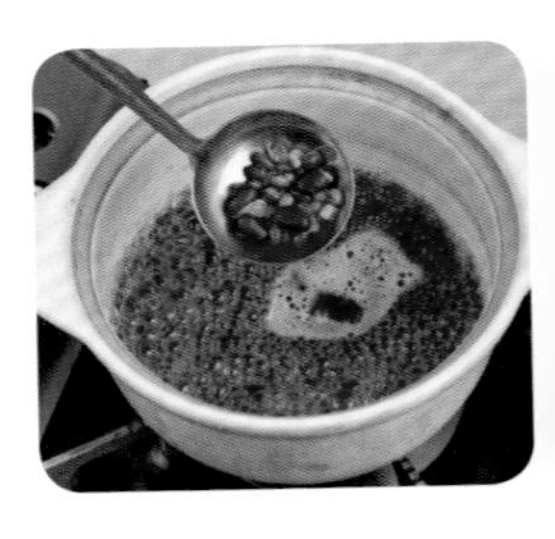

❹再转中小火将豆子煮至软烂黏稠即可。

猕猴桃酸奶

猕猴桃属于膳食纤维丰富的低脂肪食品，其所含的肌醇是天然糖醇类物质，对调节糖代谢很有好处，是糖尿病患者较为理想的水果。酸奶富含益生菌，与营养丰富的猕猴桃同食，可促进肠道健康，帮助肠内益生菌的生长，防治便秘。

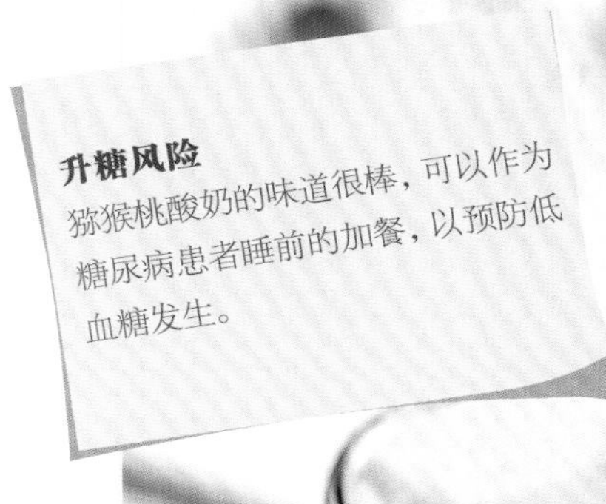

升糖风险

猕猴桃酸奶的味道很棒，可以作为糖尿病患者睡前的加餐，以预防低血糖发生。

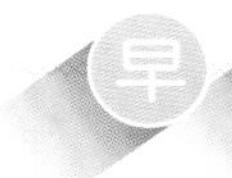

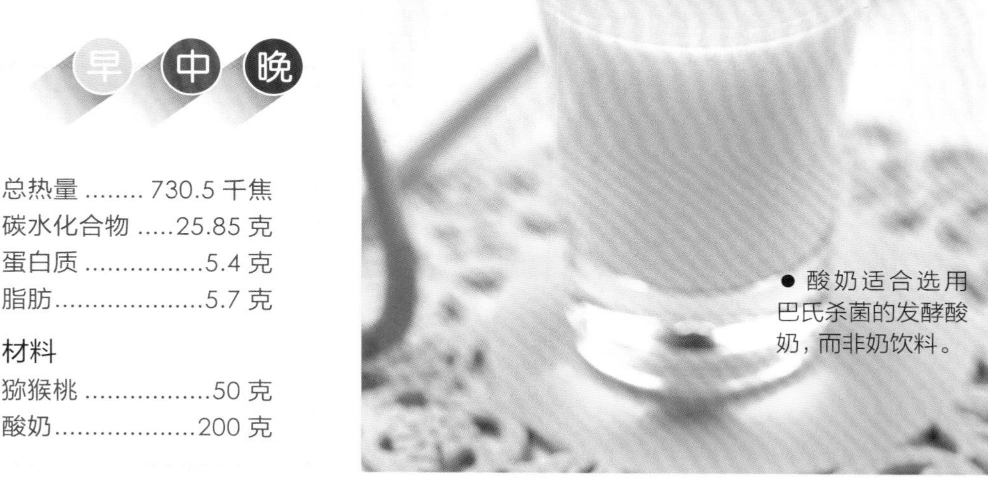

● 酸奶适合选用巴氏杀菌的发酵酸奶，而非奶饮料。

总热量 .... 730.5 千焦
碳水化合物 .....25.85 克
蛋白质 ....5.4 克
脂肪....................5.7 克

材料

猕猴桃 ....50 克
酸奶...................200 克

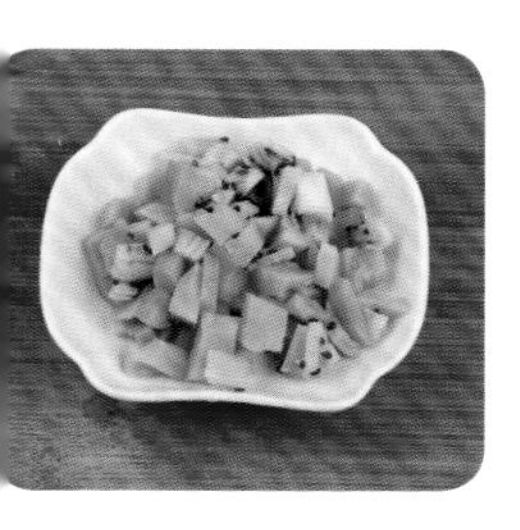

❶猕猴桃去皮，切成丁。

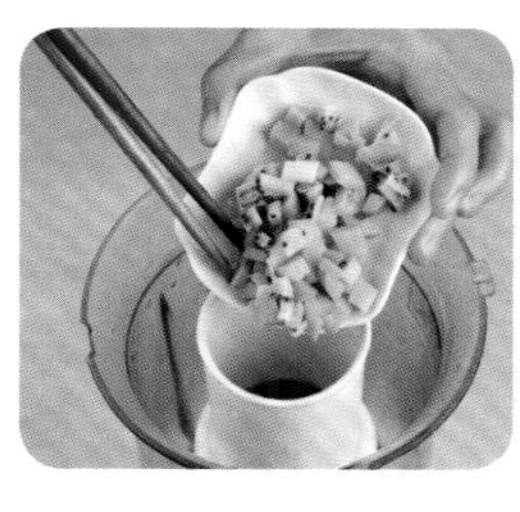

❷将猕猴桃丁放入料理机里，加入适当的水。

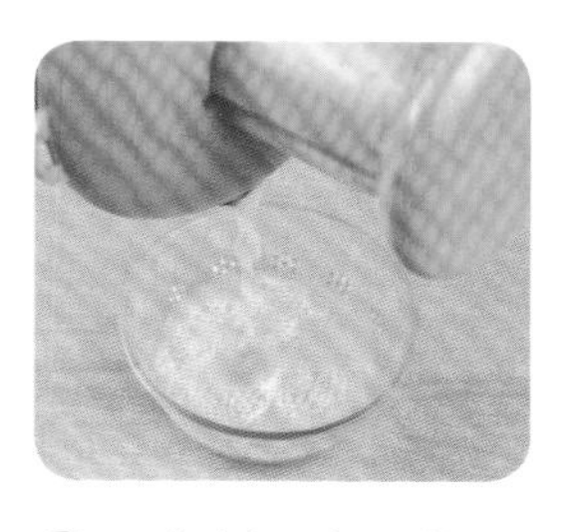

❸开启料理机，将猕猴桃打成汁。

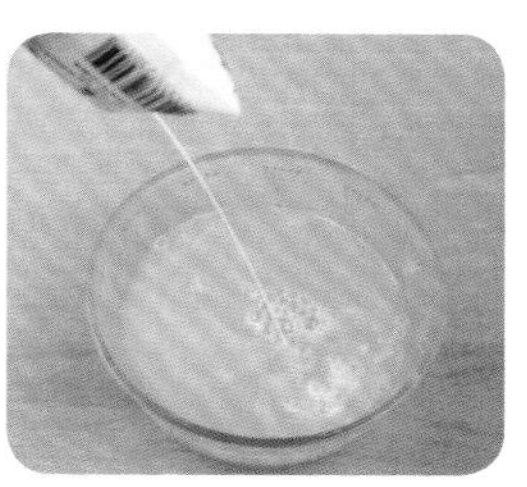

❹将猕猴桃汁和酸奶按 1:1 的比例兑好，搅拌均匀。

番石榴汁

番石榴含有丰富的铬，铬是人体必需的微量元素，补充铬能改善糖尿病患者和糖耐量异常者的葡萄糖耐量，增强胰岛素的敏感性。番石榴汁是糖尿病患者的保健食疗佳品，对轻度糖尿病患者有很好的控制血糖作用。

升糖风险

番石榴汁有利于控制血糖水平，但过量饮用易致便秘。

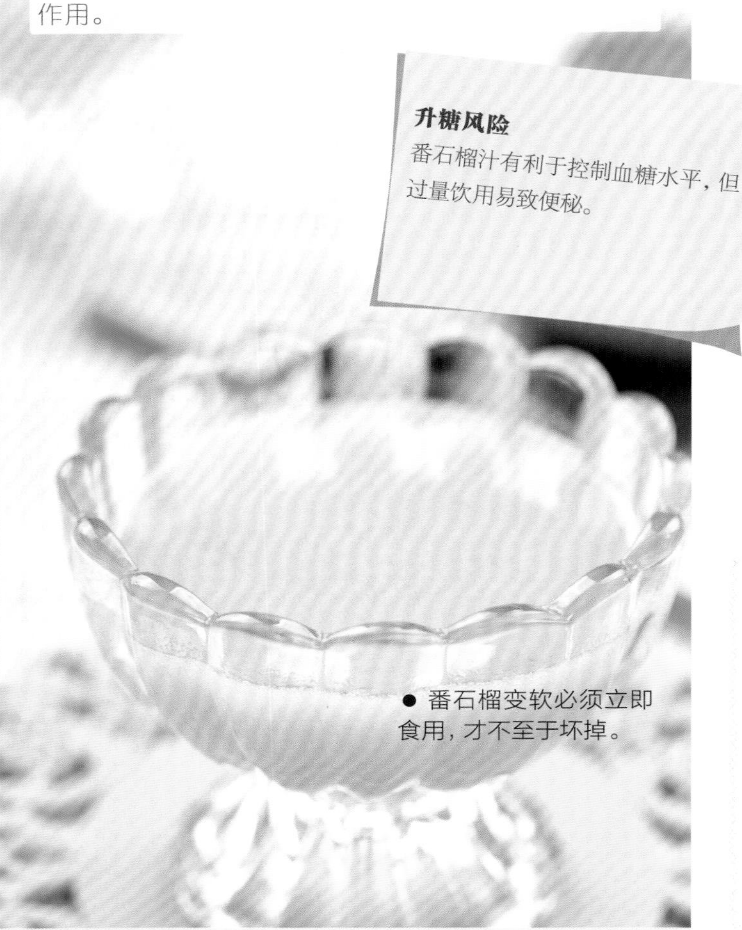

● 番石榴变软必须立即食用，才不至于坏掉。

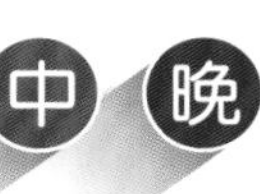

总热量 .... 222 千焦
碳水化合物 ....14.2 克
蛋白质 ....1.1 克
脂肪.....................0.4 克

材料

番石榴 ....100 克

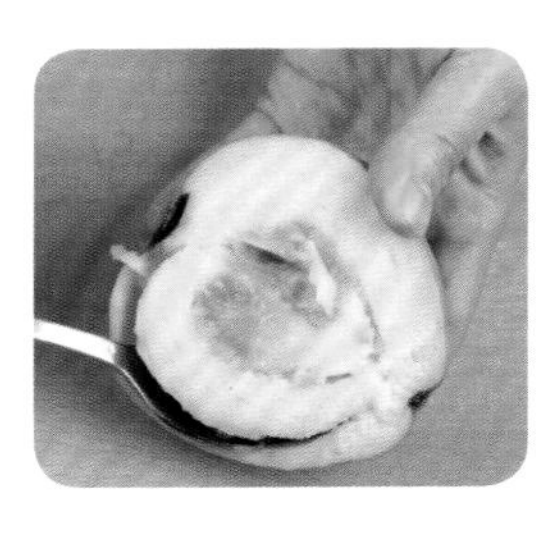

❶沿着番石榴本身的内网纹路切开，将果实剥出，切成块。

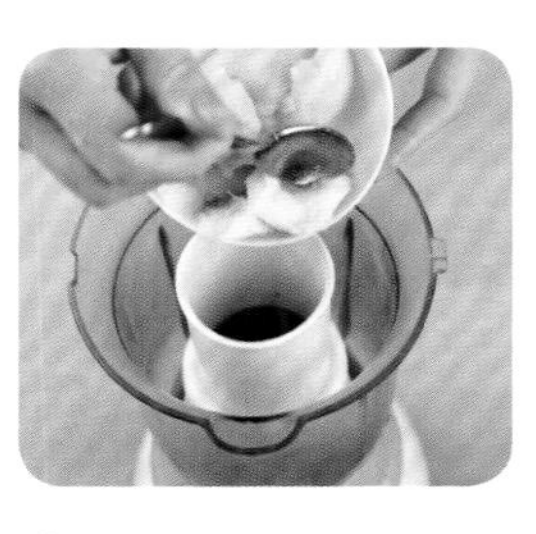

❷将果实放入榨汁机内，加入适量的凉开水。

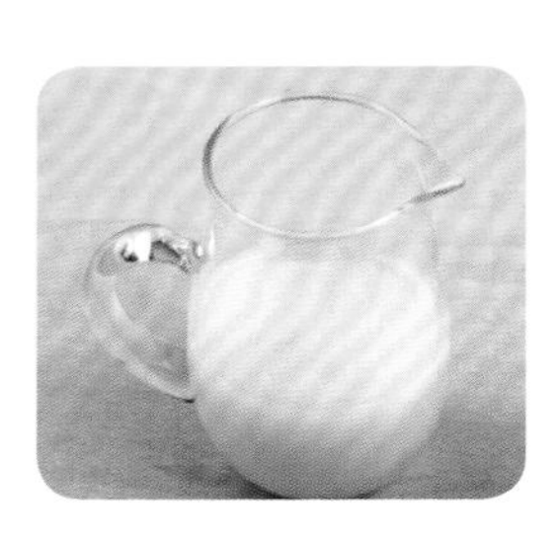

❸开启榨汁机，将番石榴果实榨汁。

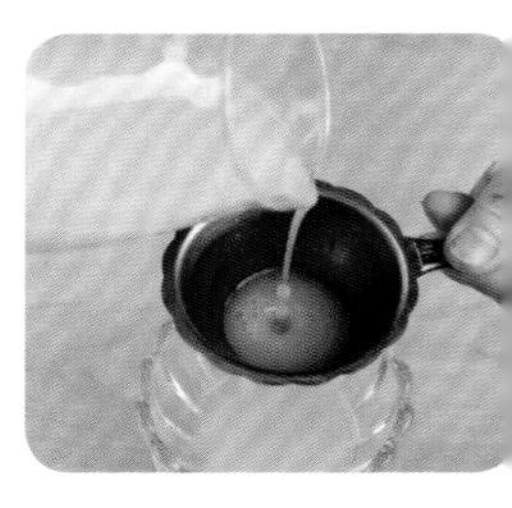

❹用细小过滤网过滤番石榴汁 2~3 次即可饮用。

牛奶火龙果饮

火龙果皮中含有蛋白质、膳食纤维、B族维生素等，对预防糖尿病性周围神经病变有帮助。火龙果皮含花青素，其可抗氧化、抗自由基、抗衰老，常食可以减肥、美白，加入牛奶还可以补充钙质。

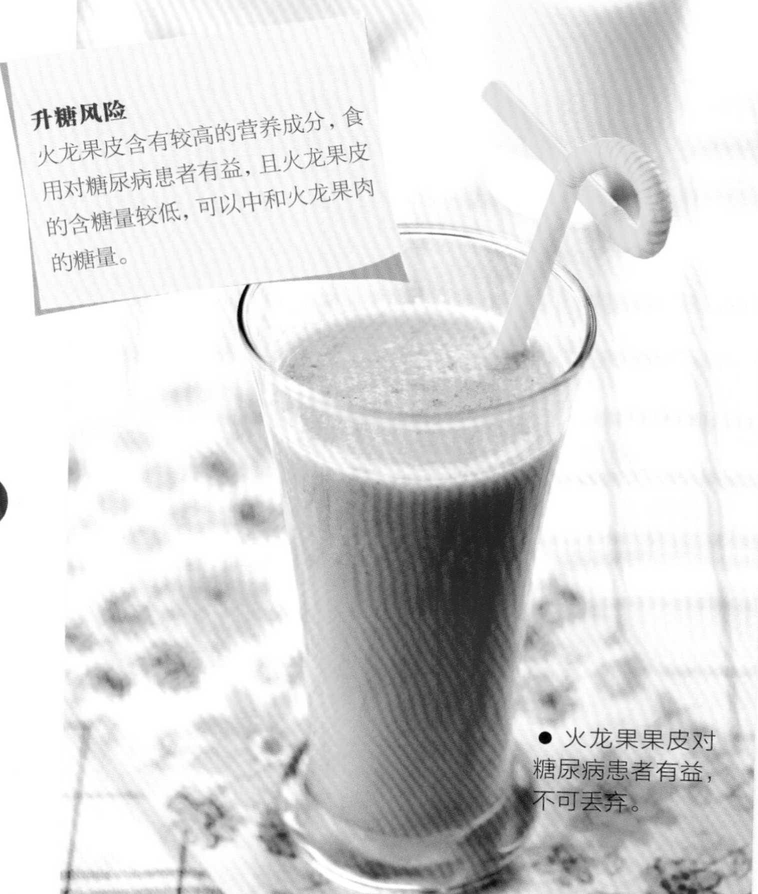

升糖风险

火龙果皮含有较高的营养成分，食用对糖尿病患者有益，且火龙果皮的含糖量较低，可以中和火龙果肉的糖量。

● 火龙果果皮对糖尿病患者有益，不可丢弃。

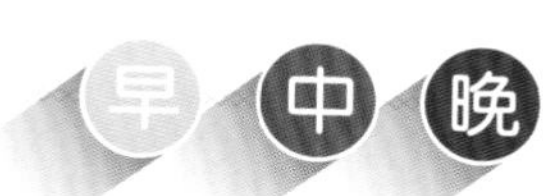

总热量 ..... 439.28* 千焦
碳水化合物 ..... 16.7* 克
蛋白质 .... 4.3* 克
脂肪.................. 3.4* 克

材料

火龙果 ....100 克
纯牛奶 ....100 克

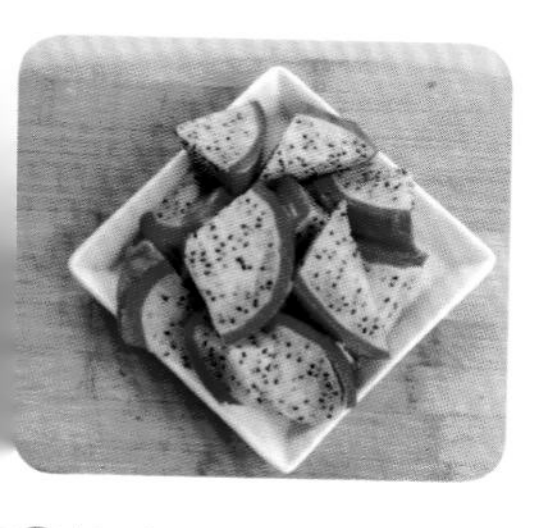

❶将火龙果外皮的鳞片去除，头尾去掉，果皮连同果肉一起切块。

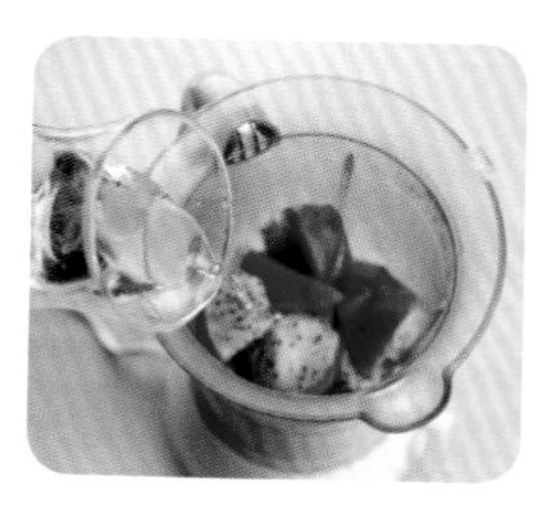

❷将带皮的果块放入料理机内，加入适量的凉开水。

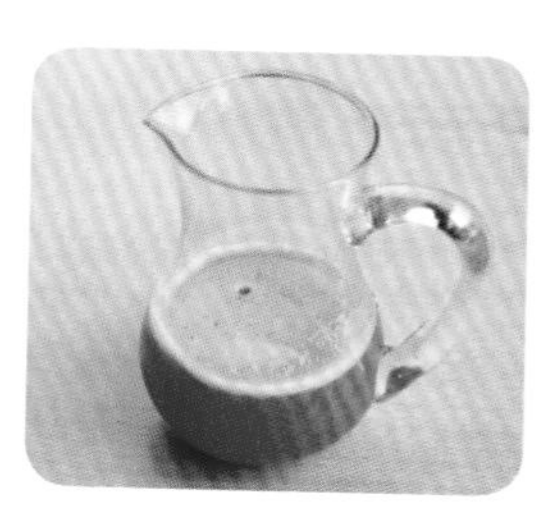

❸开启料理机，将火龙果打成汁。

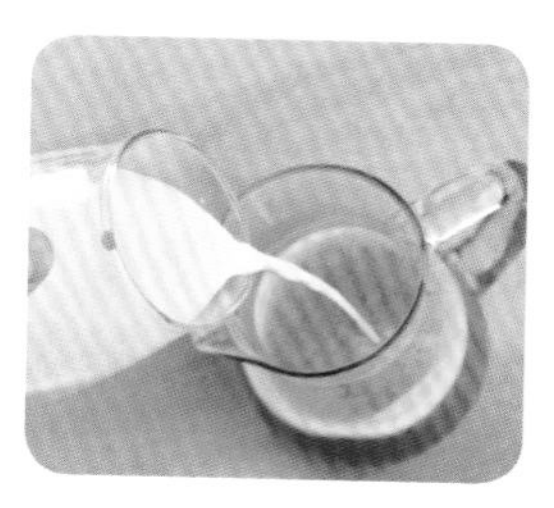

❹将火龙果汁与纯牛奶混合搅拌即可。

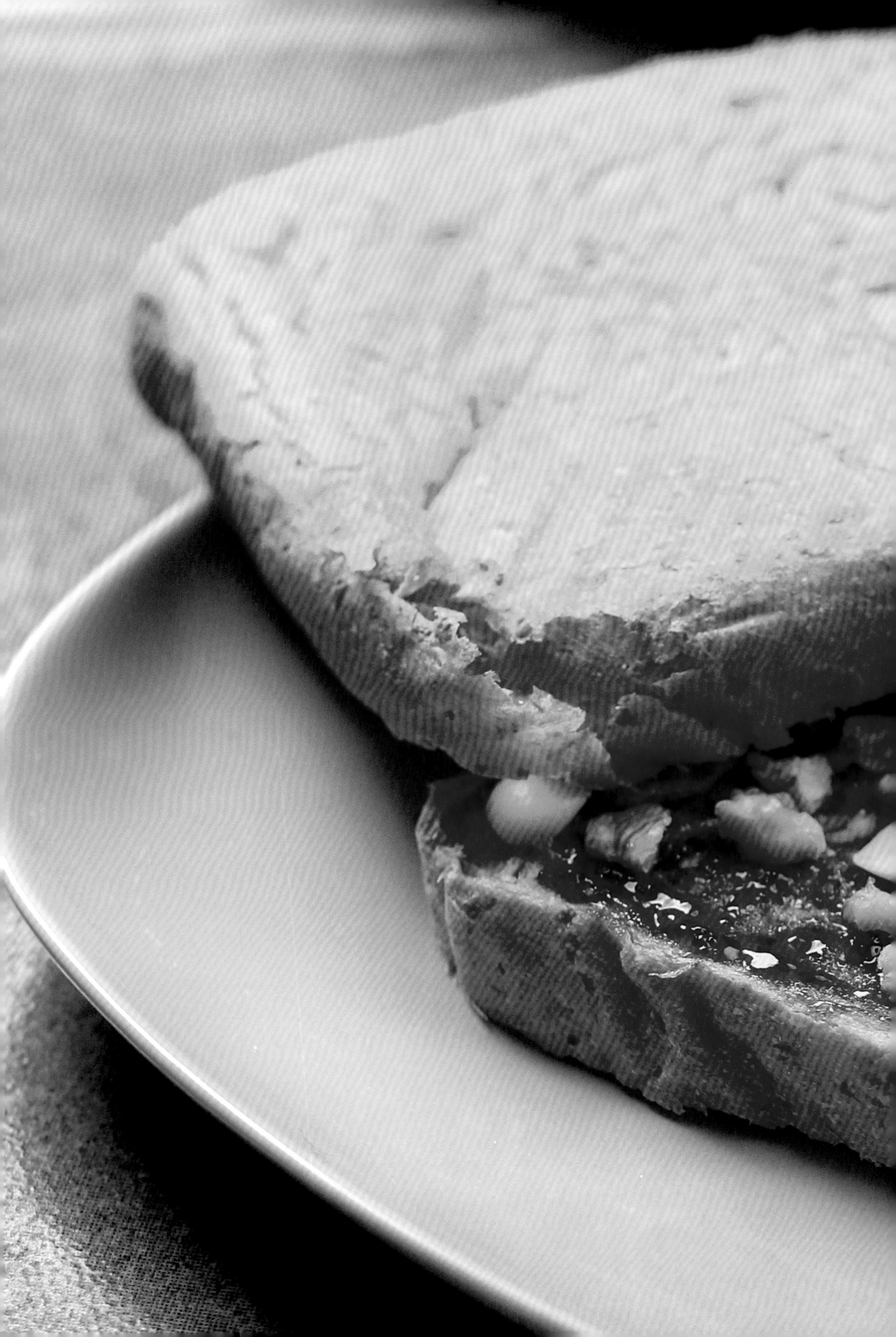

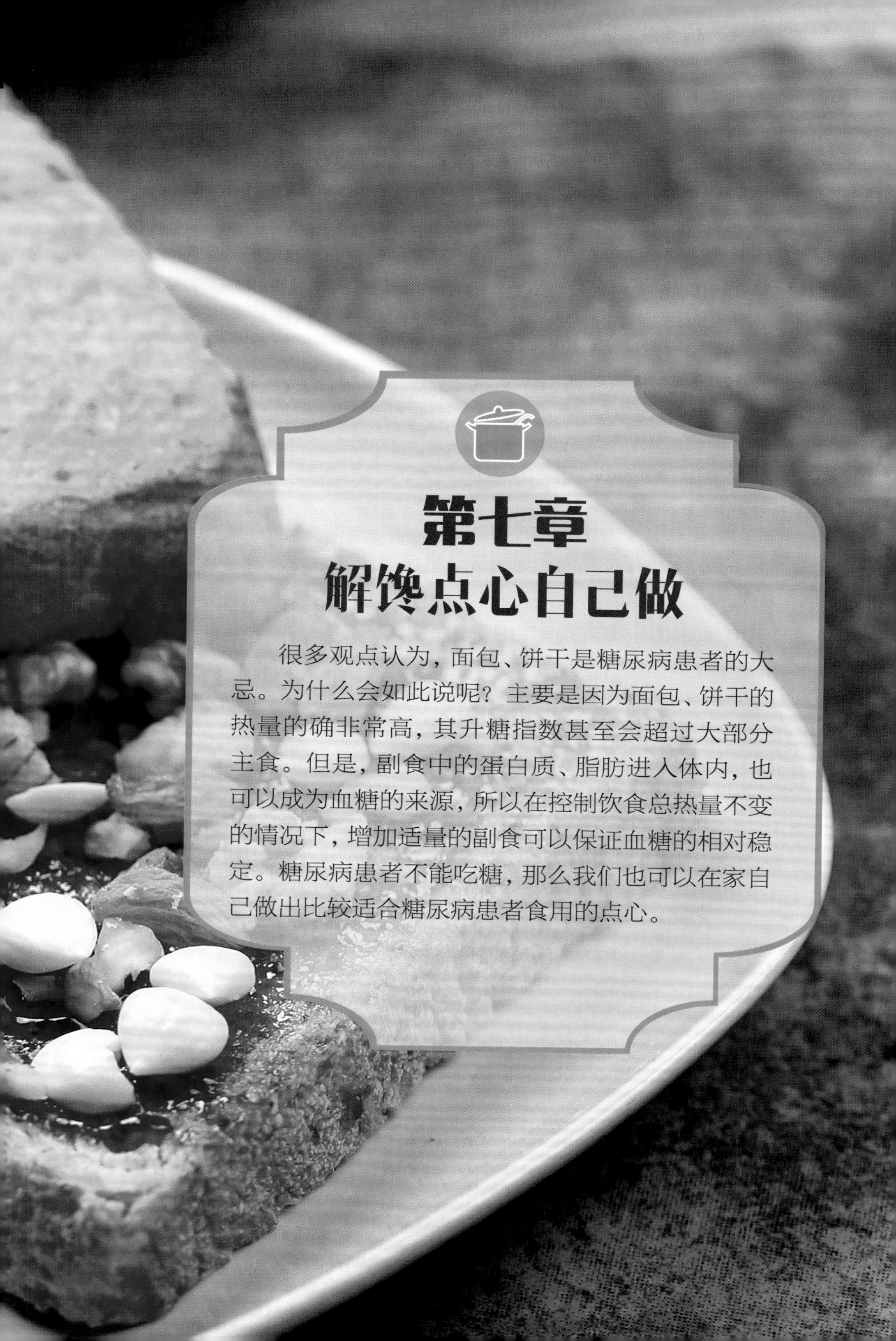

第七章
解馋点心自己做

很多观点认为，面包、饼干是糖尿病患者的大忌。为什么会如此说呢？主要是因为面包、饼干的热量的确非常高，其升糖指数甚至会超过大部分主食。但是，副食中的蛋白质、脂肪进入体内，也可以成为血糖的来源，所以在控制饮食总热量不变的情况下，增加适量的副食可以保证血糖的相对稳定。糖尿病患者不能吃糖，那么我们也可以在家自己做出比较适合糖尿病患者食用的点心。

烘焙原料 TOP10！

西点用料讲究精准，各种用料之间都有着一定的比例，不可随意替换、更改。但是糖尿病患者想要吃点心的话，就得用一些适合糖尿病患者食用的烘焙原料了，以降低升糖风险，让糖尿病患者也能“解解馋”。

全麦面粉 1416 千焦

全麦面粉有“糖尿病患者的专用面粉”之称，是水溶性膳食纤维的天然来源，可降低胆固醇，控制血糖。它不含脂肪，热量低，富含复合碳水化合物，含有大量的 B 族维生素、维生素 E、钾、硒和铁等，是保持身材苗条的最佳食物。全麦中含的 B 族维生素，对脚气病、癞皮病及各种皮肤病均有一定的预防和食疗效果。

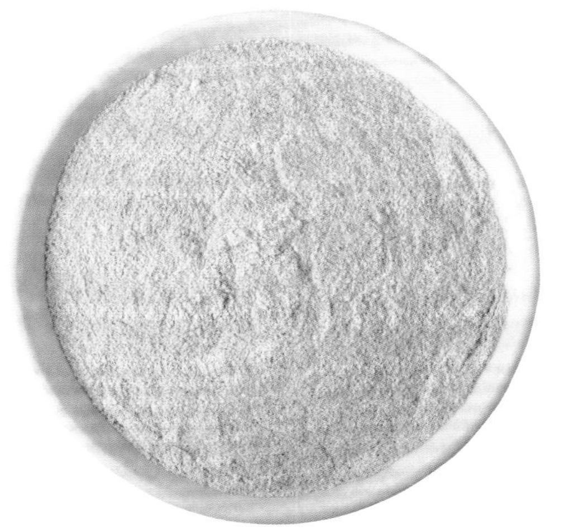

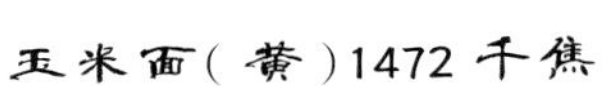

玉米面（黄）1472 千焦

呈小细粒状，由玉蜀黍磨研而成，在烘焙产品中用来做玉米面面包和杂粮面包，如在大规模制作法式面包时也可将其撒在粉盘上作为整形后面团防黏之用。

高筋面粉 1392.6* 千焦

蛋白质含量在 12.5 % 以上，是制作面包的主要原料之一。在西饼中多用在松饼（千层酥）和奶油空心饼（泡芙）中。在蛋糕方面仅限于高成分的水果蛋糕中使用。

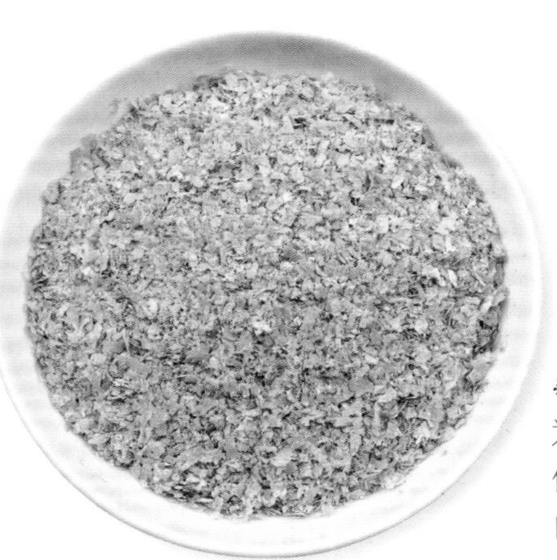

麸皮 1181 千焦

为小麦最外层的表皮，多数当作饲料使用，但也可掺在高筋白面粉中制作高纤维麸皮面包。

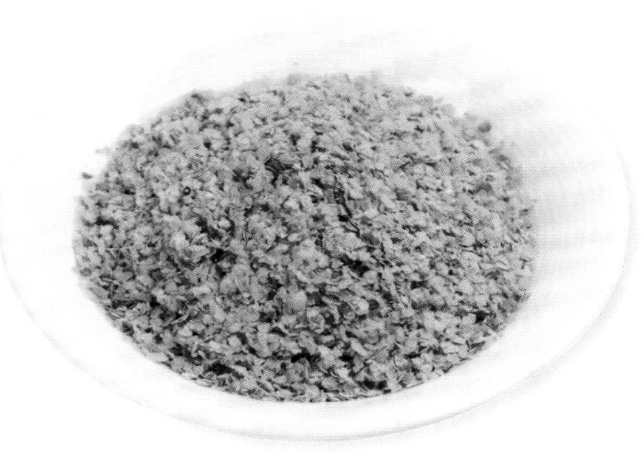

小麦胚芽 1687千焦

为小麦在磨粉过程中将胚芽部分与本体分离所成，用作胚芽面包之制作。小麦胚芽中含有丰富的营养价值，尤为孩童和老年人之营养食品。

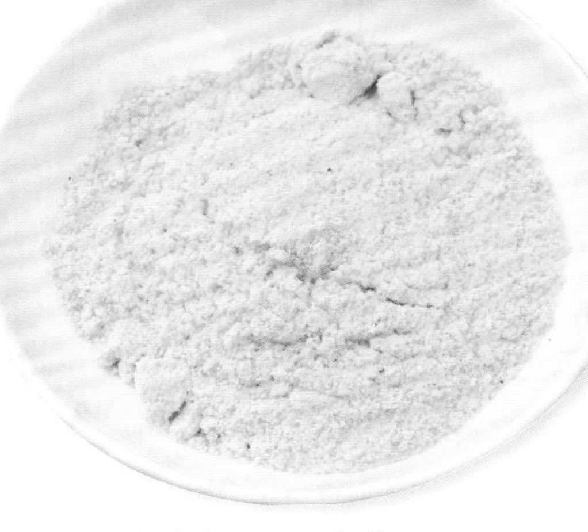

玉米淀粉 1446千焦

又称粟粉，溶水加热至65℃时即开始膨化产生胶凝特性，多数用在派馅的胶冻原料中或奶油布丁馅中。还可在蛋糕的配方中加入，可适当降低面粉的筋度。

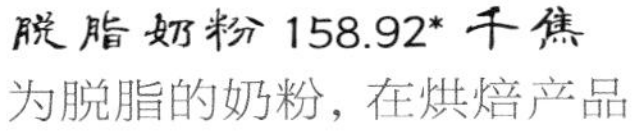

脱脂奶粉 158.92* 千焦

为脱脂的奶粉，在烘焙产品制作中最常用。

小苏打 150.624* 千焦

学名碳酸氢钠，化学膨大剂的一种，碱性。常用于酸性较重的蛋糕配方和西饼配方内。

即发干酵母 1556千焦

由新鲜酵母脱水而成，呈颗粒状的干性酵母。由于它使用方便和易储藏，是目前最为普遍采用的用于制作面包、馒头等的酵母。

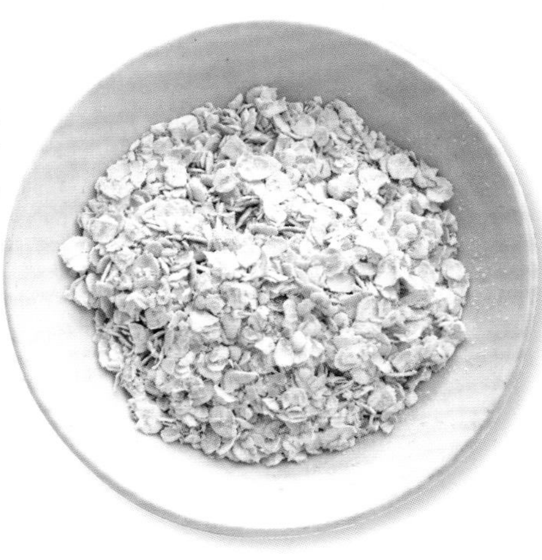

燕麦 1579千焦

用于制作杂粮面包和小西饼等。燕麦的膳食纤维可以增加胰岛素的敏感性，防止餐后血糖的急剧升高，这样机体只需分泌较少的胰岛素就能维持代谢。久之，膳食纤维就可降低循环中的胰岛素水平，减少糖尿病患者对胰岛素的需求。

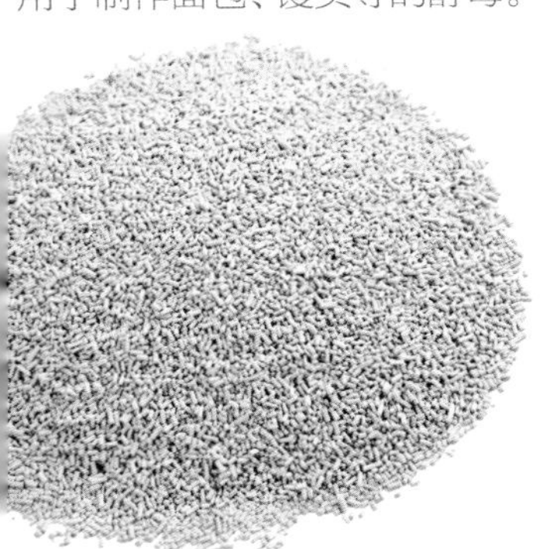

南瓜冻糕

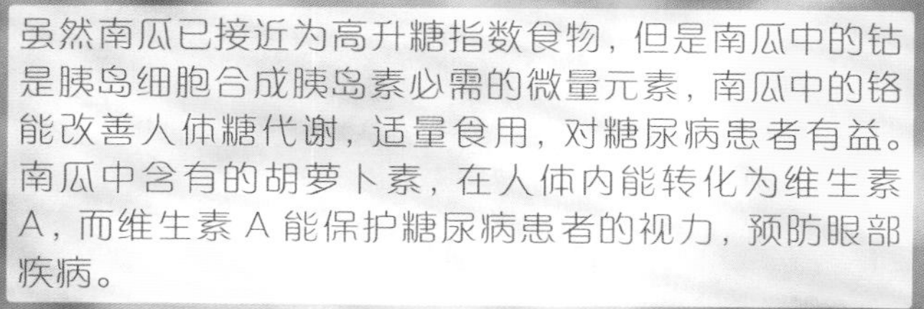
虽然南瓜已接近为高升糖指数食物，但是南瓜中的钴是胰岛细胞合成胰岛素必需的微量元素，南瓜中的铬能改善人体糖代谢，适量食用，对糖尿病患者有益。南瓜中含有的胡萝卜素，在人体内能转化为维生素A，而维生素A能保护糖尿病患者的视力，预防眼部疾病。

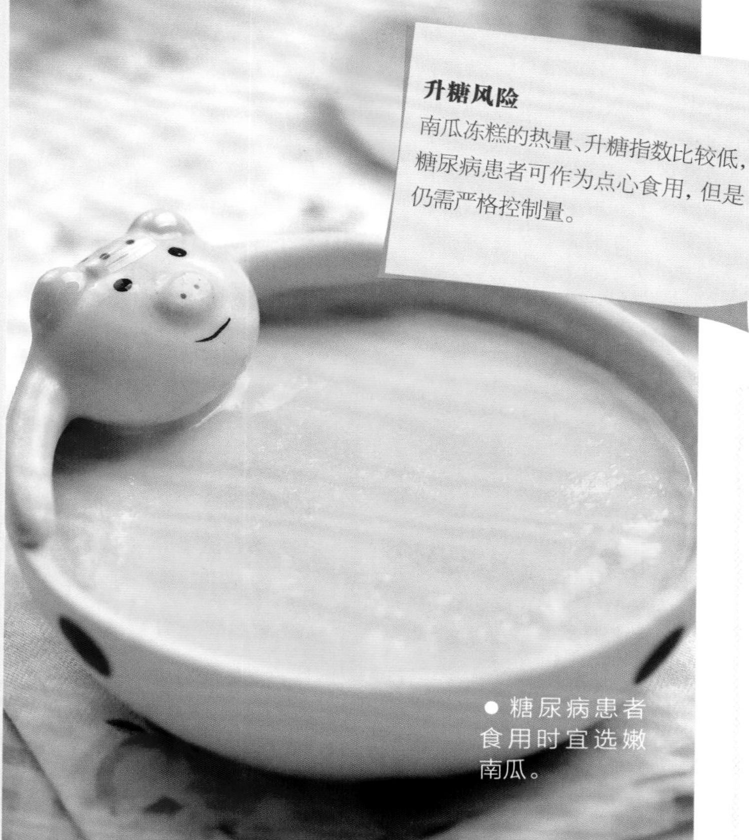

升糖风险

南瓜冻糕的热量、升糖指数比较低，糖尿病患者可作为点心食用，但是仍需严格控制量。

● 糖尿病患者食用时宜选嫩南瓜。

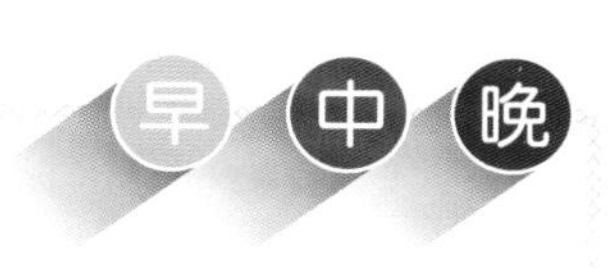

总热量 .... 420 千焦
碳水化合物 ....14 克
蛋白质 ....4.4 克
脂肪....................3.4 克

材料

日本南瓜............200 克
牛奶...................100 克
鱼胶粉 ....适量
椰奶......................适量

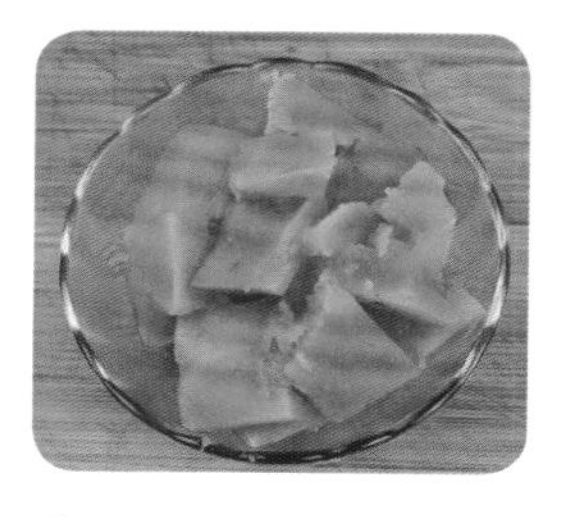

❶把日本南瓜去皮，切成小块蒸熟。

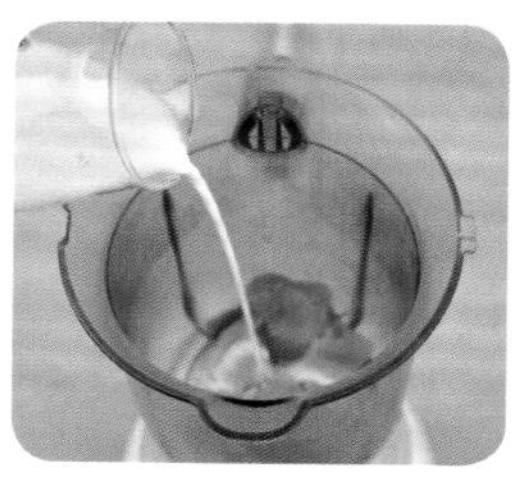

❷把南瓜、牛奶、椰奶放进搅拌器里，慢速搅拌均匀。

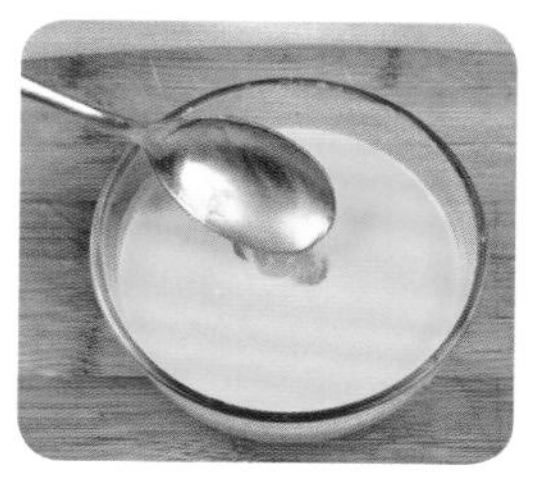

❸用水把鱼胶粉加热至融化后倒入南瓜奶浆中，再搅拌均匀。

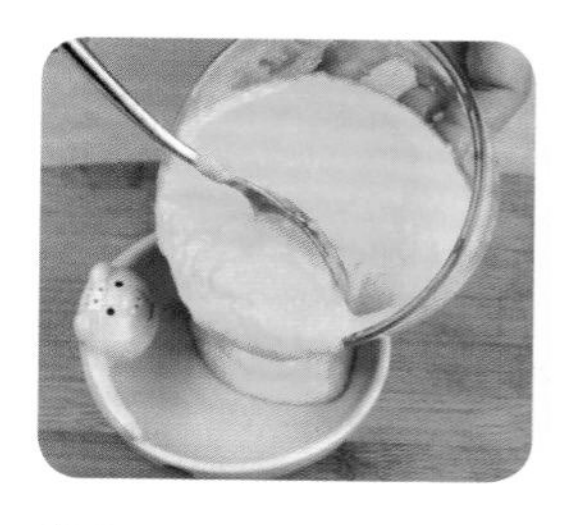

❹倒入盘里，放进雪柜冷却1小时即可。

草莓蛋挞

草莓热量较低，可防止餐后血糖值迅速上升，不会增加胰腺的负担。此外，草莓富含维生素和矿物质，具有辅助降糖的功效。草莓中的胡萝卜素能转化为维生素 A，可防止糖尿病引起的眼部病变。其含有的膳食纤维和果胶能润肠通便，降低血压和胆固醇。

升糖风险

草莓蛋挞的热量很高，脂肪含量高，糖尿病患者食用蛋挞应严格控制量的多少，在吃完后，应相应减少主食量。

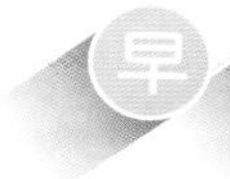
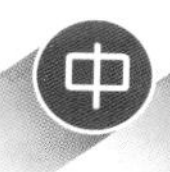

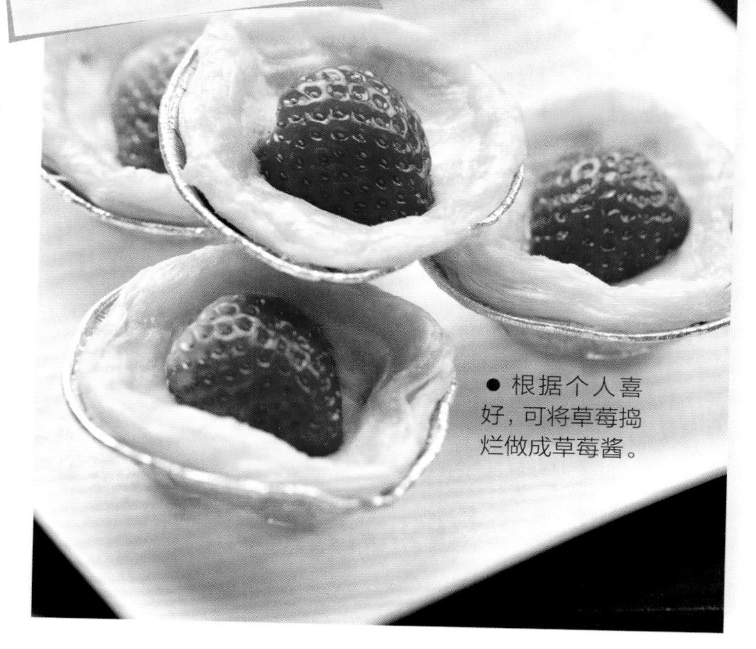

● 根据个人喜好，可将草莓捣烂做成草莓酱。

总热量 ...3482.89* 千焦
碳水化合物 . 597.02 *克
蛋白质 .... 47.31 *克
脂肪.............. 88.95 *克

材料

椰奶...................100 克
黑豆粉 ....50 克
炼乳.....................10 克
鸡蛋.......................2 个
蛋挞皮 ....100 克
草莓...................100 克

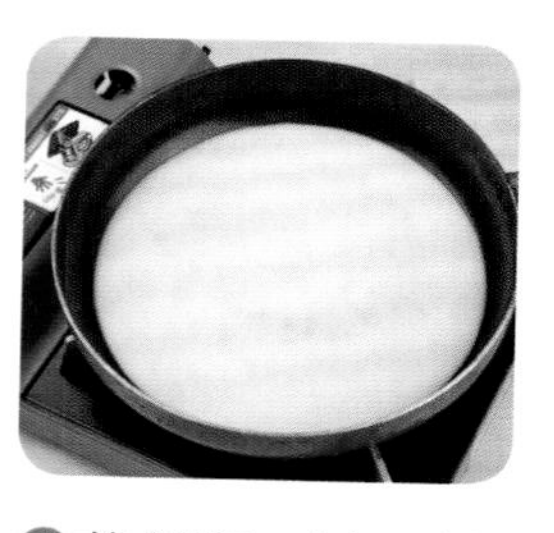

❶将椰奶、黑豆粉、水、炼乳一起放入小锅加热直到完全融合，不必煮沸腾。

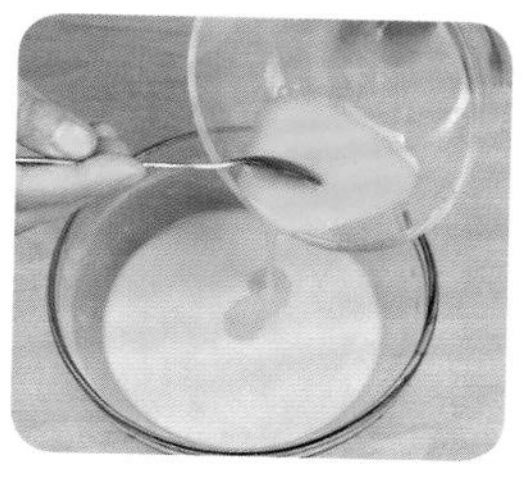

❷加热好的奶液放凉，加入打散的蛋黄液搅拌均匀，即成蛋挞液。

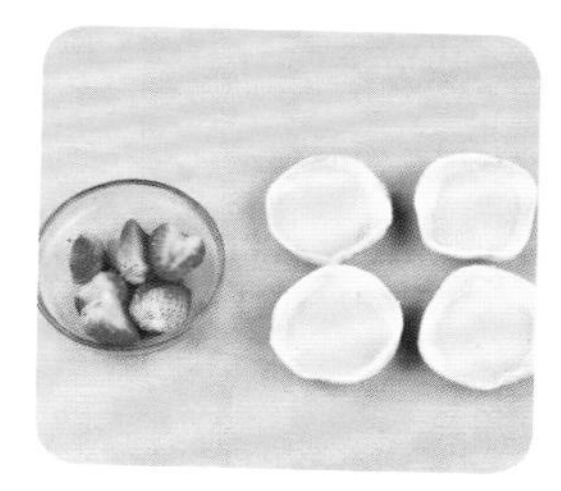

❸提前半小时软化冷冻的蛋挞皮，放入九分满蛋挞液。

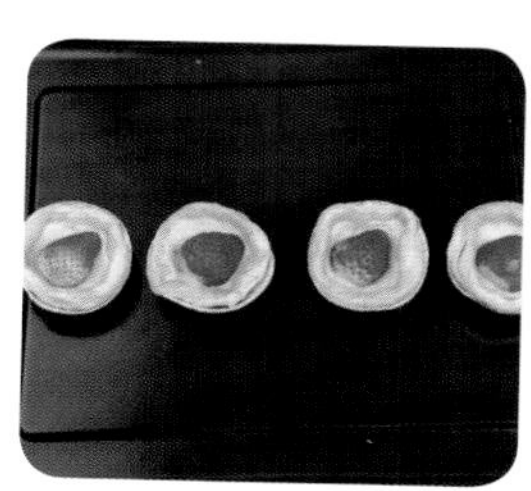

❹烤箱预热至 170 度，烤 25 分钟左右，蛋挞出烤炉，摆上草莓即可。

咖啡布丁

咖啡可以有效预防糖尿病，主要是因为咖啡中含有丰富的抗氧化物质——氯原酸。氯原酸是一种有机酸，可以减少肠道对糖的吸收；通过促进葡萄糖的转运和氧化，加强葡萄糖在体内的代谢，控制血糖浓度，预防高血糖。同时，氯原酸还有降低血总胆固醇的功效。

升糖风险

咖啡布丁算是甜品类里面热量、升糖指数都很低的了，糖尿病患者可以在咖啡布丁里加适量的木糖醇，让自己解馋。但是仍需严格控制量。

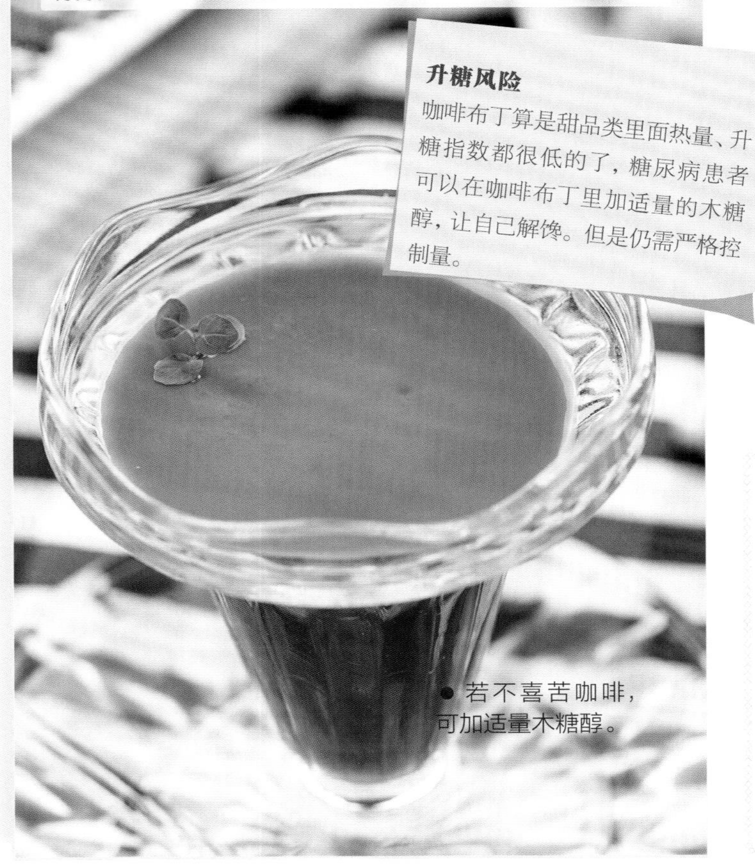

● 若不喜苦咖啡，可加适量木糖醇。

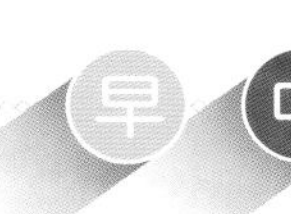

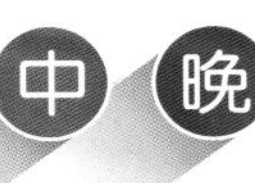

总热量 ....240.7 * 千焦
碳水化合物 ....0 * 克
蛋白质 .... 11.11 * 克
脂肪......................0 * 克

材料

吉利丁 ....20 克
黑咖啡 .... 200 毫升

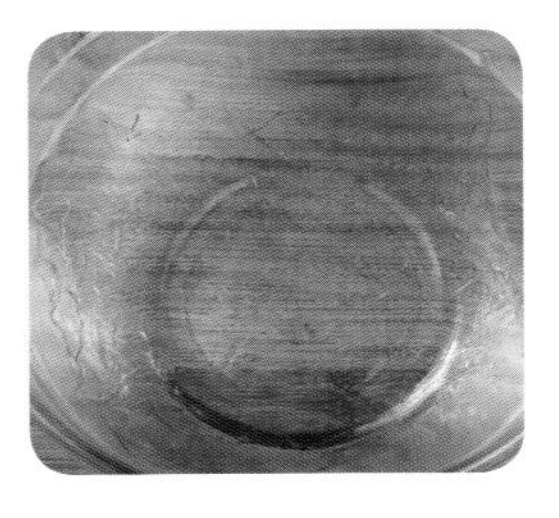

❶将吉利丁用冷水泡软，挤干水分。

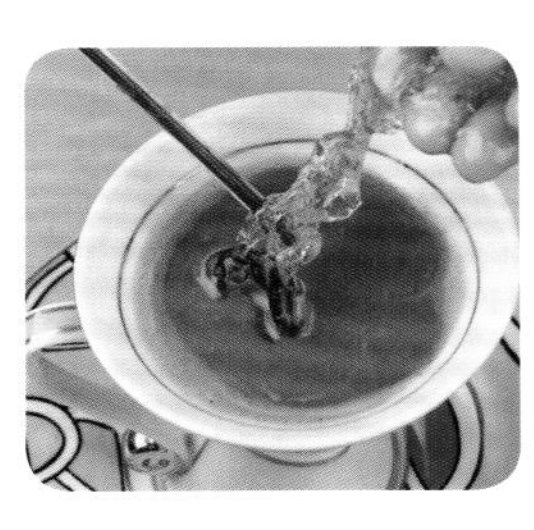

❷趁咖啡热，把泡软的吉利丁片放入。

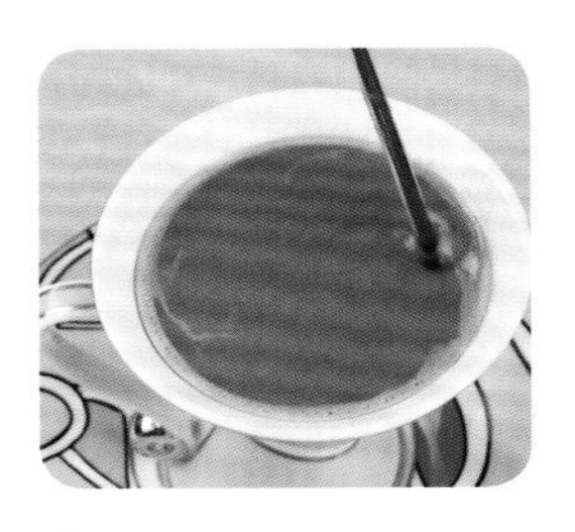

❸不断搅拌，至吉利丁片完全融化。

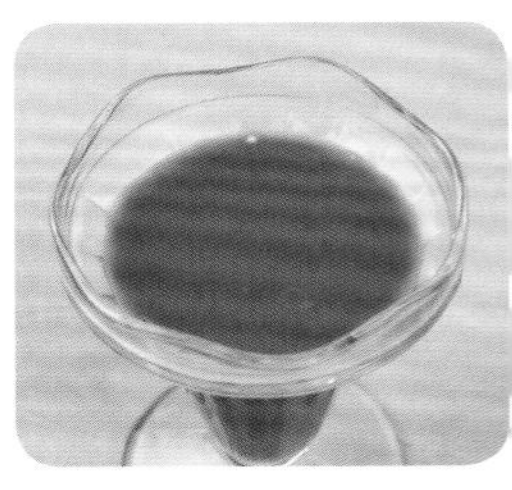

❹倒入容器，入冰箱冷藏 3 小时以上，至布丁液凝固，取出装饰即可。

粗粮饼干

燕麦的膳食纤维可以增加胰岛素的敏感性，防止餐后血糖的急剧升高，这样机体只需分泌较少的胰岛素就能维持代谢，从而减少糖尿病患者对胰岛素的需求。黑芝麻所含的天然维生素E能起到预防动脉硬化的作用，对于糖尿病、肥胖症等均有预防和缓解作用。

升糖风险

粗粮饼干的脂肪高，热量偏高，食用后应相应减少主食量。作两餐之间的点心，适量食用。

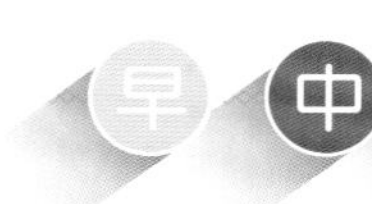

总热量…3411.13*千焦
碳水化合物..110.76*克
蛋白质……….51.21*克
脂肪…………11.62*克

材料

低筋面粉…………100克
燕麦片……………20克
橄榄油……………20克
鸡蛋液……………10克
豆渣………………50克
泡打粉……………适量
小苏打……………适量
黑芝麻……………适量

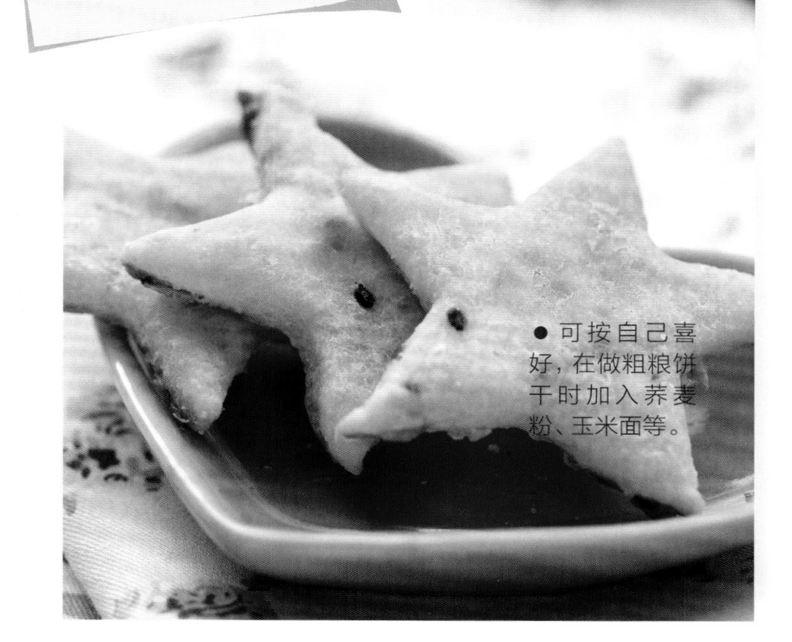

● 可按自己喜好，在做粗粮饼干时加入荞麦粉、玉米面等。

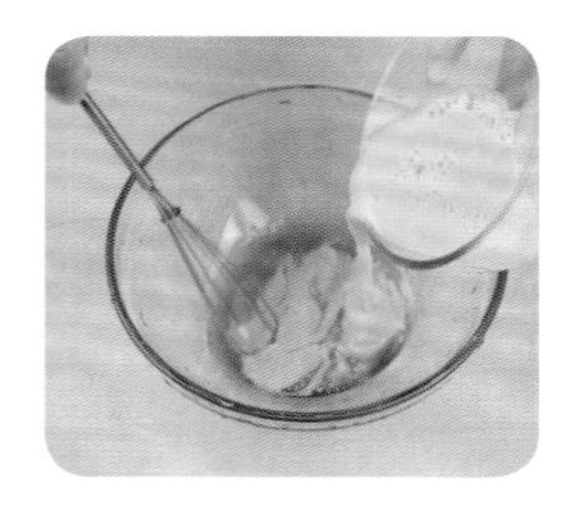

❶往橄榄油中分次加鸡蛋液快速搅打至融合。

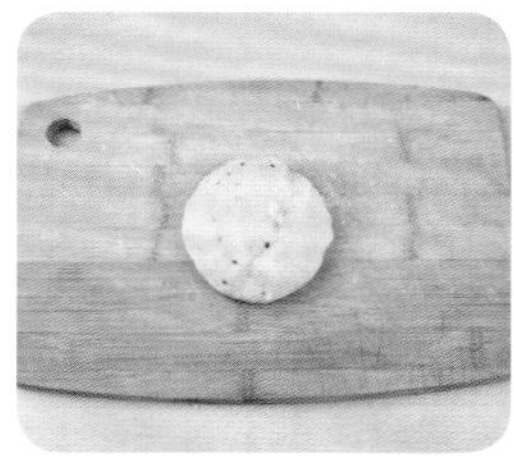

❷加豆渣拌匀后，倒入过筛后的低筋面粉、小苏打、燕麦片和黑芝麻揉成团。

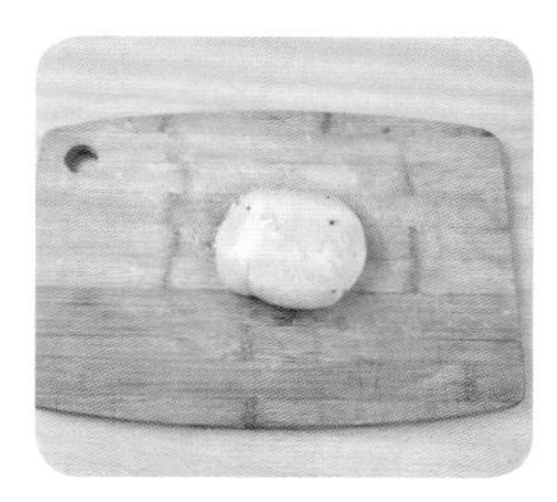

❸蒙保鲜膜后放冰箱冷藏1小时。

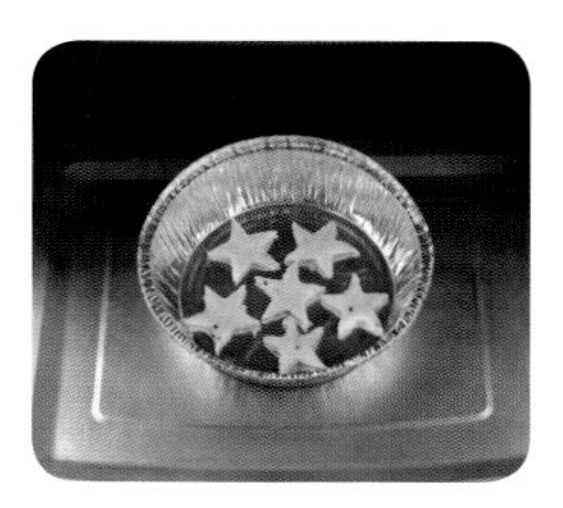

❹将面团整形成饼干，排入垫锡纸的烤盘，中上层165℃，烤18分钟即可。

玉米面饼干

玉米含有丰富的铬，可增加胰岛素的效能，促进机体利用葡萄糖，是胰岛素的加强剂。玉米还含有较为丰富的膳食纤维，且升糖指数低，能够起到辅助控制血糖的功效。杏仁富含蛋白质、钙、不饱和脂肪酸、维生素E，有利于预防糖尿病。
升糖风险
玉米面饼干热量偏高，糖尿病患者可以备一些在身边，当出现低血糖症状时，立即吃点饼干缓解症状。
● 黑芝麻可撒可不撒，杏仁粉可不放。

早
中
晚

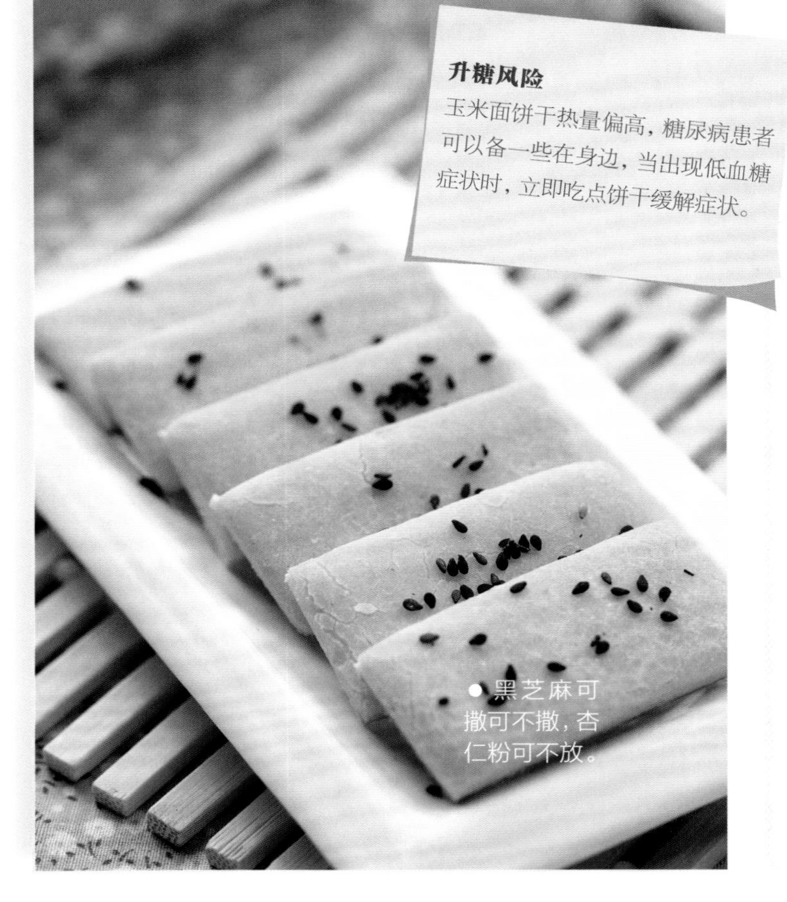

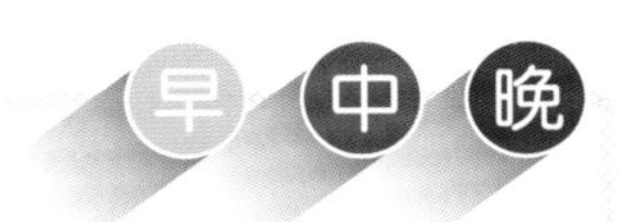

总热量 .... 6726.11 *千焦
碳水化合物 ....252.04 *克
蛋白质 ....70.68 *克
脂肪.................29.33 *克

材料

低筋面粉.............. 150 克
玉米面 .... 150 克
鸡蛋..................... 150 克
橄榄油 .... 20 克
木糖醇 .... 20 克
杏仁粉 .... 20 克
发酵粉 .... 适量
黑芝麻 .... 适量
盐 .... 适量

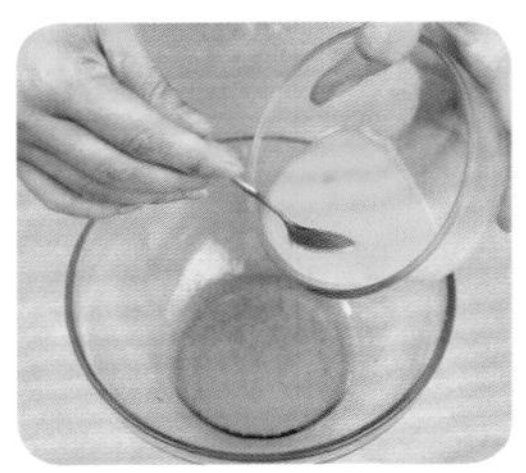

❶橄榄油、盐、木糖醇、鸡蛋液打至羽毛状；加入低筋面粉、玉米面、杏仁粉和发酵粉。

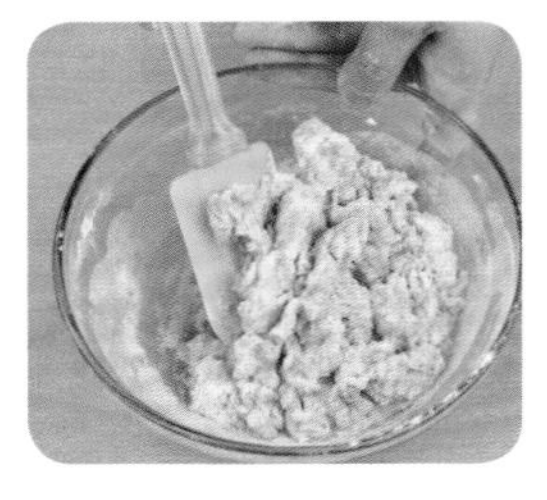

❷用橡皮刮刀搅拌成均匀的面团，用手压成片，放入冰箱冷藏30分钟。

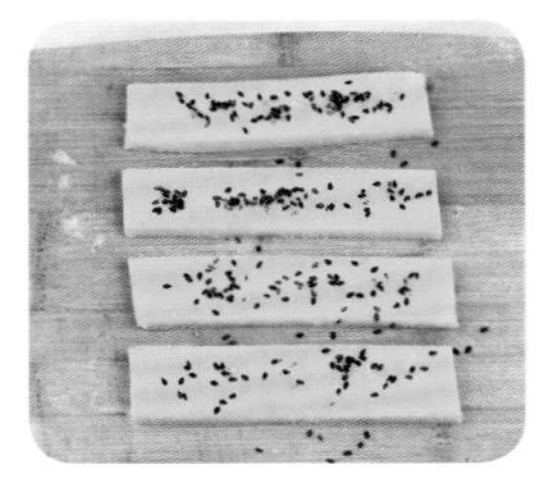

❸取出面团，将其切成长方形；在上面撒黑芝麻，移入烤盘。

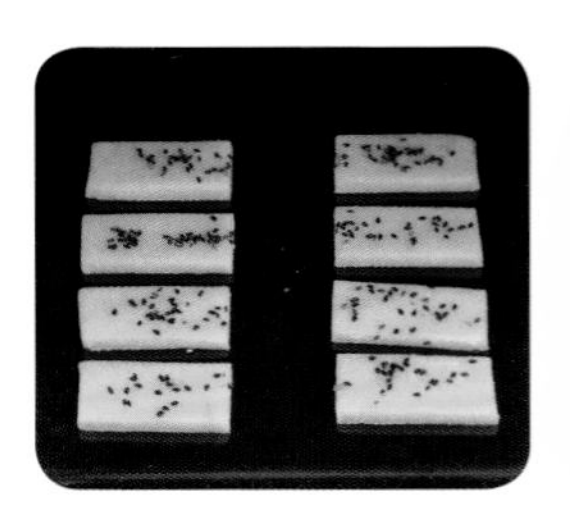

❹烤箱预热170℃，烤17~20分钟，至均匀上色为止。

开心果蛋卷

开心果含有大量膳食纤维，适量食用开心果有助于稳定血糖。而且，开心果营养丰富，含有较多的蛋白质，对糖尿病患者有很好的补充营养的作用。其含有的维生素E，可以防治糖尿病血管并发症的发生。开心果有抗衰老的作用，还可以增强糖尿病患者的体质。

升糖风险

开心果蛋卷热量偏高，糖尿病患者食用蛋卷应严格控制量，在吃完后，应相应减少主食量，以防止血糖过高。

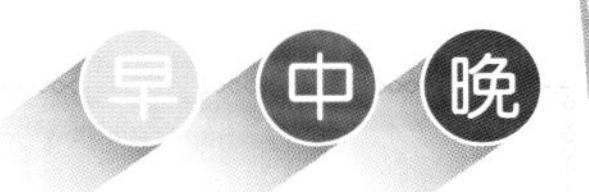

总热量 ....2532.2 千焦
碳水化合物 ....86.5 克
蛋白质 ....35.31 克
脂肪................10.11 克

材料

全麦面粉............100 克
淀粉.....................10 克
鸡蛋.......................2 个
橄榄油 ....10 克
小苏打 ....适量
黑芝麻 ....适量
开心果 ....适量

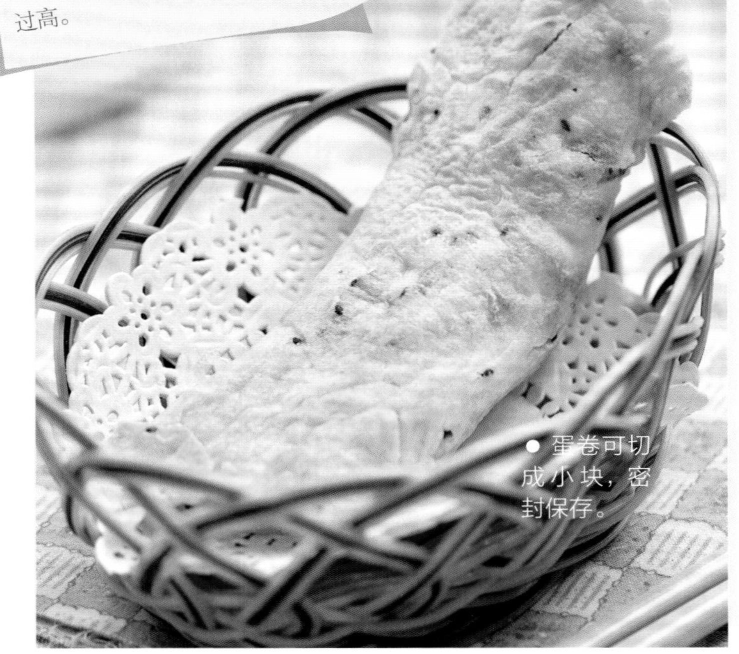

● 蛋卷可切成小块，密封保存。

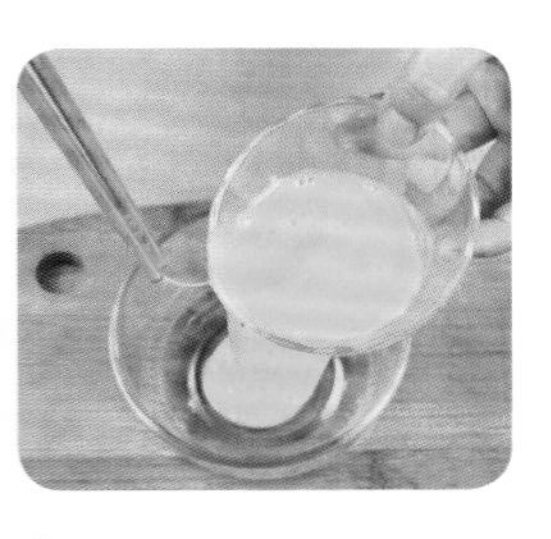

❶把鸡蛋分次放入橄榄油中，每次加入要拌匀才可加下一次。

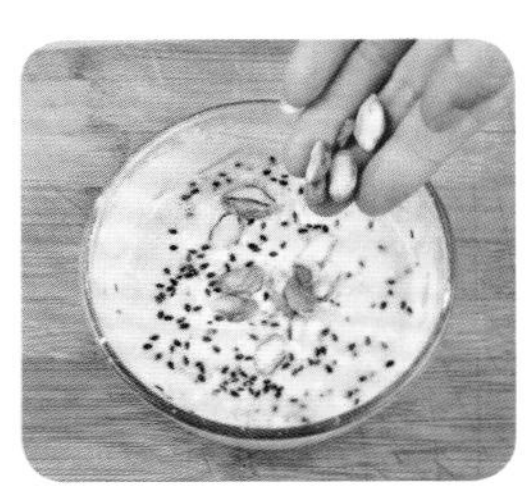

❷加入粉类并拌匀，并放入黑芝麻、开心果片。

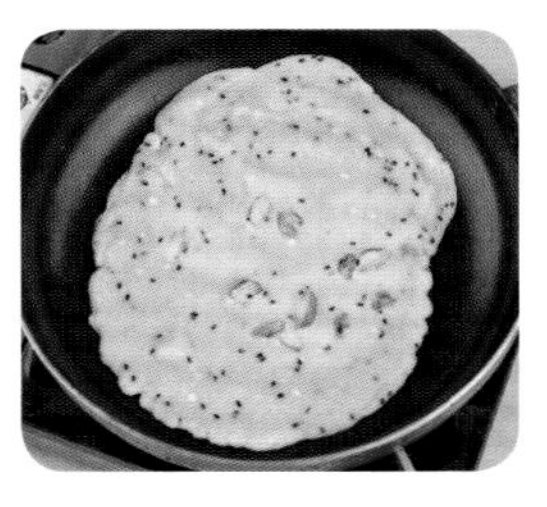

❸平底锅预热，舀一勺面糊，迅速用木铲推平，成形后反面烤。

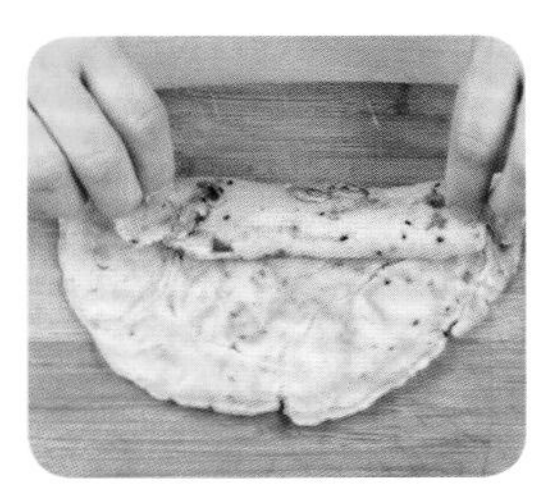

❹趁热将蛋卷卷起，等蛋卷凉了即可食用。

全麦面包

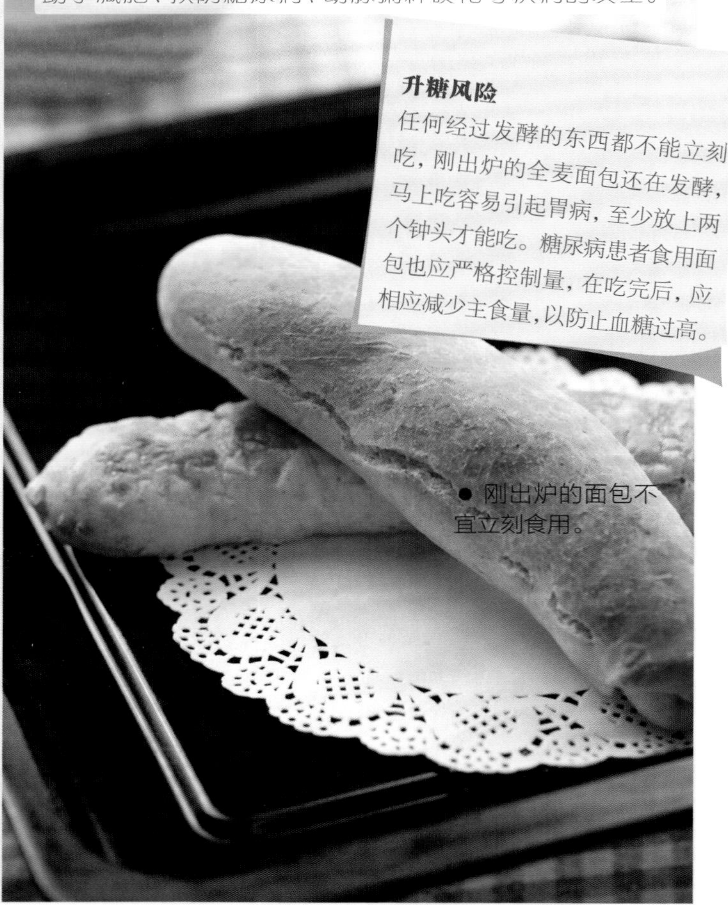

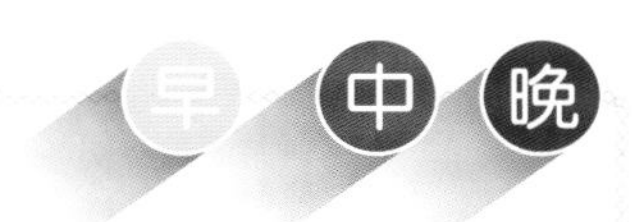

总热量 ... 3530.52 *千焦
碳水化合物 ... 152.7 *克
蛋白质 .... 25.5 *克
脂肪 .... 15 *克

材料

全麦面粉 .... 300 克
水 .... 185 克
干酵母 .... 3 克
橄榄油 .... 12 克
盐 .... 适量
燕麦片 .... 适量

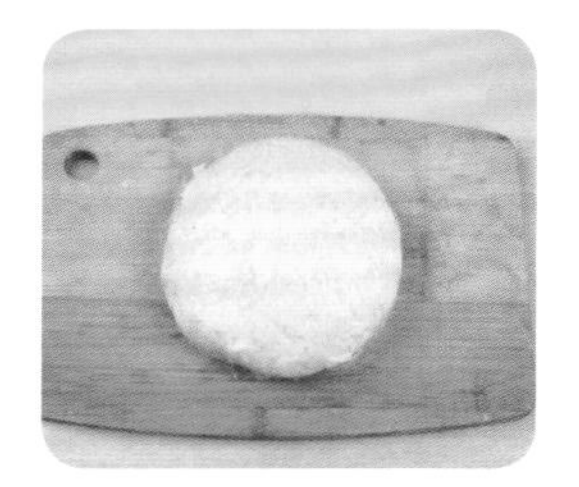

❶将所有材料揉成面团；盖上保鲜膜，在 28℃的环境中发酵 1.5 个小时。

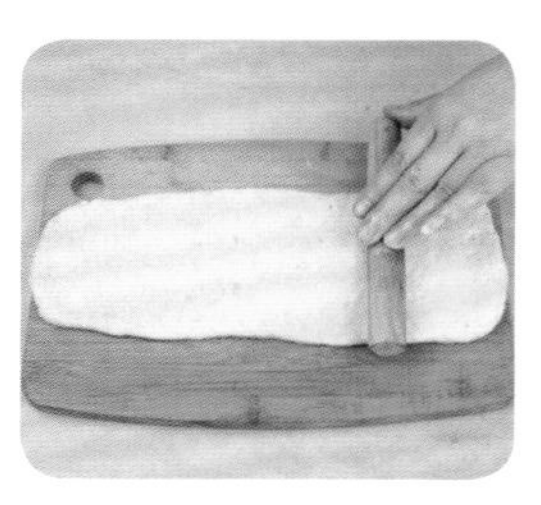

❷发酵好的面团排气，分割成两份，滚圆，醒发 15 分钟后将面团按扁。

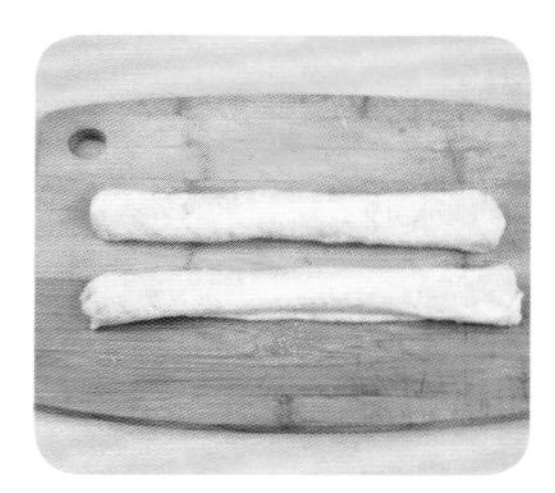

❸将面团擀成长条，沿着长边从下往上卷起，呈长条状。在 38℃的温度下发酵 40 分钟左右。

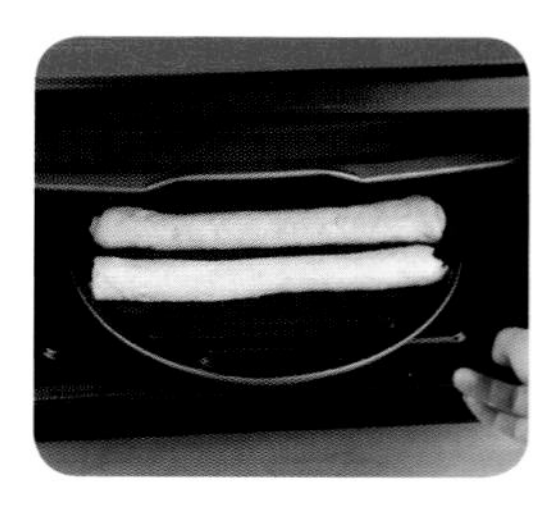

❹放入预热好 200℃的烤箱，烤 25 分钟左右，到表面金黄即可。

核桃苏打饼干

核桃中含有相当丰富的 n-3 脂肪酸，能够帮助改善胰岛功能，调节血糖。另外，核桃富含维生素 E 和生育酚，这些物质都有助于预防糖尿病。核桃还可帮助糖尿病患者吸收有益的脂类，同时对抗总胆固醇升高，预防心血管系统的并发症。

升糖风险

核桃苏打饼干的热量很高，糖尿病患者可以备一些在身边，当出现低血糖症状时，立即吃点饼干缓解症状。平时应尽量少吃或不吃。

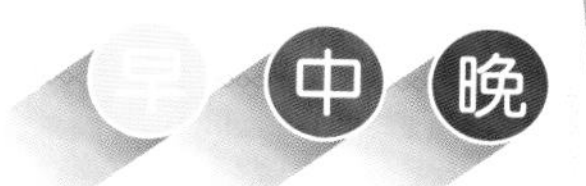

总热量 ..... 3066.45 *千焦
碳水化合物 .... 127.33 *克
蛋白质 .... 32.57 *克
脂肪................ 8.27 *克

材料

低筋面粉............150 克
黑豆粉 ....20 克
橄榄油 ....10 克
核桃仁 ....10 克
干酵母 ....适量
苏打粉 ....适量
盐 ....适量

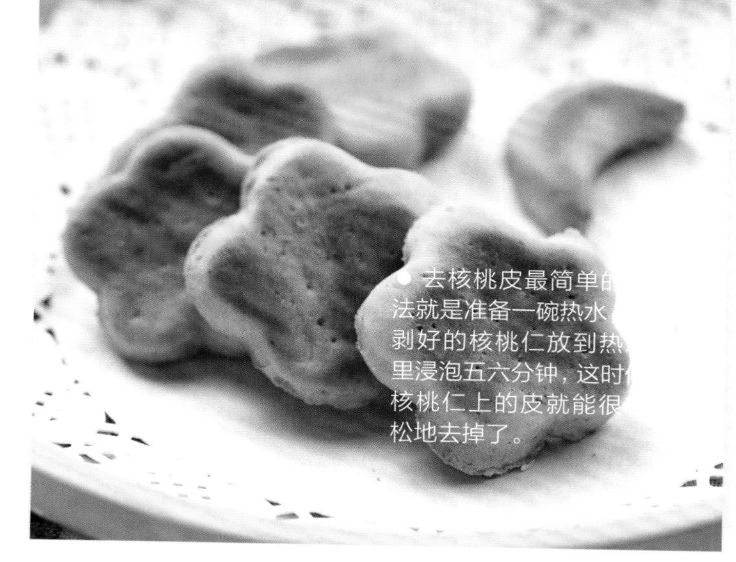

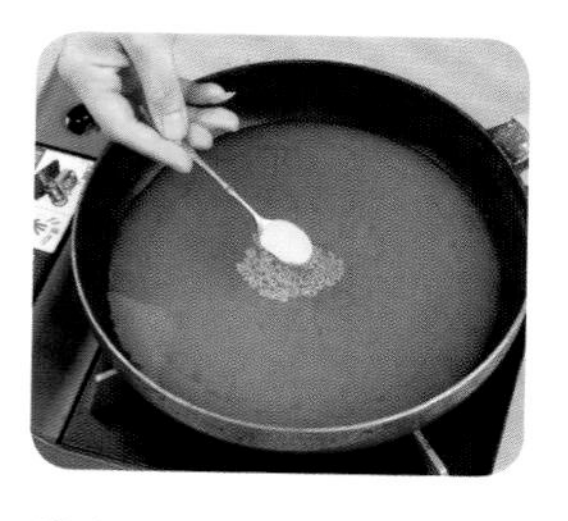

❶将黑豆粉加适量水放入锅中煮至微热后加入干酵母混合均匀；把核桃仁剁成碎末。

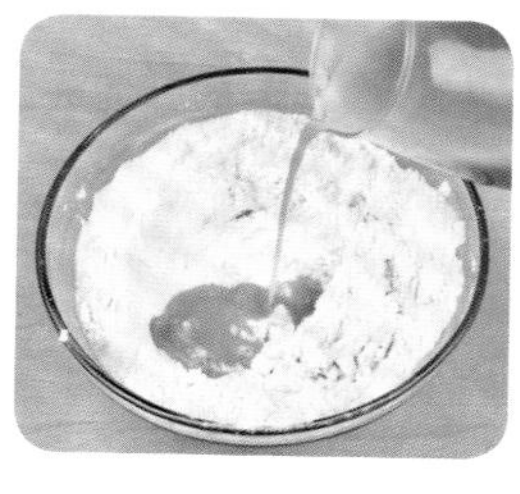

❷在低筋面粉中加入盐、苏打粉、核桃仁、橄榄油，混合均匀；将酵母粉黑豆糊加入其中，和成面团。

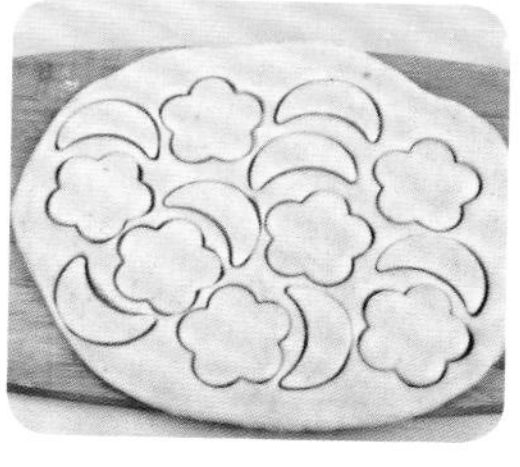

❸将和好的面团用擀面杖擀成面片，用饼干模具将面片刻成各种形状。

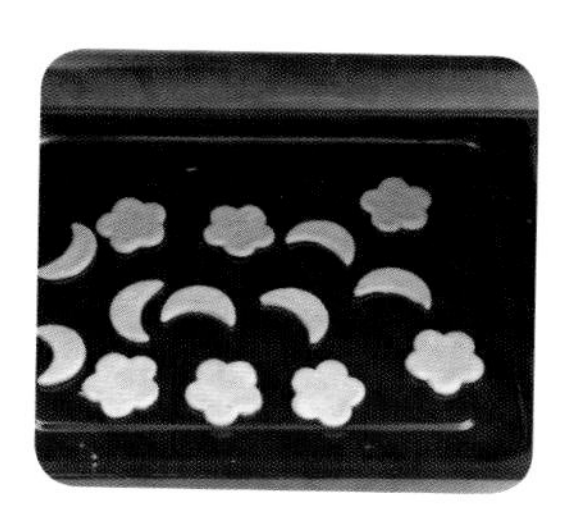

❹最后将饼干坯放入烤盘中，再放入预热至 190 ℃的烤箱中部，烤制 10 分钟即可。

图书在版编目（CIP）数据

糖尿病三顿饭 / 王雷军主编 . -- 南京 : 江苏凤凰科学技术出版社 , 2016.6
(汉竹 • 健康爱家系列)
ISBN 978-7-5537-5938-8

Ⅰ . ①糖… Ⅱ . ①王… Ⅲ . ①糖尿病 - 食物疗法 - 食谱 Ⅳ . ① R247.1 ② TS972.161

中国版本图书馆 CIP 数据核字 (2016) 第015456号

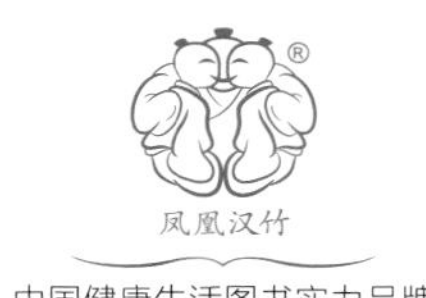

中国健康生活图书实力品牌

糖尿病三顿饭

主　　编　王雷军
编　　著　汉　竹
责任编辑　刘玉锋　张晓凤
特邀编辑　范佳佳　尤竞爽　李书雅　武梅梅　冯旭梅
责任校对　郝慧华
责任监制　曹叶平　方　晨

出版发行　凤凰出版传媒股份有限公司
　　　　　江苏凤凰科学技术出版社
出版社地址　南京市湖南路1号A楼，邮编：210009
出版社网址　http://www.pspress.cn
经　　销　凤凰出版传媒股份有限公司
印　　刷　天津海顺印业包装有限公司分公司

开　　本　720mm×1 000mm　1/16
印　　张　10
字　　数　100 000
版　　次　2016年6月第1版
印　　次　2016年6月第1次印刷

标准书号　ISBN 978-7-5537-5938-8
定　　价　35.00元

图书如有印装质量问题，可向我社出版科调换。